U0198357

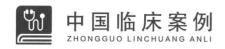

中国临床案例
ZHONGGUO LINCHUANG ANLI

临床实践与教学丛书

腹部器官移植病例精解

主　编　陈知水　薛武军

上海科学技术文献出版社
Shanghai Scientific and Technological Literature Press

图书在版编目（CIP）数据

腹部器官移植病例精解 / 陈知水，薛武军主编 . --
上海：上海科学技术文献出版社，2024
　　（中国临床案例）
　　ISBN 978-7-5439-9069-2

　　Ⅰ.①腹… Ⅱ.①陈… ②薛… Ⅲ.①腹腔—器官移
植—移植术（医学）—病案—分析 Ⅳ.① R656

　　　中国国家版本馆 CIP 数据核字（2024）第 095876 号

策划编辑：张　树
责任编辑：应丽春
封面设计：李　楠

腹部器官移植病例精解
FUBU QIGUAN YIZHI BINGLI JINGJIE
主　　编：陈知水　薛武军
出版发行：上海科学技术文献出版社
地　　址：上海市淮海中路 1329 号 4 楼
邮政编码：200031
经　　销：全国新华书店
印　　刷：河北朗祥印刷有限公司
开　　本：787mm × 1092mm　1/16
印　　张：14.75
版　　次：2024 年 5 月第 1 版　2024 年 5 月第 1 次印刷
书　　号：ISBN 978-7-5439-9069-2
定　　价：228.00 元
http://www.sstlp.com

《腹部器官移植病例精解》
编委会名单

主　编

陈知水　华中科技大学同济医学院附属同济医院
薛武军　西安交通大学第一附属医院

副主编

（按姓氏拼音排序）

何晓顺　中山大学第一附属医院
蒋文涛　天津市第一中心医院
林　涛　四川大学华西医院
夏　强　上海交通大学医学院附属仁济医院
朱志军　首都医科大学附属北京友谊医院

编　委

（按姓氏拼音排序）

昌　盛　华中科技大学同济医学院附属同济医院
陈　栋　华中科技大学同济医学院附属同济医院
陈　刚　华中科技大学同济医学院附属同济医院
陈　正　广州医科大学附属第二医院
陈池义　天津市第一中心医院
陈荣鑫　广州医科大学附属第二医院
代林睿　华中科技大学同济医学院附属同济医院
丁晨光　西安交通大学第一附属医院
丁光璞　首都医科大学附属北京友谊医院
丁小明　西安交通大学第一附属医院

窦科峰　空军军医大学第一附属医院

方佳丽　广州医科大学附属第二医院

冯　浩　上海交通大学医学院附属仁济医院

冯新顺　西安交通大学第一附属医院

高　伟　天津市第一中心医院

郭志良　华中科技大学同济医学院附属同济医院

郭志勇　中山大学附属第一医院

贺　健　天津市第一中心医院

李　丹　西安交通大学第一附属医院

李　杨　西安交通大学第一附属医院

李美和　西安交通大学第一附属医院

吕子成　上海交通大学医学院附属仁济医院

申　川　上海交通大学医学院附属仁济医院

宋涂润　四川大学华西医院

陶开山　空军军医大学第一附属医院

田　野　首都医科大学附属北京友谊医院

田晓辉　西安交通大学第一附属医院

王铁龙　中山大学附属第一医院

王长希　中山大学附属第一医院

王子沛　华中科技大学同济医学院附属同济医院

魏　来　华中科技大学同济医学院附属同济医院

吴佳林　广州医科大学附属第二医院

项和立　西安交通大学第一附属医院

徐　静　华中科技大学同济医学院附属同济医院

薛　峰　上海交通大学医学院附属仁济医院

杨　博　华中科技大学同济医学院附属同济医院

杨　洋　首都医科大学附属北京友谊医院

杨诏旭　空军军医大学第一附属医院

尹　威　广州医科大学附属第二医院

张　波　华中科技大学同济医学院附属同济医院

张　健　首都医科大学附属北京友谊医院

张　静　西安交通大学第一附属医院

张　骊　天津市第一中心医院

张　颖　西安交通大学第一附属医院

张洪涛　空军军医大学第一附属医院

张江伟　西安交通大学第一附属医院

张敏月　西安交通大学第一附属医院

张伟杰　华中科技大学同济医学院附属同济医院

赵大强　华中科技大学同济医学院附属同济医院

赵雪淳　华中科技大学同济医学院附属同济医院

郑　瑾　西安交通大学第一附属医院

朱　兰　华中科技大学同济医学院附属同济医院

朱建军　上海交通大学医学院附属仁济医院

朱一辰　首都医科大学附属北京友谊医院

主编助理

赵圆圆　华中科技大学同济医学院附属同济医院

主编简介

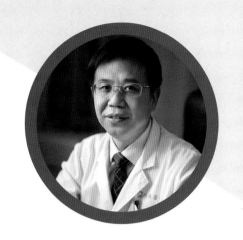

　　陈知水，医学博士，主任医师，博士生导师，二级教授。先后赴美国匹兹堡大学肝移植研究所、瑞士Novartis移植研究中心访学。现任华中科技大学同济医学院附属同济医院院长助理，器官移植研究所所长兼临床部主任。兼任湖北省器官移植临床医学研究中心主任，湖北省器官移植质量控制中心主任委员，中国研究型医院学会移植医学专业委员会副主任委员，中国医院学会精准医疗分会副主任委员，中国医师协会器官移植医师分会常务委员，湖北省器官移植学分会名誉主任委员。

　　陈知水教授是同济医院肝移植开创者之一，也是国内最早开展临床肝移植的专家之一，至今已有超过1500位成人和儿童患者受益于他娴熟的移植手术技术，受者最长存活23年。他在器官移植最为复杂的多器官联合移植领域贡献卓著。作为湖北省器官移植质控中心主任，领导湖北省公民逝世后器官捐献数、质量均跃居国内前茅，移植患者围术期生存率、长期存活率均位居国内领先水平。

　　目前已主持国家级、省部级科研项目15项，获得科研资助总计超过1000万元；已发表SCI论文140余篇，其中以通讯作者或第一作者身份在 *Molecular Cancer*、*European Urology*、*American Journal of Transplantation*、*Transplantation* 等国际一流期刊发表论文50余篇，发表中文核心期刊论文60余篇；目前受聘为 *American Journal of Transplantation* 及 *Transplantation International* 等国际权威期刊审稿专家。基于以上学术贡献，入选武汉"黄鹤英才（科技）计划"（2016年）和第八届"国家卫生计生突出贡献中青年专家"（2017年），并获得"中国研究型医院学会医学科学家奖"（2020年）。获国家科学技术进步奖二等奖1项、湖北省科技进步奖一等奖2项。

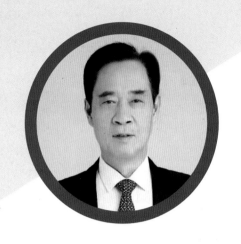

主编简介

薛武军，一级主任医师，二级教授，博士生导师。西安交通大学第一附属医院（肾脏病医院）院长，国家重点学科带头人，器官移植学科带头人，西安交通大学器官移植研究所所长，中华医学会器官移植学分会主任委员、肾移植学组组长，中国医师协会器官移植医师分会副会长、肾移植学组组长，中国人体器官捐献与移植委员会委员，中国医疗保健国际交流促进会肾脏移植分会名誉主任委员，中国生物医学工程学会透析移植分会副主任委员，中国研究型医院学会移植医学分会副主任委员，陕西省器官移植质量控制中心主任，陕西省人体器官捐献专家组组长。

国家"百千万人才"第一层次、突出贡献中青年专家，陕西省"三秦学者""三五人才"第一层次、"科技新星"，国务院"特殊政府津贴"专家，西安交通大学"领军学者"，"肾脏移植关键技术创新及临床应用"获国家科学技术进步二等奖。

前言

　　器官移植作为20世纪人类医学领域最伟大的成就之一，是终末期器官衰竭患者最有效的治疗手段之一，也是基础科学与临床学科集合的高端领域，被誉为"现代医学之巅"。自1901年设置诺贝尔奖以来，移植医学领域已有15次共25人获奖，是医学奖项中荣获诺贝尔奖最多且最为集中的学科。不同于任何其他的常规医学，移植采用的是来自供体的健康器官或组织细胞来替代患者损坏或无功能的器官或组织，是一门创新性和综合性极强的特种医学。

　　腹部实体器官移植是移植领域发展最早、涉及疾病种类最多的一类，其中包括肝移植、肾移植、胰腺移植、小肠移植及多个器官的联合移植。随着外科技术的进步、药物的发展和围手术期管理水平的提高，很多以往无法克服的问题得以解决，如多器官功能不全、复杂的感染；很多创新术式和方法得以涌现，如辅助性肝移植、无缺血肝移植、多器官联合移植等；很多无法获得治愈的疾病得以有效治疗，如婴幼儿尿毒症、部分晚期肿瘤。

　　为了更好地总结经验，继往开来，百尺竿头更进一步，我们以笔者及全国多个大型器官移植研究中心的专家、教授为骨干，精选并撰写了腹部各类器官移植的经典、疑难、罕见及复杂病例29例，汇编成《中国临床案例·腹部器官移植病例精解》。

　　我们撰写本书的目的在于总结临床经验，并从临床适应证、禁忌证、手术方式、临床病理、患者术后管理等多方面，深度呈现和探讨腹部器官移植的临床工作，以期一同在器官移植学科高质量发展的道路上臻于至善。

华中科技大学同济医学院附属同济医院器官移植研究所所长兼临床部主任

目录

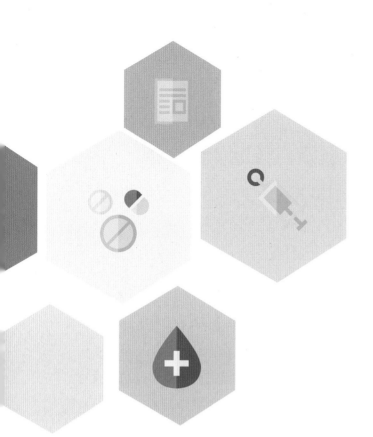

第一章

肝脏移植及并发症处理

病例1 成人间亲属双供体活体肝移植

一、病历摘要

（一）基本信息

患者男性，47岁。

主诉：反复黄疸，伴间断发热4个月。

现病史：患者于2010年6月体检时发现肝功能异常，转氨酶升高，胆红素升高，伴发热，体温最高达40℃，于当地医院治疗后热退，后发热间断出现，无头晕、头痛、呕吐、腹泻、呕血、黑便等症状。2010年9月20日于某省级医院就诊，肝功能检查示丙氨酸氨基转移酶65U/L，总胆红素383.97μmol/L，直接胆红素150.84μmol/L，血氨69.04μmol/L；腹部增强CT示肝硬化萎缩。排除病毒性肝炎、自身免疫性肝炎、肝豆状核变性等病因后，诊断为"酒精性肝硬化，肝衰竭"，予以护肝治疗，症状未见明显好转，无消化道出血及肝性脑病病史，为求进一步治疗就诊于我院，门诊以"肝硬化失代偿期"收入院。患者自起病以来，精神、饮食、睡眠欠佳，体力、体重下降，小便色黄，大便可。

既往史：高血压病史，目前口服倍他乐克，血压控制良好；否认糖尿病、冠心病等慢性病病史；无药物、食物过敏史；否认病毒性肝炎、自身免疫性肝炎、结核等传染病病史；否认外伤史；预防接种史正常。

个人史：否认疫水疫区接触史；否认放射性物质、化学毒物接触史；吸烟20余年，30支/日，未戒；饮酒20余年，1斤/日，未戒。

婚育史：已婚已育，配偶及孩子体健。

家族史：否认家族性肿瘤病史及类似疾病史。

（二）体格检查

体温36.6℃，脉搏82次/分，呼吸17次/分，血压128/77mmHg。神志清楚，皮肤、巩膜高度黄染，浅表淋巴结无肿大，心肺听诊无异常，蛙腹，腹软无压痛，无包块，无反跳痛，肝脏体积减小，脾脏肋下可触及，移动性浊音（+），肠鸣音正常，双下肢不肿。

（三）辅助检查

血常规检查（2010-09-24）：白细胞（WBC）7.79×10⁹/L，中性粒细胞百分比（NEUT%）82%，血红蛋白（Hb）74.8g/L，血小板（PLT）27×10⁹/L。

生化检查（2010-09-24）：丙氨酸氨基转移酶（ALT）48U/L，天冬氨酸氨基转移酶（AST）68U/L，总蛋白（TP）58.7g/L，白蛋白（Alb）28.9g/L，总胆红素（TBil）309mmol/L，直接胆红素（DBil）153mmol/L，肌酐（Scr）73mmol/L，胆固醇（TC）3.36mmol/L。

凝血功能检查（2010-09-24）：凝血酶原时间22.2秒，活化部分凝血活酶时间55.6秒，国际标准化比值1.81。

病毒学检查（2010-09-24）：HBV、HCV、HEV、HIV、CMV、EBV均阴性。

CT-上腹部增强＋三维重建（2010-09-28）：肝脏体积变小，肝脏表面凹凸不平，增强未见明显强化；门脉主干及分支显示清，未见增宽及明显充盈缺损；胆囊体积稍增大，胆囊颈部可见高密度影；胰腺大小、形态正常，未见异常密度灶；双肾未见明确异常；腹膜后未见明显肿大淋巴结；肝周可见弧形低密度影，右侧胸膜增厚。考虑为肝硬化、脾大、腹水；胆囊结石。

心电图检查（2010-09-24）：窦性心律，正常心电图。

胸部正位片（2010-09-24）：双肺野清晰，未见明显实质性病变，心脏形态大小正常范围。

（四）诊断

1. 酒精性肝硬化（失代偿期）。

2. 肝衰竭。

3. 高血压。

（五）治疗经过

1. 供受体评估

（1）供体1：受者妻子，女性，47岁，身高153cm，体重52kg，血型"O"，既往有腹腔镜胆囊切除病史，血常规、生化常规、尿常规和凝血功能正常，各项病毒学检查均阴性。术前三维CT检查显示全肝体积为1084cm³，不包含肝中静脉的左肝体积为333cm³（30.7%），详见病例1表1、病例1图1。先于受者开始手术，在全麻下切取不包含肝中静脉的左半肝，切取后立即行4℃ HTK液灌注，手术过程顺利。

病例1表1 供体1（妻）肝脏重量评估

	重量 / 全肝重量比	占供者体重比（52kg）	占受者体重比（65kg）
全肝重量	932.4（100%）		
带肝中静脉右半肝	645.8（69.3%）	1.24%	0.99%
不带肝中静脉右半肝	543.4（58.3%）	1.04%	0.84%

续表

	重量/全肝重量比	占供者体重比（52kg）	占受者体重比（65kg）
带肝中静脉左半肝	388.6（41.7%）	0.75%	0.60%
不带肝中静脉左半肝	286.1（30.7%）	0.50%	0.44%

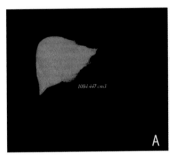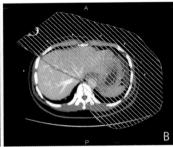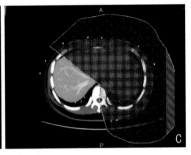

病例1图1　供体1（妻）肝脏CT影像

A：全肝体积；B：带肝中静脉的右肝体积；C：不带肝中静脉的右肝体积

（2）供体2：受者姐姐，女性，58岁，身高153cm，体重53kg，血型"O"，既往体健。术前三维CT检查显示全肝体积为926cm^3，不包含肝中静脉的右肝体积为331cm^3（35.7%），详见病例1表2、病例1图2。在全麻下切取不包含肝中静脉的右半肝，切取后立即后台行4℃ HTK液灌注，手术过程顺利。

病例1表2　供体2（姐）肝脏重量评估

	重量/全肝重量比	占供者体重比（53kg）	占受者体重比（65kg）
全肝重量	943.5（100%）		
带肝中静脉右半肝	618.1（65.5%）	1.16%	0.95%
不带肝中静脉右半肝	336.8（35.7%）	0.64%	0.52%
带肝中静脉左半肝	595.5（64.3%）	1.12%	0.92%
不带肝中静脉左半肝	325.2（34.5%）	0.61%	0.50%

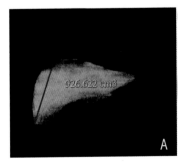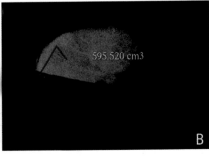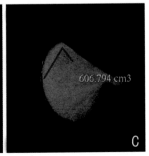

病例1图2　供体2（姐）肝脏CT影像

A：全肝体积；B：带肝中静脉的左肝体积；C：不带肝中静脉的右肝体积

（3）供肝与受者质量体积比：移植物与受者体重比（GRWR）为0.96%，移植肝与受体标准肝体积比为（GV/SLV）为59.5%。

2. 受者手术过程　2010年11月8日在全麻下行成人间双供肝活体肝移植术。

（1）于腹部肋缘下行"人"字形切口，开腹后见肝脏明显硬化萎缩，腹腔中等量腹水，游离第一、第二肝门未见异常，切除病肝同时保留受者下腔静脉，拟行背驼式肝移植。

（2）在受者右侧肝脏位置植入供体2的右半肝，先后将供肝右肝静脉与受者右肝静脉端端吻合、供肝门静脉与受者门静脉右支端端吻合，恢复供肝血流，结束无肝期。

（3）在受者左侧肝脏位置植入供体1的左半肝，先后将供肝左肝静脉与受者左肝静脉端端吻合、供肝门静脉与受者门静脉左支端端吻合，恢复供肝血流。

（4）右肝供肝动脉与受者右肝动脉端端吻合重建右肝动脉，左肝供肝动脉与受者左肝动脉端端吻合重建左肝动脉。

（5）胆道重建顺序为先行右侧供肝胆道与受者胆总管端端吻合，内置支架经胆囊管开口引出体外；左侧供肝胆道行Roux-en-Y胆肠吻合，内置支架经肠道引出体外。

（6）热缺血时间为3~5分钟，右半肝冷缺血时间为2小时，左半肝冷缺血时间为2.5小时，无肝期60分钟，二次热缺血时间为30分钟，手术总用时12小时。

3. 术后恢复情况　供体1与供体2术后两周内出院，无任何并发症。受者术后规律服用他克莫司、吗替麦考酚酯（骁悉）、泼尼松三联抗排斥治疗，肝功能迅速好转，根据肝肾功能及血药浓度调整免疫抑制剂用量，未发生排斥反应及感染等并发症。

受者术后第50天行CT-上腹部增强＋三维重建，检查显示左侧半肝体积约为487.787cm³，右侧半肝体积约为885.484cm³，左侧半肝血供较右侧半肝少，两侧半肝间隙模糊，肝动脉、门静脉及肝静脉显影可，未见明显充盈缺损。

患者术后长期规律随访，移植肝功能稳定。2018年5月4日受者复查肝脏彩超示移植肝右叶形态饱满，实质光点分布均匀，移植肝左叶未显示。门静脉主干内径1.0cm，未见异常回声，主干流速24cm/s。复查CT-肝脏门静脉血管成像示移植肝右叶密度均匀，形态饱满，移植肝左叶萎缩。

二、病例分析

足够的肝脏体积是保障受者安全的基本保证。对于供者而言，保留30%~40%的肝脏较为安全，同时还需要参考供者年龄、脂肪浸润程度、再生功能等因素，综合考虑评估供肝切取范围。对于受者，通常以供肝-受者体重比（GRWR）作为参考，认为GRWR＞0.8%可满足受者的需求[1]。术前通过影像学对供肝体积进行评估和测量是活体肝移植实施的必要手段。但影像学的评估与实际肝脏体积难免存在误差，首先是血流的影响，离体肝脏由于去除了血流灌注，较在体内时体积相应减小，往往造成测量肝体积相对较大。在既往经验累积的基础上，目前一致认为，当移植肝与受体标准肝体积比（GV/SLV）小于40%或移植肝与受体的体重比（GRWR）小于0.8%，移植肝的预后较差[2]。当移植物不足以维持受体的基本代谢需求时，导致长期胆汁淤积、顽固性腹水和凝血功能障碍，最终导致移植物衰竭甚至受体死亡。在本例中，移植肝与受者体重比（GRWR）为0.96%，移植肝与受体标准肝体积比（GV/SLV）为59.5%。双供肝与受者质量体积比足以满足受者需要的同时，最大限度地保证了供者的安全。

相较于传统的肝移植，双供者捐肝，意味着受者要接受两套肝脏脉管的重建手术，手术风险和难度都成倍增加。在移植术中，应将较大的移植物原位植入相应的肝窝，然后将另一个较小的移植物异位植入，并进行180°矢状旋转放置[3]。血管重建是双肝移植的挑战，精确的手术设计和实时的手术反馈是成功的关键，复杂的血管重建包括静脉成形术以扩大肝静脉外流，以及多型肝动脉的吻合，有时还需要使用自体或冷冻保存的静脉移植物。移植后的胆道并发症是影响双供肝肝移植效果的重要因素，Lee的系列研究报道胆道狭窄的发生率为21%[4]。胆道重建策略对手术至关重要，胆管-胆管吻合术更符合生理性要求，且术后支持内镜探查和内支架介入治疗。然而，由于左右叶移植物矢状面旋转、血管可能存在扭结或拉伸容易导致缺血性胆道狭窄或胆漏。因此，目前仍建议进行一侧的肝-空肠吻合术和另一侧的胆管-胆管吻合术。

双供肝肝移植由于供肝体积的不同和解剖位置的改变，往往导致血流分配不均匀，进而影响肝细胞的再生功能。血流分配不均匀是影响供肝再生的重要因素，肝静脉流出不畅同样会导致肝组织萎缩，因此在实施活体肝移植时应尽量避免肝静脉吻合口狭窄，以确保流出道通畅[5]。门静脉血流及其压力是另一个重要因素，体积越大，对门静脉血流的需求越大，导致较小体积供肝的门静脉血流相应减少，即门静脉"盗血"现象[5]，血流灌注不足往往会破坏相应供肝的增生能力。因此，体积较大的供肝在移植后门静脉血流灌注充足，再生能力得到保障，远期结果即为体积逐渐增大，而体积较小的供肝则会因增生能力不足而逐渐萎缩。尽管萎缩肝脏受损的肝功能会被另一供肝所代偿，但在术后早期为保证供肝的存活率，仍应避免门静脉"盗血"导致的小肝综合征，术后密切动态监测两个供肝的门静脉及肝静脉血流，必要时给予适当干预。本例中，受者术后右半肝成为优势肝，左半肝逐渐萎缩。尽管右半肝逐渐代偿，满足受者的需要，长期预后良好，但是导致左半肝逐渐萎缩的原因仍应得到关注。

三、疾病介绍

由于供肝短缺,活体肝移植已成为肝移植的重要方式[6, 7]。活体肝移植中存在两个重要的潜在风险,一个是过多地切除供者肝脏来满足受者生理需要将增加供者的手术风险,另一个是移植肝脏体积不足而引发的受者"小肝综合征"。在成人的肝移植中,取肝左叶作为供肝通常不能满足需要,但在儿童,成人的左半肝或右半肝移植后是可行的。目前国内外对受体生存所需的最小供肝体积究竟是多少尚无公认的标准,据香港范上达教授的经验认为最小供肝体积是受体肝脏体积估计值的40%。当单个供者无法满足受者的生理需求时,可以选择两个供者分别提供一部分肝脏给受者。这样可以明显减少单个供者的肝切除量,最大限度地保障供者安全。但双供者肝移植相当于额外增加了一套肝移植过程,评估过程更加繁琐,手术难度更大,过程更复杂。双供者的手术方式占肝移植手术的比例很低,在2‰~5‰。供受者的选择匹配是活体肝移植的重中之重。在大多数移植中心,每3~4个活体捐献者中只有一位符合捐献标准,或是潜在捐献者的肝叶对于受者来说太小,或是切除后的残余肝体积无法保证捐献者术后的安全。为了保证足够的供肝体积,"双供一受"的手术方式在近年获得了临床应用,既可为受者提供足够的肝体积、防止小肝综合征的发生,又减少了每一个供者切取的供肝体积,大大提高了供者术后的安全性,并在一定程度上增加了供肝来源[8~10]。Lee[11]等人在2001年首次报道成人间双供肝肝移植,2017年Lee[4]发表了超过400例双供肝肝移植的追踪报道,研究结果均显示成人间双供肝移植受者的存活率及并发症的发生率较单一供肝移植无明显差异,取得了良好的预后,在扩大了12%的供体捐献来源的同时没有增加供者的风险[12]。目前临床采用的双供肝类型主要有双左半肝、右半肝+左半肝、右后叶+左半肝等,其中以双左半肝供肝最为常见[7]。同时,肝脏来源方面可以为两个活体捐献或两个DCD捐献,将活体来源与DCD供肝来源的肝脏进行结合可以使更多的患者受益。

四、病例点评

双供肝肝移植即一个受体同时接收两个供体的部分肝脏,可为受者提供更大体积的肝脏,避免"小肝综合征"的发生,且最大限度地保证活体供者的安全。本例患者由于情况紧急等不到公民逝世后捐献的供肝,其家属均有活体捐献的意愿,而其中单独一位作为捐献者均不足以满足受者需求,最终采取双供肝肝移植很好地解决了这一问题。双供肝肝移植是一项极其复杂的手术,其预后取决于合适的患者和供体选择、详细的供体评估、精确的手术计划和细致的手术技术。尽管双供肝肝移植操作复杂、难度较大,仍不失为一种挽救生命、扩大捐献人群的有益的手段。

（病例提供者：王子沛 张 波 杨 博 陈 栋 魏 来
华中科技大学同济医学院附属同济医院）
（点评专家：陈知水 华中科技大学同济医学院附属同济医院）

参考文献

[1]Wong TC, Fung JYY, Cui TYS, et al. The risk of going small: lowering GRWR and overcoming small-for-size syndrome in adult living donor liver transplantation[J]. Ann Surg, 2021, 274（6）: 1260-1268.

[2]Kusakabe J, Yagi S, Sasaki K, et al. Is 0.6% reasonable as the minimum requirement of the graft-to-recipient weight ratio regardless of lobe selection in adult living-donor liver transplantation? [J]. Transplantation, 2021, 105（9）: 2007-2017.

[3]Lee SG. A complete treatment of adult living donor liver transplantation: a review of surgical technique and current challenges to expand indication of patients[J]. Am J Transplant, 2015, 15（1）: 17-38.

[4]Song GW, Lee SG, Moon DB, et al. Dual-graft adult living donor liver transplantation: an innovative surgical procedure for live liver donor pool expansion[J]. Ann Surg, 2017, 266（1）: 10-18.

[5]Lu CH, Chen TY, Huang TL, et al. Regeneration and outcome of dual grafts in living donor liver transplantation[J]. Clin Transplant, 2012, 26（2）: 143-148.

[6]Fisher RA. Living donor liver transplantation: eliminating the wait for death in end-stage liver disease? [J]. Nat Rev Gastroenterol Hepatol, 2017, 14（6）: 373-382.

[7]Lieber SR, Schiano TD, Rhodes R. Should living donor liver transplantation be an option when deceased donation is not? [J]. J Hepatol, 2018, 68（5）: 1076-1082.

[8]Xu Y, Chen H, Yeh H, et al. Living donor liver transplantation using dual grafts: experience and lessons learned from cases worldwide[J]. Liver Transpl, 2015, 21（11）: 1438-1448.

[9]Yang CH, Chen CL, Wang CC, et al. Dual grafts in adult-to-adult living donor liver transplantation: a single center experience in Taiwan[J]. Surgery, 2009, 145（2）: 212-218.

[10]Chen H, Zhang Y, Han YM, et al. Dual liver transplantation[J]. J Zhejiang Univ Sci B, 2013, 14（3）: 178-184.

[11]Lee S，Hwang S，PARK K，et al. An adult-to-adult living donor liver transplant using dual left lobe grafts[J]. Surgery，2001，129（5）：647-650.

[12]Kwon JH，Song GW，Hwang S，et al. Dual-graft adult living donor liver transplantation with ABO-incompatible graft：short-term and long-term outcomes[J]. Am J Transplant，2018，18（2）：424-433.

病例2　肝恶性肿瘤患者行活体辅助原位肝移植术

一、病历摘要

（一）基本信息

患者女性，26岁。

主诉：原发性肝癌术后16个月，发现肝内新发占位10余天。

现病史：患者于16个月前因原发性肝癌行肿块切除术，术后病理检查示肝脏左叶高分化肝细胞癌。术后恢复可，定期复查未见明显异常。10余天前复查上腹部CT示肝内多发占位，无发热寒战、恶心呕吐、腹痛腹泻等不适。现为进一步诊治，遂来我院。

既往史：乙肝病史25年，2012年行右乳纤维瘤切除术。否认高血压、糖尿病病史。否认食物及药物过敏史。

（二）体格检查

体温36.2℃，脉搏80次/分（规则），呼吸20次/分（规则），血压101/61mmHg。神清，颈软，全身皮肤及巩膜未见明显黄染，浅表淋巴结未触及肿大。双肺呼吸音清，未闻及明显干湿性啰音。心律齐，未闻及明显杂音。右肋缘下可见20cm手术瘢痕，腹软，全腹无明显压痛及反跳痛。肝脾肋下未触及，墨菲征（－），移动性浊音（－），肠鸣音可，神经系统（－）。

（三）辅助检查

实验室检查：血常规、凝血功能未见明显异常，天冬氨酸氨基转移酶（AST）519U/L、丙氨酸氨基转移酶（ALT）719U/L、甲胎蛋白（AFP）2.06ng/ml、乙肝病毒（HBV-DNA）8.91×10^2copies/ml。

影像学检查，①腹部CT："肝脏术后"改变，肝右前叶及肝裂旁近膈顶处异常低密度灶，多考虑为肿瘤性病变，肝右叶小囊肿；脾脏稍大。②腹部B超：肝脏切面形态失常，实质光点分布不均匀，光点增粗，肝左叶紧贴肝中静脉可见一大小为3.4cm×2.2cm低回声区，边界尚清，呈哑铃形，内回声不均匀，由两个结节融合而成。肝左叶另可见一大小为2.7cm×2.2cm高回声区，边界尚清，内回声不均匀。肝右叶近膈顶内可见一大小为2.5cm×2.1cm稍高回声区，边界尚清，内回声不均匀。肝右叶另可见一大小为0.7cm×0.9cm的稍高回声区，边界尚清，内回声不均匀。门静脉主干内径1.1cm。门静脉血流充盈，肝左内叶低回声区可见血流信号。脾厚3.4cm，内未见异常回声。

（四）诊断

1. 原发性肝癌复发。

2. 乙型病毒性肝炎。

3. 肝硬化。

（五）治疗经过

患者于2013年10月18日局麻下行肝右动脉化疗栓塞术，穿刺右股动脉，置入5F导管鞘，将导管及微导管分别置于腹腔干动脉及肝固有动脉内，造影见"门静脉主干及分支显示清楚；肝右动脉主干纤细，分支增多，形态失常，走形紊乱；实质期，肝内见片状异常染色灶，密度不均，边缘模糊；栓后造影，异常染色消失，碘油沉积可。"CT示"双下肺近胸膜下可见小结节，建议动态观察；'肝脏术后'改变，肝脏右叶近膈顶处及肝右叶可见异常强化影及碘油沉积，肝右前叶及肝裂旁近膈顶处异常低密度灶，多考虑为肿瘤性病变"。腹部彩超示"①肝内低回声及稍高回声实质性病灶；②肝内高回声实质性病灶（考虑术后改变）；③肝硬化"。

其父亲自愿捐肝，术前检查未发现手术相关禁忌证。经全院会诊讨论后于2013年11月9日（肝动脉栓塞术后17天）行"活体辅助原位肝移植术（保留右后叶＋左半肝移植）"。常规上腹部消毒铺巾，腹部肋缘下行"人"字形切口，开腹后可见肝周粘连、肝硬化，肝左内叶及镰状韧带近肝静脉处各有一约3cm肿块未突破包膜，左侧肿块位于原肝脏切口处。解剖第一肝门，分别游离出左右血管和胆道，未见门脉主干血栓形成，结扎切断肝短静脉，术中保留受者肝右后叶，行供肝静脉同受体下腔静脉端侧吻合，受体左支肝门静脉及供体左支肝门静脉端端吻合，受体左肝动脉及供体右肝动脉端端吻合，胆道后壁行连续缝合，胆道前壁行间断缝合，留置"T"形管并经胆总管开口引出。术中切除患者胆囊及包括肝中静脉的左半肝，肿块完整。手术创面及腹腔使用5-氟尿嘧啶（5-FU）及蒸馏水冲洗。供体左半肝移植于原位。游离患者门静脉右支，以血管线环绕经套管引出，用于缩窄受体门静脉右支使用。术中热缺血时间为3分钟，冷缺血时间为3小时，二次热缺血时间为1小时，手术总用时9小时。

术后受者肝病理为中低分化肝细胞癌，周围肝组织淤血变性，慢性炎症反应，汇管区嗜中性粒细胞等炎症细胞浸润。CT（2013-11-25）示"辅助性肝移植术后改变，肝区可见积液，直径约7.7cm，门静脉左、右支管腔狭窄"。2013年11月26日在局麻下行移植肝穿刺活检及肝周积液置管引流术，病理未见明显异常。B超（2013-11-28）示"①原位肝肝门部门静脉管腔变窄；②移植左半肝吻合口处门静脉管腔变窄；③原位右半肝与移植左半肝之间陈旧性积液（少量）"。遂在B超引导下将原右半门静脉预置结扎线调整缩窄，移植右支门静脉峰值流速57cm/s，调整后峰值流速19cm/s。2013年12月

6日复查CT示"①辅助性肝移植术后改变，肝区可见积液，较前片范围有所减小；②门脉右支纤细；③肝右后叶病灶与前片大致相仿。"调整后患者未诉特殊不适，肝功能逐渐恢复。

治疗后天冬氨酸氨基转移酶（AST）145U/L、丙氨酸氨基转移酶（ALT）89U/L、甲胎蛋白（AFP）3.95ng/ml、乙肝病毒（HBV-DNA）低于最低检测限；血常规及凝血功能正常；肝脏B超示原位右半肝及移植左半肝均未见局限性异常回声，移植左半肝门静脉左支峰值流速36cm/s，移植左半肝内建动脉血流频谱，测值为PS 56cm/s、ED 16cm/s、RI 0.71；T管造影示左右肝管、肝总管、胆总管显示良好，胆管未见扩张，胆总管下端通畅。

出院半年后复查，CT示肝右叶占位，多考虑为肿瘤性病变，术前检查未发现明显手术禁忌证，手术指征明确，遂于2014年9月17日切除自身肝右后叶，经原右上腹肋缘下弧形切口，术中可见腹腔粘连明显，游离出肝脏后见右后叶明显萎缩，两个肿瘤位于右肝，大小均约2cm，左肝明显增大。术中诊断为肝细胞癌，拟行右肝切除术，完整切除原右肝后以生理盐水冲洗手术野。切除右肝见肿瘤完整、有包膜，术后肝病理为中低分化肝细胞癌。术后1周患者恢复可，予以出院。切除后随访无复发，至今存活。

二、病例分析

肝恶性肿瘤，特别是不可切除性肝恶性肿瘤，曾被视为辅助性肝脏移植（auxiliary liver transplantation，ALT）的禁忌[11]：一是由于难以实现R0切除，根治效果不佳；二是由于移植术后抗排斥治疗在一定程度上增加了肿瘤复发和转移风险。目前不可切除性肝恶性肿瘤的主要治疗方法有联合肝脏分隔和门静脉结扎的二步肝切除术（associating liver partition and portal vein ligation for staged hepatectomy，ALPPS）、经动脉化疗栓塞术（transarterial chemoembolization，TACE）、局部消融治疗和系统治疗等。ALPPS可在短期内提高肿瘤的可切除性，但同时也存在高并发症发生率及死亡率；TACE可使部分不可切除性肝恶性肿瘤降期成功并获得切除或移植机会，但对严重肝功能不全者是禁忌。2013年，Dokmak[12]等报道了首例肝癌肝硬化患者接受ALT的病例，该患者经术前降期治疗后实现了肿瘤的R0切除，为预防小肝综合征而同时进行了ALT。

目前已有多中心报道肝切除联合部分肝移植的延期全肝切除术治疗肝恶性肿瘤的成功病例，尽管样本量较少且肿瘤性质、术式不尽相同，但仍有一些有意义的发现，如：①通过术中对门静脉血流速度和门静脉压力的精确监测与调节分配，可促使小体积移植物在较短时间内代偿性增生，且残肝切除后移植物会再次代偿性增生并逐渐替代原有肝脏行使功能。②对于肝外无转移灶或转移灶可切除的患者，术中于无瘤平面内进行解剖分离，术后常规应用糖皮质激素、他克莫司、霉酚酸酯等免疫抑制治疗，尚未发现造成残肝肿瘤扩散或复发的情况。③受体的选择倾向于肝功能相对较好者[13~16]。

本例患者术前评估未见远处转移及手术绝对禁忌，首先患者行肝右动脉化疗栓塞术，栓塞后17天行"活体辅助原位肝移植术（保留右后叶＋左半肝移植）"。术中可见肝左内叶及镰状韧带近肝静脉处各有一约3cm肿块未突破包膜，术中保留受者肝右后叶，切除患者胆囊及包括肝中静脉的左半肝，肿块完整。手术创面及腹腔使用5-氟尿嘧啶（5-FU）及蒸馏水冲洗，供体左半肝移植于原位。手术近期未行原肝右后叶切除，出院后半年复查CT示肝右叶占位，多考虑为肿瘤性病变，后立即行原肝右后叶切除，术中发现原肝右后叶明显萎缩，两个肿瘤位于右肝，大小均约2cm，肿瘤完整、有包膜，术后肝病理为中低分化肝细胞癌，后随访无复发，至今存活。本病例中二步原肝切除时机值得商讨，一期肝脏肿瘤切除完全并行原肝门静脉缩窄，并定期检查原肝情况，原肝体积缩小，推迟原肝切除或不切除原肝，可避免患者二次手术。但在这个过程中出现肿瘤复发，虽行抢救性原肝切除避免肿瘤转移，但增加患者肿瘤远处转移的风险。大多数病例报道显示二步原肝切除尽量在肝移植术后2~4周内完成，具体时机没有相关的定论。

三、疾病及术式介绍

1. 肝细胞癌的诊断及治疗

（1）肝细胞癌概述：原发性肝癌是目前我国第4位常见恶性肿瘤及第2位肿瘤致死病因，严重威胁我国人民的生命和健康。原发性肝癌主要包括肝细胞癌（hepatocellular carcinoma，HCC）、肝内胆管癌（intrahepatic cholangiocarcinoma，ICC）和混合型肝细胞癌-胆管癌（combined hepatocellular-cholangiocarcinoma，cHCC-CCA）三种不同病理学类型，三者在发病机制、生物学行为、病理组织学、治疗方法及预后等方面差异较大，其中HCC占75%~85%、ICC占10%~15%[1]。

（2）影像学检查：肝细胞癌的主要影像学特征为，①动脉期强化：即动脉期肿块部分或全部强化，且强化程度高于周围肝实质；②非周边廓清：即细胞外间隙期肿块部分或全部的强化程度相较于周围正常肝组织低；③强化包膜：系进展期肝细胞癌向周围膨胀性生长过程中形成的病理结构；④阈值增长[2]。

（3）针穿刺活检：临床上，绝大多数早期肝细胞癌患者可以通过无创影像学检查进行诊断。然而，近期英国一项全国范围的多中心靶向治疗资格审核中发现，经影像学检查确诊为肝细胞癌的418名肝癌患者中，近7%的患者在进行组织学检查后被证实为胆管癌（cholangiocarcinoma，CCA）或混合型肝细胞癌-胆管癌。因此，对于适合系统治疗的较晚期肝癌患者应考虑活检[3]。

此外，在临床实践中，除外符合手术切除或肝移植适应证且考虑行手术切除或肝转移的患者，《NCCN肝胆管癌临床实践指南》建议行组织学活检的情况有[4-7]：①当病变可疑恶性，但CT或MRI检查结果不符合肝细胞癌诊断标准；②当病变可疑恶性，但患者非肝癌高危人群（如无肝硬化、慢性乙型肝炎和肝细胞癌既往史）；③影像学检查无法排除肝细胞癌可能的肝脏良性占位；④CA19-9或CEA升高的肝脏占位患者。

与细针穿刺细胞学检查相比，粗针穿刺组织学检查不但可同时提供细胞学和组织学结构，还可以做进一步的组织学或免疫组织化学检查及二代测序（next generation sequencing，NGS），因此新版《NCCN肝胆管癌临床实践指南》推荐病理学检查优先选择粗针穿刺活检。

（4）经动脉化疗栓塞：根据动脉插管、化疗与否及栓塞方式，可分为动脉灌注化疗（hepaticarterial infusion chemotherapy，HAIC）、动脉栓塞（transarterial embolization，TAE）、动脉化疗栓塞（ransarterial chemoembolization，TACE）。目前，TACE依然是肝癌治疗中最为重要且常用的方法，HAIC在乏血供的患者中展现出了值得期待的疗效，而单纯的TAE在肝癌治疗中已经较少应用。《原发性肝癌诊疗指南（2022年版）》推荐TACE可用于CNLC Ⅰa～Ⅲb期的治疗，这提示除了终末Ⅳ期肝癌，介入治疗是唯一涵盖肝癌的几乎所有期别的治疗手术方式。而即便是Ⅳ期肝癌，介入治疗对于改善临床症状也能观察到积极的效果。

（5）手术切除和肝移植：新版《NCCN肝胆管癌临床实践指南》指出，对于肝功能Child-Pugh A级、无门静脉高压、肿瘤位置合适、肝脏储备充足和残肝体积合适的可切除肝细胞癌患者，首选治疗方案除手术切除和包括消融、肝动脉介入治疗和放射治疗等局部治疗方法外，肝移植也是选择之一。完整的切除肿瘤并保留足够的正常肝组织是患者取得长期生存的重要治疗手段。为保证患者术后有足够的肝功能，《原发性肝癌诊疗指南（2022年版）》指出手术必要条件包括：Child-Pugh A级，ICG 15分钟滞留率（ICG-R15）<30%，有慢性肝病、肝损伤、肝硬化患者剩余肝脏体积应>40%，无肝硬化或肝纤维化者剩余肝脏体积应>30%。对于CNLC Ⅱb、Ⅲa期、Ⅲb期（肝门淋巴结转移）及肝功能差的患者并不首选推荐手术，但可通过转化治疗创造手术条件，在转化治疗中包括肝功能不足的转化治疗及抗肿瘤的转化治疗；对肝储备功能不足经门静脉栓塞（portal vein embolization，PVE）肿瘤所在的半肝及联合肝脏分隔和门静脉结扎的二步肝切除术，可以短期内改善肝功能以获得手术机会。

2. 辅助肝移植　辅助肝移植（ALT）是由Absolon[8]等于1964年开展的一种特殊的肝移植术式，当时为异位辅助肝移植（heterotopic auxiliary liver transplantation，HALT）。

这种术式保留受者的部分或全部肝脏，而将供体的部分或全部肝脏移植给受者。总体而言，辅助肝移植可以分为HALT和辅助性部分原位肝移植（auxiliary partial orthotopic liver transplantation，APOLT）等。前者由于存在潜在的创面延期愈合、腹室综合征、移植物梗死等风险，近年来已鲜有开展；后者由Broelsch[9]等于1990年首次报告以来逐渐为外科医生所接受。

ALT具有移植肝量少、手术创伤小、原肝影响小和避免无肝期等优势[10]。近年来，肝移植技术与微创外科技术日臻成熟，辅助肝移植的并发症逐渐减少、适应证逐渐扩大、生存期逐渐延长。

ALT的适应证主要包括累及肝脏的遗传代谢病、急性肝衰竭和不可切除的肝肿瘤（原发、继发）。此外，ALT还可作为移植肝质量不足情况下，为避免出现小肝综合征而采取的手术策略，以及其他终末期肝病等待全肝移植前的桥接治疗。

四、病例点评

目前肝切除联合部分肝移植在肿瘤患者有预后良好的病例报道，但是存在一定的局限性，如：①手术操作难度大，与经典的肝移植术式相比，具有更高的并发症发生率。②对于结直肠癌远处转移的患者，肝移植无法根治肝外转移灶，如肺转移和骨转移，行肝移植术前应评估肝外转移灶的可根治性[16]。

该术式既解决了小体积供肝移植术后小肝综合征的问题，也解决了恶性肿瘤的根治问题，为肝恶性肿瘤治疗提供了新的策略，使更多的肝恶性肿瘤患者获益。

肝恶性肿瘤是肝移植受者常见的移植原因之一，肝恶性肿瘤患者多行同种异体原位肝移植术，较少行活体辅助肝移植术，活体辅助性部分原位肝移植联合二期肝切除术（LD-RAPID）在多个中心都取得了良好的效果[13]，但本病例为活体辅助性部分原位肝移植联合门静脉结扎的二步肝切除术，患者原肝出现肿瘤复发，经过抢救性原肝切除后预后良好。所以原肝是否保留需要更多病例经验总结，原肝切除时机值得探讨，此病例为以后在临床开展ALT提供相关经验。

随着术式创新、病例积累及对肝再生、移植免疫的机制研究的不断深入，ALT技术或将发挥更大的优势，在供体缺乏的情况下，最大范围地使患者获益。但与经典肝移植相比，ALT需要更多的经验积累、更严格的风险管理和更周密的术前评估。

（病例提供者：赵雪淳 张 波 陈 栋 魏 来
华中科技大学同济医学院附属同济医院）
（点评专家：陈知水 华中科技大学同济医学院附属同济医院）

参考文献

[1]国家卫生健康委办公厅. 原发性肝癌诊疗指南（2022年版）[J]. 浙江实用医学，2022，27（6）：528-536.

[2]Choi JY，Lee JM，Sirlin CB. CT and MR imaging diagnosis and staging of hepatocellular carcinoma：part Ⅱ. Extracellular agents，hepatobiliary agents，and ancillary imaging features[J]. Radiology，2014，273（1）：30-50.

[3]Childs A，Zakeri N，Ma YT，et al. Biopsy for advanced hepatocellular carcinoma：results of a multi-centre UK audit[J]. Br J Cancer，2021，125（10）：1350-1355.

[4]Marrero JA，Kulik LM，Sirlin CB，et al. Diagnosis，staging，and management of hepatocellular carcinoma：2018 practice guidance by the American association for the study of liver diseases[J]. Hepatology，2018，68（2）：723-750.

[5]DeLeve LD，Valla DC，Garcia-Tsao G. American association for the study liver D. Vascular disorders of the liver[J]. Hepatology，2009，49（5）：1729-1764.

[6]Malaguarnera G，Paladina I，Giordano M，et al. Serum markers of intrahepatic cholangiocarcinoma[J]. Dis Markers，2013，34（4）：219-228.

[7]Khan SA，Thomas HC，Davidson BR，et al. Cholangiocarcinoma[J]. Lancet，2005，366（9493）：1303-1314.

[8]Absolon KB，Hagihara PF，Jr GW，et al. Experimental and clinical heterotopic liver homotransplantation[J]. Rev Int Hepatol，1965，15（8）：1481-1490.

[9]Broelsch CE，Emond JC，Whitington PF，et al. Applicationofreduced-size liver transplants as split grafts，auxiliary orthotopic grafts，and living related segmental transplants[J]. Ann Surg，1990，212（3）：368-375.

[10]VanHoek B，DeBoer J，Boudjema K，et al. Auxiliary versus orthotopic liver transplantation for acute liver failure. EURALT study group. European auxiliary liver transplant registry[J]. J Hepatol，1999，30（4）：699-705.

[11]周景师，窦科峰. 辅助性肝移植的理论与实践[J]. 中华肝脏外科手术学电子杂志，2012，1（1）：8-13.

[12]Dokmak S，Elkrief L，Belghiti J，et al. Auxiliary liver transplantation with a small deceased liver graft for cirrhotic liver complicated by hepatocellular carcinoma[J]. Transpl Int，2013，26（11）：102-104.

[13]Line PD，Hagness M，Berstad AE，et al. A novel concept for partial liver transplantation in nonresectable colorectal liver metastases：the RAPID concept[J]. Ann Surg，2015，262

（1）：5-9.

[14]Königsrainer A，Templin S，Capobianco I，et al. Paradigm shift in the management of irresectable colorectal liver metastases：living donor auxiliary partial orthotopic liver transplantation in combination with two- stage hepatectomy （LD- RAPID）[J]. Ann Surg，2019，270（2）：327-332.

[15]Balci D，Kirimker EO，Kologlu B，et al. A new approach for increasing availability of liver grafts and donor safety in living donor liver transplantation：LD-RAPID procedure in the cirrhotic setting with hepatocellular carcinoma[J]. Liver Transpl，2021，27（4）：590-594.

[16]吕子成，张子杰，乔子耘，等. 辅助肝移植技术创新与展望[J]. 中国实用外科杂志，2021，41（9）：1073-1077.

病例3　活体肝移植治疗先天性门体分流

一、病历摘要

（一）基本信息

患儿男性，4岁。

主诉：口唇发紫1年。

现病史：患儿于1年前无明显诱因出现口唇发紫，活动后加重，休息后减轻，未予特殊处理，后病情逐渐加重，同时伴皮肤色泽加深、指甲青紫、杵状指，活动后喘息加重，无咳嗽、咯血、发热、神志不清等不适。至当地医院就诊测血氧饱和度（SaO_2）80%左右，未予特殊治疗。为进一步诊治至上海儿童医学中心，行DSA检查提示先天性门体分流（Abernethy Ⅰ型可能），CTA提示门静脉主干及左右支显示不清伴肝门区侧支小血管形成。因其病情复杂，为进一步诊治收入我院。

既往史：患儿出生后8个月诊断为法洛四联症，并于上海儿童医学中心行TOF根治术，术后恢复顺利，血氧饱和度正常。

个人史：无特殊。

家族史：否认家族性及遗传性疾病史。

（二）体格检查

体温36.6℃，心率119次/分，血压106/68mmHg，呼吸22次/分，血氧饱和度（SaO_2）78%。身高109cm，体重15kg。神志清楚，自主体位，口唇发绀，皮肤色泽深，无黄染，指端青紫，杵状指。胸部正中可见陈旧性手术瘢痕，愈合良好。全身浅表淋巴结未扪及肿大。双肺叩诊呈清音。腹部外形正常，全腹软，无压痛及反跳痛，腹部未触及包块，肝、脾肋下未触及。移动性浊音（-），双下肢无水肿。

（三）辅助检查

1. 实验室检查　血常规、肝功能基本正常，血氨113μmol/L，其他结果见病例3表1。

2. 影像学检查　上腹部增强CT提示门静脉缺如，肠系膜上静脉和脾静脉汇合后直接汇入下腔静脉（病例3图1）。进一步行DSA检查，在肠系膜上动脉内注入造影剂后，下腔静脉迅速显影，但肝脏不显影（病例3图2），提示肠系膜上静脉直接流入下腔静脉，而未流入肝脏。为明确肝内门静脉走形情况，将球囊置入下腔静脉堵塞分流口，在

病例3表1　实验室检查报告

血常规	白细胞	5.4×10^9/L
	血红蛋白	151g/L
	血小板	147×10^9/L
肝肾功能	白蛋白	35g/L
	总胆红素	14.9 μ mol/L
	直接胆红素	5.2 μ mol/L
	丙氨酸氨基转移酶	23U/L
	天冬氨酸氨基转移酶	53U/L
	血肌酐	19 μ mol/L
	血氨	113 μ mol/L
凝血功能	凝血酶原时间	15.4 秒
	国际标准化比值	1.41

脾动脉内注入造影剂，肝动脉迅速显影，肝内门静脉未显影（病例3图3），提示门静脉完全缺如，肝动脉代偿性扩张。为明确患儿低氧血症原因，在肺动脉内注入造影剂，造影剂迅速进入肺静脉，肺内存在广泛动静脉瘘（病例3图4）。

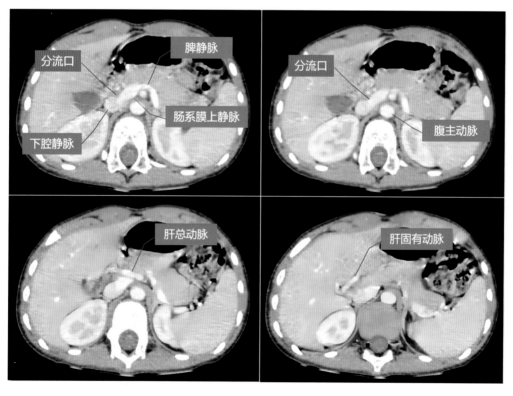

病例3图1　上腹部增强CT

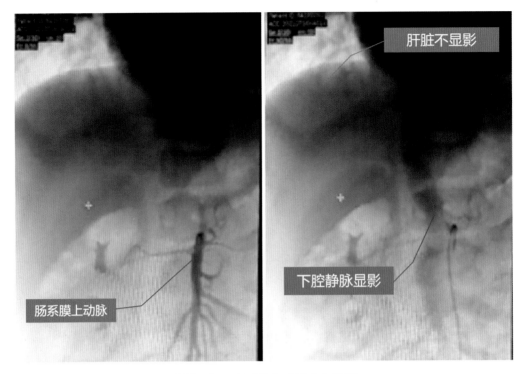

病例3图2　肠系膜上动脉介入造影

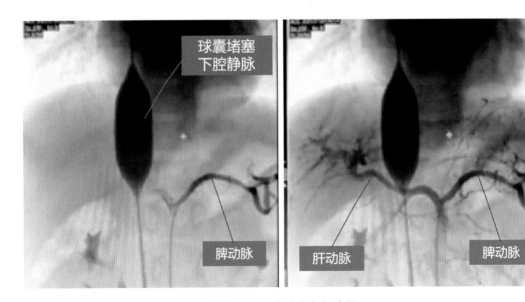

病例3图3　脾动脉介入造影

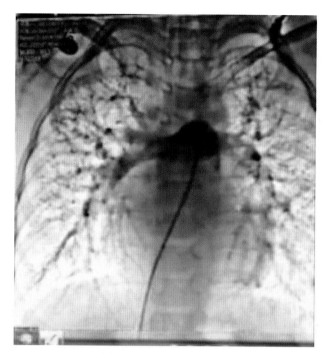

病例3图4 肺动脉介入造影

（四）诊断

1．先天性门体分流（Abernethy Ⅰb型）。

2．弥漫性肺动静脉瘘。

3．低氧血症。

4．高氨血症。

（五）治疗经过

经多学科讨论后，建议行肝移植术，患儿母亲捐献肝左外叶作为供肝，患儿在全麻下行亲体肝移植术，术中探查发现第一肝门处门静脉缺如，肠系膜上静脉与脾静脉汇合为门静脉主干2cm后直接汇入下腔静脉，关闭该处瘘口，将门静脉主干与供肝门静脉端端吻合。术后B超提示肝内血流通畅，同时予他克莫司＋激素抗排异治疗，激素3个月内撤除。患儿3周后顺利出院。

术后血氧饱和度缓慢恢复，术后1个月恢复至80%左右，术后3个月恢复至90%左右，术后6个月恢复至98%左右。目前患儿术后已两年，口唇发绀消失，皮肤色泽正常（病例3图5），肝功能正常。

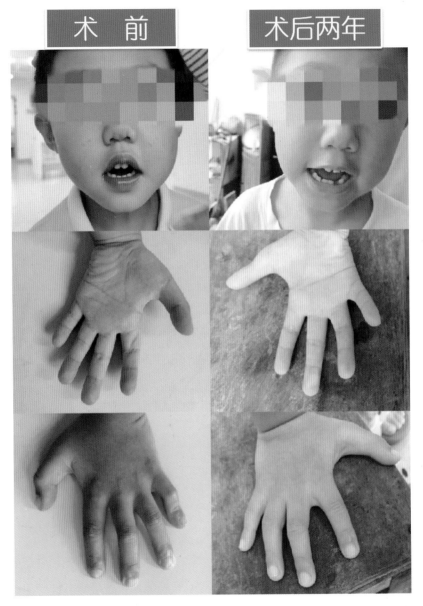

病例3图5　术前与术后两年对比

二、病例分析及疾病介绍

　　先天性门体分流是一种罕见的先天性血管畸形，最早由英国外科医生Abernethy J于1793年发现并报道[1]，主要表现为肝外门静脉与体静脉之间存在异常分流，即血液不经过肝脏而直接流入体循环，导致肝脏无法正常过滤和代谢体循环中的毒素和废物，从而引起一系列相关症状。其发病原因目前尚不完全清楚，可能与遗传因素、胚胎发育异常、代谢性疾病及环境因素有关。

根据分流血管位置、肝内门静脉血流情况等，先天性门体分流目前有多种分类，临床较为常用的是加拿大医生Morgan G等提出的分型方法，即Ⅰ型（Ⅰa型和Ⅰb型）和Ⅱ型[2]。Ⅰa型：脾静脉和肠系膜上静脉分别直接汇入下腔静脉；Ⅰb型：脾静脉和肠系膜上静脉汇合为门静脉后直接汇入下腔静脉，门静脉未入肝；Ⅱ型：门静脉入肝，但门静脉和下腔静脉之间存在分流血管，此种情况通常伴有肝内门静脉发育异常（病例3图6）。

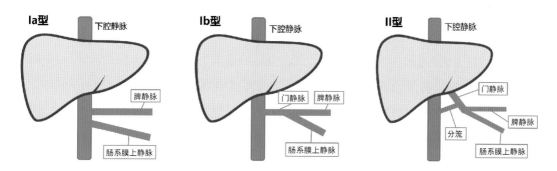

病例3图6 先天性门体分流常见分型

先天性门体分流的临床表现取决于分流类型，引起症状的主要原因是肝脏灌注不足和体循环中毒素和代谢废物的累积。肝脏血流灌注不足可表现为肝功能异常、门静脉高压、消化道出血等，以及肝脏肿瘤发生，如局灶性结节增生、肝腺瘤、肝细胞癌等；代谢异常及有害物质未经肝脏灭活可导致高半乳糖血症、高胆汁酸、高血氨、肝性脑病及肝肺综合征、肺动脉高压等。严重者可伴有生长发育异常、智力发育迟缓等[3]。本例患儿首发症状为低氧血症和口唇发绀，是由于体循环中的扩血管物质未经肝脏代谢灭活，逐渐导致肺内血管扩张、动静脉瘘形成，从而引起低氧血症[4]，严重者甚至可引起脑脓肿[5, 6]。

临床表现的严重程度主要与患者年龄、分流量、分流类型有关，Ⅱ型患者临床症状较轻，发病较晚。Ⅰ型患者临床症状出现较早，也更为严重，常伴有其他脏器的先天性畸形如多脾、内脏异位、心脏畸形、胆道闭锁等。心脏异常在Ⅰ型患者中高达29%，在Ⅱ型患者中为22%，主要包括室间隔缺损、房间隔缺损、动脉导管未闭、卵圆孔未闭、主动脉缩窄、法洛四联症及先天性瓣膜病变等。多脾及胆道闭锁在Ⅰ型患者中分别占8%和5%[7]。该疾病在性别和地理分布上未表现出明显差异，70%的患者在18岁以前便得到明确诊断，但也有报道Ⅰ型和Ⅱ型患者确诊的最大年龄分别为61岁和76岁[8]。

临床检查首选无创和无辐射的多普勒超声，典型表现包括肝内未探及门静脉血流、肝动脉代偿性活跃等，并可与非血管畸形（如门静脉血栓等）引起的门静脉分流相鉴别，此外还可以根据回声情况初步评估肝脏实质受损程度。但超声检查也存在一定局限，如其准确性依赖于检查者的临床经验、无法对分流类型进行判定等[9]。

增强CT或增强磁共振检查对先天性门体分流的确诊至关重要，既能够显示分流部位、分流血管内径，又可以同时反映肝脏损伤情况及其他脏器的先天性畸形等。但由于CT或磁共振分辨率的限制，有些细小或者复杂的分流情况，需要DSA检查进一步明确。血管介入造影可以显示分流部位、检测分流压力，对于Ⅱ型患者，还可以反映肝内门静脉发育情况、血流压力等，甚至还可以显示肝内结节及肝脏活检等[10]。本病例中血管造影还用于对肝内动静脉分流的辅助诊断（病例3图4）。

先天性门体分流的治疗方法取决于具体分型。通常情况下，Ⅰ型患者需要肝移植治疗，Ⅱ型患者需要接受分流闭合术[11, 12]。无症状或者症状轻微的Ⅰ型患者可采取保守治疗，如低蛋白饮食、口服乳果糖等控制血氨，并定期进行实验室和影像学检查。Ⅰ型患者无法行分流闭合术，因为分流血管是唯一的血流通路，其根治方法就是肝移植。肝移植的适应证包括肝性脑病、肝肺综合征、高半乳糖血症及胆道闭锁、肝功能衰竭、肝肿瘤、消化道出血等。几乎所有的Ⅰ型患者在接受肝移植后症状都会完全消失[7]，其疗效确切。Ⅱ型患者一旦出现临床症状，即需要尽早进行治疗。根据分流部位和分流流量的不同，可选择的分流闭合方式包括介入栓塞、支架置入、弹簧圈栓塞及手术结扎等。分流闭合后，症状会很快得到改善，血氨降至正常、肝脏损伤逐渐消除[13, 14]。但分流闭合也存在一定风险，Ⅱ型患者的肝内门静脉通常发育不良，在分流闭合后大量血液进入肝脏，门脉系统通常不能充分扩张，会引起严重的门静脉高压、消化道出血等[15]，同时门静脉高压也会导致肝内分流开放，进而导致肝肺综合征及复发性高氨血症[16]。

三、病例点评

先天性门体分流在人群中发病率低，早期无明显症状或症状不典型，诊断较为困难。引起临床症状的根本原因是消化系统的静脉血未经过肝脏而直接进入体循环，因此，治疗成功的关键取决于能否充分地恢复肝脏的门静脉血流灌注。本例患者的病肝内门静脉系统发育不良，无法保障充分的血液灌注，肝移植是最佳治疗选择，也取得了满意的预后。术前充分评估，明确分流类型是先天性门体分流治疗的关键。

（病例提供者：朱建军　上海交通大学医学院附属仁济医院）

（点评专家：薛　峰　上海交通大学医学院附属仁济医院）

参考文献

[1]Abernethy J. Account of two instances of uncommon formation in the viscera of the human body: from the philosophical transactions of the royal society of london[J]. Med Facts Obs, 1797, 7: 100-108.

[2]Morgan G, Superina R. Congenital absence of the portal vein: two cases and a proposed classification system for portasystemic vascular anomalies[J]. J Pediatr Surg, 1994, 29 (9): 1239-1241.

[3]Bas S, Guran T, Atay Z, et al. Premature pubarche, hyperinsulinemia and hypothyroxinemia: novel manifestations of congenital portosystemic shunts (Abernethy malformation) in children[J]. Horm Res Paediatr, 2015, 83 (4): 282-287.

[4]Ohno T, Muneuchi J, Ihara K, et al. Pulmonary hypertension in patients with congenital portosystemic venous shunt: a previously unrecognized association[J]. Pediatrics, 2008, 121 (4): 892-899.

[5]Ohnishi Y, Ueda M, Doi H, et al. Successful liver transplantation for congenital absence of the portal vein complicated by intrapulmonary shunt and brain abscess[J]. J Pediatr Surg, 2005, 40 (5): 1-3.

[6]Alvarez AE, Ribeiro AF, Hessel G, et al. Abernethy malformation: one of the etiologies of hepatopulmonary syndrome[J]. Pediatr Pulmonol, 2002, 34 (5): 391-394.

[7]Ponziani FR, Faccia M, Zocco MA, et al. Congenital extrahepatic portosystemic shunt: description of four cases and review of the literature[J]. J Ultrasound, 2019, 22 (3): 349-358.

[8]Kumar P, Bhatia M, Garg A, et al. Abernethy malformation: a comprehensive review[J]. Diagn Interv Radiol, 2022, 28 (1): 21-28.

[9]Sidhu PS, Cantisani V, Deganello A, et al. Role of contrast-enhanced ultrasound (CEUS) in paediatric practice: an EFSUMB position statement[J]. Ultraschall Med, 2017, 38 (1): 33-43.

[10]Lisovsky M, Konstas AA, Misdraji J. Congenital extrahepatic portosystemic shunts (Abernethy malformation): a histopathologic evaluation[J]. Am J Surg Pathol, 2011, 35 (9): 1381-1390.

[11]Elias N, Scirica CV, Hertl M. Liver transplantation for the abernathy malformation[J]. N Engl J Med, 2008, 358 (8): 858.

[12]Vishesh J, Tsering S, Sandeep A, et al. Abernethy malformation type 2: varied

presentation，management and outcome[J]. J Pediatr Surg，2019，54（4）：760-765.

[13]Franchi-Abella S，Branchereau S，Lambert V，et al. Complications of congenital portosystemic shunts in children：therapeutic options and outcomes[J]. J Pediatr Gastroenterol Nutr，2010，51（3）：322-330.

[14]Bruckheimer E，Dagan T，Atar E，et al. Staged transcatheter treatment of portal hypoplasia and congenital portosystemic shunts in children[J]. Cardiovasc Intervent Radiol，2013，36（6）：1580-1585.

[15]Tercier S，Delarue A，Rouault F，et al. Congenital portocaval fistula associated with hepatopulmonary syndrome：ligation vs liver transplantation[J]. J Pediatr Surg，2006，41（2）：1-3.

[16]Iida T，Ogura Y，Doi H，et al. Successful treatment of pulmonary hypertension secondary to congenital extrahepatic portocaval shunts（Abernethy type 2）by living donor liver transplantation after surgical shunt ligation[J]. Transpl Int，2010，23（1）：105-109.

病例4　全球首例无缺血肝脏移植

一、病历摘要

（一）基本信息

患者男性，51岁。

主诉：间断呕血、黑便2次，确诊原发性肝癌半个月余。

现病史：患者于半个月前无明显诱因出现呕血，颜色鲜红，量约500ml，无晕厥、昏迷，无腹痛、呕吐、嗳气、反酸，遂就诊于当地医院，急诊胃镜予套扎、注射硬化剂治疗后好转。发病后1周再次无明显诱因出现排柏油样便1次，量约200g，无鲜红色血液，就诊于当地医院，予禁食、输血、生长抑素、补液等治疗后好转。住院期间上腹部CT检查示"肝左叶肿瘤，门脉左支癌栓，侵犯胆管可能"，未予处理，现患者为求进一步诊治转入我院。患者自起病以来，胃纳较差，精神、睡眠可，二便如前所述，近3年来体重下降10kg。

既往史：乙肝病史8年余，其余无特殊。

（二）体格检查

体温36.4℃，脉搏91次/分，呼吸22次/分，血压116/70mmHg。神志清楚，肝病面容，皮肤、巩膜轻度黄染，腹部外形正常，双下肢无明显水肿。全腹软，无压痛及反跳痛，腹部未触及包块。移动性浊音（+）。肝脾肋下未触及。肠鸣音约4次/分，未闻及血管杂音。

（三）辅助检查

实验室检查：丙氨酸氨基转移酶（ALT）22U/L，天冬氨酸氨基转移酶（AST）25U/L，总胆红素（TBil）31.6μmol/L，白蛋白（ALB）38g/L，肌酐（Scr）58μmol/L，白细胞（WBC）$1.38×10^9$/L，甲胎蛋白（AFP）9.11ng/ml。

影像学检查：上腹部增强CT提示肝S4、S5异常强化灶，门静脉主干低密度充盈缺损，考虑弥漫性肝癌并门脉癌栓；肝硬化，脾大，腹水，门脉高压；胆囊管结石；右肾上盏结石；右肺中下叶纤维灶。

（四）诊断

1. 乙肝肝硬化（失代偿期）。

2. 原发性肝癌。

（五）治疗经过

患者入院后诊断明确，具备肝移植指征，无手术禁忌，加入肝移植等待系统后，顺利匹配到供肝。

1. 供肝情况　供肝来自一位25岁的男性脑死亡捐献者，获取前肝功能示丙氨酸氨基转移酶（ALT）64U/L、天冬氨酸氨基转移酶（AST）94U/L、总胆红素（TBIL）27μmol/L。腹部影像学检查提示供肝存在中重度脂肪肝。为了尽量减少早期移植物功能障碍（early allograft dysfunction，EAD）甚至原发性无功能（primary non-function，PNF）的风险，患者于2017年7月23日实行了世界首例无缺血肝移植手术（ischemia free liver transplantation，IFLT）。

2. 手术过程

（1）供肝获取与保存：我们创立了全新技术来获取供肝（病例4图1）。预先将腹腔动脉（celiac artery，CA）、下腔静脉（inferior vena cava，IVC）和门静脉（portal vein，PV）游离，将一段髂静脉与门静脉前壁做一端侧吻合，建立侧支循环。在胆总管放置胆汁引流管，结扎胆囊管。在肝下下腔静脉（infrahepatic inferior vena cava，IHIVC）放置34F腔静脉插管，将血液回流至Liver Assist（organ Assist，Groningen，Netherlands）的器官仓。将24F直管连接Liver Assist的PV灌注通道，经门静脉侧支（供体右髂静脉）插入PV。在不中断肝动脉供血的情况下，将8F动脉插管插入胃十二指肠动脉（gastroduodenal artery，GDA）。阻断肝上下腔静脉（suprahepatic inferior vena cava，SHIVC）至右心房的静脉引流。动脉插管连接Liver Assist的肝动脉（Hepatic artery，HA）灌注通道。原位常温机械灌注（normothermic machine perfusion，NMP）回路建立后，取下供肝，移入NMP下的器官仓。然后取出腔静脉插管。在肝脏获取完成后，立即通过腹主动脉内的导管冷冲洗肾脏并取出。病例4图2展示了IFLT获取的关键步骤。

供肝体外持续常温机械灌注270分钟（病例4图3A~C）。灌注液成分见病例4表1。pH值稳定在正常范围内，乳酸水平从6.84mmol/L迅速下降到0.3mmol/L以下（病例4图3D）。AST、ALT和TBIL水平稳定且较低（病例4图3E）。胆汁产量逐渐增加，总容量为19ml。NMP结束时，胆汁中TBIL和γ-谷氨酰转移酶（GGT）水平分别为2306μmol/L和488μmol/L（病例4图3F）。胆汁pH值高于检测值（>8.2）。灌注1.5小时后记录到纤维蛋白原的产生（病例4图3G）。

器官获取

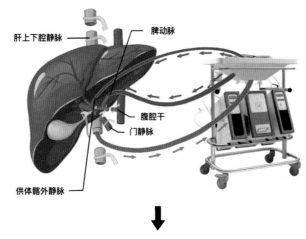

肝上下腔静脉
脾动脉
腹腔干
门静脉
供体髂外静脉

离体常温机械灌注

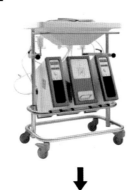

器官植入

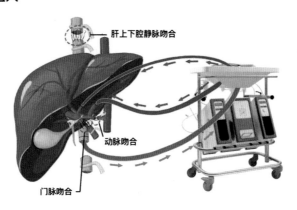

肝上下腔静脉吻合
动脉吻合
门脉吻合

病例4图1　无缺血肝移植手术

　　图中显示在 LiverAssist 下，肝下腔静脉、门静脉和胃十二指肠动脉插管，在恒温机器灌注下供体肝脏的获取（A）和植入（B）

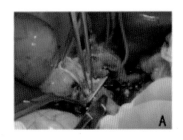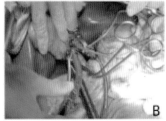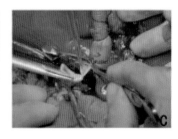

病例4图2　无缺血肝移植过程中的关键技术

　　A. 通过使用右髂静脉构造门静脉的间置静脉；B. 恒温机器灌注下的器官获取；C. 恒温机器灌注下的器官植入

病例4表1　灌注液成分

成分	
交叉匹配的无白细胞的红细胞	1.3L
琥珀酰凝胶	1.4L
5% 碳酸氢钠	30ml
肝素	37 500U
甲硝唑	0.5g
头孢哌酮舒巴坦钠	1.5g
10% 葡萄糖酸钙	30ml
25% 硫酸镁	3ml
复方氨基酸注射液	250ml

　　（2）供肝植入：首先常规切除病变肝脏。供肝IHIVC被重新插管，SHIVC夹闭。然后将供体肝脏从储存仓中取出并放置在受体的腹腔中，以便原位重建NMP回路。供体SHIVC、PV和HA分别使用3-0、5-0和7-0 Prolene缝线端端吻合。在这个阶段，肝动脉和门静脉的血液由侧支进入供肝，因此吻合过程中供肝未中断供血。吻合后，开放受体的肝动脉及门静脉供血，停止机械灌注。取出IHIVC内的插管，冲洗出肝脏内约200ml的灌注液，随后开放SHIVC，至此无肝期结束。随后将供体IHIVC与受体IHIVC端端吻合，最后进行胆道吻合。

　　无肝期为30分钟。复流后平均动脉压68mmHg、肺动脉压12～13mmHg、心率105～110次/分。根据定义[1]，未出现复流后综合征及血管麻痹综合征。在整个手术过程中，供肝持续产生胆汁。复流后4分钟，乳酸水平达到3.2mmol/L的峰值，58分钟时快速下降至1.7mmol/L。复流后未再使用血浆、纤维蛋白原等。手术总用时345分钟。

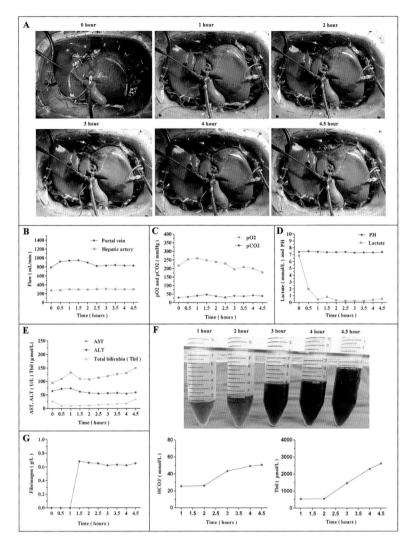

病例4图3　恒温机灌注和移植物生存能力评估

A. 离体灌注下的肝脏；B. 动脉和门静脉流速；C ~ E. 灌注液中的 O 和 CO 张力、pH 值、乳酸水平和肝功能测试；F. 胆汁生成、总胆红素（TBIL）和 γ - 谷氨酰转移酶（GGT）水平；G. 灌注液中的纤维蛋白原水平

（3）患者预后：患者术后2小时即恢复意识，术后14小时拔除气管插管。重症监护病房停留19小时。术后第7天，AST、ALT和TBIL水平分别从峰值375U/L、123U/L和96.8μmol/L降至正常范围（病例4图4A）。术后第2天凝血酶原时间和国际标准化比值（INR）恢复正常。未发生EAD和PNF。胆道损伤标志物碱性磷酸酶（ALP）和γ-谷氨酰转移酶（GGT）水平在术后第5天分别达到79U/L和86U/L的峰值，在术后第8天恢复到正常范围（病例4图4B）。患者于术后第18天出院，未发生排斥反应、血管、胆道或感染性并发症。

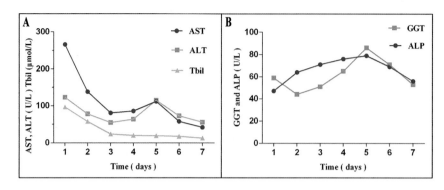

病例4图4　移植后受者肝功能检查

　　A. 天冬氨酸氨基转移酶（AST）、丙氨酸氨基转移酶（ALT）和总胆红素（TBIL）的变化；B. γ-谷氨酰转移酶（GGT）和碱性磷酸酶（ALP）的变化

　　（4）技术优势：本病是无缺血器官移植首次用于治疗终末期肝病患者的病例。供肝获取零点病理结果提示存在85%～95%的大泡性脂肪变性，门静脉区有轻微的炎症细胞浸润，以及轻微的肝窦充血（病例4图5）。

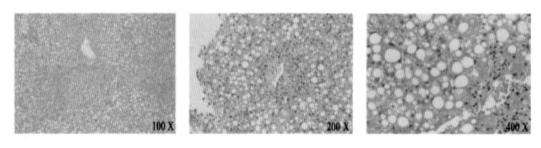

病例4图5　供肝获取前基线肝活检的苏木精和伊红（H＆E）染色

显示85%～95%的大泡性脂肪变性

　　复流前的供肝病理仅有非常轻微的肝细胞胆汁淤积。复流后供肝病理无明显肝细胞坏死和凋亡（病例4图6A）。tdt介导的dUTP缺口末端标记技术（TUNEL）证实再灌注后肝细胞凋亡无显著增加（病例4图6B）。通过免疫组织化学染色和实时定量聚合酶链反应（RT-PCR）检测，IFLT复流后炎症细胞因子IL-1β、IL-6、TNF-α的释放并未增加（病例4图6C）。此外，von Willebrand因子（von Willebrand factor，vWF）染色未见明显的窦状内皮细胞（sinusoid endothelial cells，SEC）损伤（病例4图6D）。对缺血再灌注损伤（ischemia reperfusion injury，IRI）中关键通路Akt[2]、丝裂原活化蛋白激酶（MAPK）[3]和核因子κB（NF-κB）[4]等的功能分析显示，IFLT复流后未发生相关因子的磷酸化（病例4图6E）。与此相反，CLT再灌注后存在炎症细胞因子明显释放、SEC损伤、IRI关键通路激活的现象。

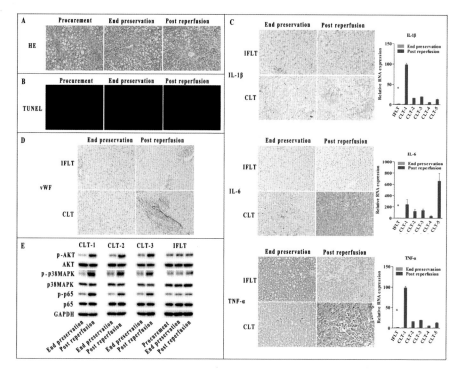

病例4图6 缺血再灌注损伤（R）评估

A、B. 供体肝组织活检在获取前、正常灌注结束时和再灌注后的苏木精和伊红（HE）和tdt介导的dUTP nick endlabeling（TUNEL）染色；C、D. 在无缺血肝移植（IFLT）和常规肝移植（CLT）中，匹配供者年龄和捐赠类别的供肝保存结束和再灌注后，通过免疫组织学染色和实时聚合酶链反应（PCR）及供肝活检的vWF染色检测的供肝炎症细胞因子水平；E. 在IFLT和CLT保存结束和再灌注后供体肝活检中Akt、丝裂原活化蛋白激酶（MAPK）和核因子κB（NF-κB）的western blot分析

患者在供肝复流后未出现复流综合征及血管麻痹综合征。肝功能检查和组织学研究显示保存过程中和移植后肝细胞、胆道上皮和血管内皮损伤均极小。无缺血肝脏移植手术过程中的炎性细胞因子水平明显低于常规肝移植手术。移植物血管重建后，参与缺血再灌注损伤的关键通路未被激活。

二、病例分析

患者男性，51岁，因"间断呕血、黑便2次，确诊原发性肝癌半个月余"入院。患者肝病面容，皮肤、巩膜轻度黄染，查体移动性浊音（＋），无其余阳性体征。影像学检查提示弥漫性肝癌并门脉癌栓以及肝硬化。患者起病以来胃纳较差，精神、睡眠可，近3年来体重下降10kg，无晕厥、昏迷，无腹痛、呕吐、嗳气、反酸等。患者乙肝病史8余年。患者入院后诊断明确，具备肝移植指征，经无缺血肝脏移植手术后未发生排斥反应、血管胆道或感染性并发症。

三、疾病介绍

1. 乙肝肝硬化失代偿、原发性肝癌的概述、病因、临床表现　HBV感染呈世界性流行。据WHO报道，2019年全球一般人群HBsAg流行率为3.8%，约有150万新发HBV感染者，2.96亿慢性感染者，82万人死于HBV感染所致的肝衰竭、肝硬化或肝细胞癌（hepatocellular carcinoma，HCC）等相关疾病[5]。

肝硬化居全球常见致死病因第11位，年死亡人数高达100万，男性多于女性。我国肝病患者人数约有3亿，肝硬化死亡人数占全球肝硬化死亡人数的11%[6]。肝硬化临床表现根据病程进展可将肝硬化分为代偿期和失代偿期，代偿期肝硬化患者可无症状，部分患者在体格检查或手术时偶然发现，也可出现轻度食欲缺乏、乏力、纳差、腹胀、腹泻、上腹不适、右上腹隐痛等非特异性症状；失代偿期肝硬化主要表现为肝功能减退和门静脉高压所致的两大综合征，并可出现全身多系统症状。门静脉高压症的主要症状和体征为脾功能亢进和脾大、侧支循环建立与开放、腹水等。肝功能减退主要出现消化吸收不良、出血和贫血、内分泌失调、肝性脑病和明显黄疸等。

原发性肝癌是全球常见的恶性肿瘤之一，主要包括肝细胞癌（hepatocellular carcinoma，HCC）、肝内胆管癌和混合型肝细胞-胆管癌，其中HCC占75%～85%。2020年，我国新发肝癌410 038例（占全球新发病例45.3%）、死亡391 152例（占全球死亡病例47.1%），发病和死亡人数约占全球近一半[7]。中国约70%的HCC患者初诊时即为中晚期，HCC发展的各种风险因素是明确的，如肝硬化（由纤维化引起的慢性肝损伤）、乙型肝炎病毒（HBV）感染、丙型肝炎病毒（HCV）感染、酗酒和代谢综合征，其他共同因素，如烟草吸入和黄曲霉毒素B1（一种存在于食品中的真菌致癌物，可以诱发肿瘤抑制基因TP53突变）的摄入，也是HCC的典型诱因[8]。肝癌早期缺乏典型临床表现，中晚期临床表现可能有肝区疼痛、肝大或右上腹肿块、乏力、消瘦、食欲减退、黄疸、腹胀等全身及消化道症状。

2. 乙肝肝硬化失代偿、肝癌的临床诊断标准、主要鉴别诊断　失代偿期肝硬化常同时存在肝功能减退和门静脉高压的证据，临床诊断不难。代偿期肝硬化患者的临床表现多不典型，需要结合实验室检查、影像学检查和内镜检查等综合判断，必要时可行肝活体组织检查以明确诊断。完整的肝硬化诊断包括病因、分期、肝功能分级和并发症[9]。肝硬化失代偿期临床表现不同，其鉴别诊断亦不同，具体如下：①肝硬化腹水需与心源性腹水、肾源性腹水、营养不良性腹水进行鉴别；②肝硬化造成食管胃底静脉曲张破裂出血需与上消化道出血其他原因相鉴别，如贲门黏膜撕裂综合征、胃溃疡、十二指肠溃疡、胃癌等；③肝硬化造成肝性脑病需与酮症酸中毒昏迷、低血糖昏迷及脑血管病昏迷相鉴别；④肝硬化造成肝肾综合征需与其他能够造成少尿、低钠血症的器质性肾脏疾病进行鉴别。

对于肝癌的临床诊断需结合肝癌发生的高危因素、影像学特征及血清学分子标志物[10]。

肝癌的鉴别诊断可分为AFP阳性肝癌与AFP阴性肝癌两个方面。AFP阳性肝癌的鉴别诊断主要包括妊娠期、生殖腺胚胎源性肿瘤、消化道肿瘤、急性肝炎等；AFP阴性肝癌的鉴别诊断主要包括转移性肝癌、肝血管瘤、肝囊肿和肝包虫病、肝脓肿、肝肉瘤、肝腺瘤、肝局灶性增生等。

3. 乙肝肝硬化失代偿合并肝癌的治疗[11]

（1）HBV相关肝癌患者抗病毒治疗方案：HBV相关肝癌患者推荐使用一线抗病毒药物，如ETV、TDF、TAF或TMF。对于既往或目前接受非一线抗病毒药物治疗的肝癌患者，建议换用一线抗病毒药物，以降低耐药风险和（或）骨和肾脏损伤风险。对于HBV相关肝癌患者，若无Peg-IFN应用禁忌证，且HBsAg<1500U/ml的患者，可应用Peg-IFN或Peg-IFN联合NAs治疗；Peg-IFN联合高效高耐药屏障NAs治疗可延长OS。HBsAg阳性肝癌患者接受肝切除术前，应尽早启动ETV、TDF、TAF或TMF抗病毒治疗。术前肝功能失代偿患者，可在抗病毒治疗基础上给予保肝等对症支持治疗，待肝功能好转后择期手术治疗。HBsAg阳性肝癌患者，接受TACE治疗时应尽早启动抗病毒治疗，推荐使用一线抗病毒药物ETV、TDF、TAF或TMF。HBsAg阴性、anti-HBc阳性的肝癌患者，接受高强度TACE治疗（如多药联合TACE、多药联合TACE＋放疗），建议启动ETV、TDF、TAF或TMF抗病毒治疗。HBsAg阳性肝癌患者，接受HAIC治疗时应尽早启动抗病毒治疗，推荐使用一线抗病毒药物ETV、TDF、TAF或TMF治疗。HBsAg阳性肝癌患者，接受放射治疗时应尽早启动抗病毒治疗，推荐使用一线抗病毒药物ETV、TDF、TAF或TMF治疗。HBsAg阳性的肝癌患者，接受靶向治疗的同时进行抗病毒治疗，推荐使用一线抗病毒药物ETV、TDF、TAF或TMF治疗。HBsAg阳性的肝癌患者，接受抗PD-1/PD-L1治疗的HBV相关肝癌患者有HBV再激活风险，预防性抗病毒治疗可显著减少HBV再激活并降低HBV相关肝炎暴发风险，推荐使用一线抗病毒药物ETV、TDF、TAF或TMF治疗。将要进行肝移植的HBsAg阳性患者都应当启动NAs抗病毒治疗；HBsAg阴性患者，接受HBsAg阳性或HBsAg阴性但HBcAb阳性移植物时，应当接受长期抗病毒治疗以预防病毒再激活。

（2）对于HCC的治疗：CNLC Ⅰ、Ⅱa期患者首选手术切除，技术上可手术切除CNLC Ⅱb、Ⅲa期患者存在高危复发因素，建议先行新辅助治疗。建议根据患者肿瘤特征选择新辅助治疗方案，包括一线靶向＋免疫治疗或系统治疗联合TACE，Ⅱ/Ⅲ型PVTT放疗等。对于乙型病毒性肝炎相关性HCC，术后需要继续抗病毒治疗。术后高危复发风险的HCC患者，TACE辅助治疗可以降低复发率，延长生存时间。对于伴Ⅰ/Ⅱ型PVTT、窄切缘的HCC术后患者，术后放疗可改善DFS和OS。HCC术后使用槐耳颗粒有助于抑制肿瘤复发和肝外转移。对于中晚期HCC术后患者，推荐靶向药物或者继续原新辅助/转化治疗的系统治疗方案±TACE作为辅助治疗。

四、病例点评

随着手术技术和免疫抑制药物的发展，器官移植已成为治疗终末期器官衰竭的有效手段[12]。移植过程包括器官的获取、保存和植入，这个过程中供体器官会经历热缺血、冷缺血和再灌注损伤。缺血后恢复其氧供应通常会加重细胞损伤，称为缺血再灌注损伤（IRI）[13]。几十年来，人们一直在努力改善IRI，包括缺血预处理、药物干预、保护性气体和生物治疗[14]。然而，这些策略面临着从动物研究到人类研究的挑战，这主要是由于IRI的复杂机制。NMP能够为获取的器官提供持续的氧气和营养供应。在动物研究和临床试验中，这项技术的应用最大限度地减少了IRI[1, 15~18]。然而，这些方法都不能阻止供器官的初始阶段的缺血损伤，因此后续的再灌注损伤仍然是不可避免的。因此我们假设，如果器官的血液供应没有停止，IRI是可以避免的，从而得到最佳的移植结果。在本病例中，随着外科技术和NMP的创新，我们第一次实现在获取、保存和植入过程中全程不中断血流。

IRI诱发EAD和PNF是导致急性移植物衰竭的主要因素[13]。在本例中，肝功能检查和组织学研究均显示极小的器官损伤。此外，我们发现炎症细胞因子的释放很少，没有SEC损伤或关键炎症通路的激活。这些结果表明在新的手术方式中避免了IRI。在全球大多数移植中心，60%或更多的大泡性脂肪变性的供肝通常会被弃用[19]。然而，在IFLT的应用下，该病例85%~95%的大泡性脂肪变性肝移植物在整个手术过程中保持着良好的功能。这些发现表明，就边缘供体器官而言，IFLT明显优于CLT。

IRI还可以导致不可逆的缺血性胆道病变（ischemic type biliary lesions，ITBL）或通过激活先天免疫促进排斥反应发生从而导致移植手术的失败[13]。IFLT过程中持续的胆汁分泌和移植后较低的GGT和ALP水平表明胆道上皮得到了很好的保护，这可能有助于降低ITBL的风险。在传统的移植手术中，IRI期间的严重炎症反应是同种异体移植排斥反应的关键触发因素之一[20]。在IFLT中，炎症细胞因子释放的减少可能反映了先天免疫的无激活或低激活，并且可能得到更好的长期移植物生存期。

成功的IFLT建立在高效的NMP基础上。由于NMP技术可用于其他器官，如肺[22]、心脏[23]和肾脏[24]，IFLT的概念可能也适用于这些器官移植手术。值得注意的是，所有报道的NMP方案都包括在NMP前后对供体器官进行冷冲洗和（或）冷储存，从而在整个过程中产生2次IRI。研究表明，即使是短时间的冷缺血也会导致显著的SEC功能障碍和Kupffer细胞活化[25]，这在临床试验中被认为会降低NMP的优势[26]。然而，通过利用NMP，IFLT完全避免了IRI。因此，IFLT很可能比传统的NMP更有利于改善移植结果。

（病例提供者：王铁龙　中山大学附属第一医院）

（点评专家：郭志勇　中山大学附属第一医院）

参考文献

[1]Watson CJE，Kosmoliaptsis V，Randle LV，et al. Normothermic perfusion in the assessment and preservation of declined livers before transplantation：hyperoxia and vasoplegia important lessons from the first 12 cases[J]. Transplantation，2017，101（5）：1084-1098.

[2]Kamo N，Ke B，Busuttil RW，et al. PTEN-mediated akt/beta-Catenin/foxo1 signaling regulates innate immune responses in mouse liver ischemia/reperfusion injury[J]. Hepatology，2013，57（1）：289-298.

[3]Yang J，Chen Q，Tian S，et al. The role of 1，25-dyhydroxyvitamin D-3 in mouse liver ischemia reperfusion injury：regulation of autophagy through activation of MEK/ERK signaling and PTEN/PI3K/Akt/mTORC1 signaling[J]. American Journal of Translational Research，2015，7（12）：2630-2645.

[4]Hou J，Xia Y，Jiang R，et al. PTPRO plays a dual role in hepatic ischemia reperfusion injury through feedback activation of NF-kappa B[J]. Journal of Hepatology，2014，60（2）：306-312.

[5]中华医学会肝病学分会，中华医学会感染病学分会. 慢性乙型肝炎防治指南（2022年版）[J]. 中华肝脏病杂志，2022，30（12）：1309-1331.

[6]中华医学会消化病学分会. 中国肝硬化临床诊治共识意见[J]. 临床肝胆病杂志，2023，39（9）：2057-2073.

[7]中国医师协会肝癌专业委员会. 肝细胞癌全程管理中国专家共识（2023版）[J]. 中华消化外科杂志，2023，22（7）：824-842.

[8]Lolvet JM，Ducreux M，Lencioni R，et al. EASL-EORTC clinical practice guidelines：management of hepatocellular carcinoma[J]. J Hepatol，2012，56（4）：908-943.

[9]European Association for the Study of the Liver. EASL Clinical Practice Guidelines for the management of pa-tients with decompensated cirrhosis[J]. J Hepatol，2018，69（2）：406-460.

[10]国家卫生健康委办公厅. 原发性肝癌诊疗指南（2022年版）[J]. 临床肝胆病杂志，

2022, 38（2）：288-303.

[11]黄罡，谢青，贺佳，等. 乙型肝炎病毒相关肝细胞癌抗病毒治疗中国专家共识（2023年版）[J]. 肝脏，2023，28（1）：1-10.

[12]Morris PJ. Transplantation-A medical miracle of the 20th century[J]. New England Journal of Medicine，2004，351（26）：2678-2680.

[13]de Rougemont O，Dutkowski P，Clavien P-A. Biological modulation of liver ischemia-reperfusion injury[J]. Curr Opin Organ Teansplant，2010，15（2）：183-189.

[14]Souidi N，Stolk M，Seifert M. Ischemia-reperfusion injury：beneficial effects of mesenchymal stromal cells[J]. Curr Opin Organ Teansplant，2013，18（1）：34-43.

[15]Liu Q，Nassar A，Farias K，et al. Comparing normothermic machine perfusion preservation with different perfusates on porcine livers from donors after circulatory death[J]. American Journal of Transplantation，2016，16（3）：794-807.

[16]Banan B，Xiao Z，Watson R，et al. Novel strategy to decrease reperfusion injuries and improve function of cold-preserved livers using normothermic ex vivo liver perfusion machine[J]. Liver Transplantation，2016，22（3）：333-343.

[17]Ravikumar R，Jassem W，Mergental H，et al. Liver transplantation after ex vivo normothermic machine preservation：a phase 1（First-in-Man）clinical trial[J]. American Journal of Transplantation，2016，16（6）：1779-1787.

[18]Mergental H，Perera MTPR，Laing RW，et al. Transplantation of declined liver allografts following normothermic Ex-Situ evaluation[J]. American Journal of Transplantation，2016，16（11）：3235-3245.

[19]Zheng D，Guo Z，Schroder PM，et al. Accuracy of MR imaging and MR spectroscopy for detection and quantification of hepatic steatosis in living liver donors：a Meta-Analysis[J]. Radiology，2017，282（1）：92-102.

[20]Bodonyi-Kovacs G，Putheti P，Marino M，et al. Gene expression profiling of the donor kidney at the time of transplantation predicts clinical outcomes 2 years after transplantation[J]. Human immunology，2010，71（5）：451-455.

[21]Avihingsanon Y，Ma NL，Pavlakis M，et al. On the intraoperative molecular status of renal allografts after vascular reperfusion and clinical outcomes[J]. Journal of the American Society of Nephrology，2005，16（6）：1542-1548.

[22]Slama A，Schillab L，Barta M，et al. Standard donor lung procurement with normothermic ex vivo lung perfusion：a prospective randomized clinical trial[J]. Journal of Heart and Lung Transplantation，2017，36（7）：744-753.

[23]Dhital KK，Iyer A，Connellan M，et al. Adult heart transplantation with distant

procurement and ex-vivo preservation of donor hearts after circulatory death：a case series[J]. Lancet，2015，385（9987）：2585-2591.

[24]Hosgood SA，Saeb-Parsy K，Hamed MO，et al. Successful transplantation of human kidneys deemed untransplantable but resuscitated by ex vivo normothermic machine perfusion[J]. American Journal of Transplantation，2016，16（11）：3282-3285.

[25]Reddy S，Greenwood J，Maniakin N，et al. Non-heart-beating donor porcine livers：the adverse effect of cooling[J]. Liver Transplantation，2005，11（1）：35-38.

[26]Bral M，Gala-Lopez B，Bigam D，et al. Preliminary single-center canadian experience of human normothermic ex vivo liver perfusion：results of a clinical trial[J]. American Journal of Transplantation，2017，17（4）：1071-1080.

病例5 世界首例劈裂式两人异位肝移植

一、病历摘要

（一）基本信息

患者男性，23岁。

主诉：乏力、纳差伴间歇性呕血、便血3年余。

现病史：患者于2007年上半年出现腹泻症状，伴有乏力、纳差，于当地医院就诊，行腹部B超检查发现脾大。2007年下半年出现呕血、便血症状，无胸闷气急、畏寒发热、腹胀腹痛、四肢震颤、言语不清。于当地医院住院治疗后诊断为"肝硬化，上消化道出血，脾功能亢进"，给予对症处理后（具体用药不详）出血症状缓解。3年内（2007—2009年）呕血、便血症状反复出现，最近一次于2009年12月底出现，经当地医院治疗后缓解。患者为进一步治疗来我院，门诊以"肝豆状核变性，脾功能亢进，上消化道出血"收入我科。患者自发病以来，精神、体力一般，纳差，睡眠尚可，大便如前所述，小便正常，体重下降明显。

既往史、个人史、家族史：无特殊。

（二）体格检查

体温36.9℃，脉搏84次/分，呼吸20次/分，血压90/60mmHg。消瘦貌，一般情况可，心、肺听诊无异常，腹平坦，无胃肠形及蠕动波，无腹壁静脉曲张。右上腹轻压痛，无反跳痛，无肌紧张，墨菲征（−），全腹未扪及包块，右侧肋缘下未触及肝脏；左侧肋缘下13cm可触及脾脏。肝、脾、双肾区无叩击痛，移动性浊音（−）。听诊肠鸣音未见异常。

（三）辅助检查

1. 影像学检查

（1）胸片：心、肺、膈未见异常。

（2）双侧静脉肾盂造影：双肾、双输尿管及膀胱未见器质性病变。

（3）颅脑MRI：双侧基底节区对称斑片状信号，结合病史考虑肝豆状核变性。

（4）心脏彩超：各心腔大小及大血管内径未见异常；左室舒张、收缩功能正常；彩色血流示：二尖瓣反流（少量），三尖瓣反流（少量）。

（5）腹部CT及血管成像：肝硬化，脾大，腹水，肝左叶小囊肿，左肾为双动脉供血，脾静脉、门静脉主干及肝内分支管腔增粗，门静脉高压。肝右静脉低位汇入下腔静脉。

（6）肺功能：肺通气功能正常，弥散功能降低。

2. 实验室检查

（1）血常规：白细胞（WBC）1.17×10^9/L，中性粒细胞（NE）0.68×10^9/L，红细胞（RBC）2.75×10^{12}/L，血红蛋白（Hb）65g/L，血细胞比容（HCT）0.234，血小板（PLT）36×10^9/L。

（2）乙肝六项及丙肝定性：乙肝（－），丙肝（－），乙肝病毒定量＜1000copies/ml。

（3）肝肾功能、电解质：丙氨酸氨基转移酶（ALT）12U/L，天冬氨酸氨基转移酶（AST）18U/L，碱性磷酸酶（ALP）74U/L，谷氨酰转移酶（GGT）19U/L，直接胆红素（DBIL）12.1μmol/L，间接胆红素（IBIL）12.2μmol/L，总胆红素（TBIL）24.3μmol/L，总蛋白（TP）53.7g/L，白蛋白（ALB）38.4g/L，白球比（A/G）2.5，尿素氮（BUN）2.9mmol/L，肌酐（Scr）64μmol/L，钾3.4mmol/L，钠142.1mmol/L，氯110.2mmol/L，钙2.1mmol/L。

（4）血凝全套：活化部分凝血活酶时间（APTT）39.20秒，凝血酶49.10%，纤维蛋白原（FIB）0.97g/L，国际标准化比值（INR）1.45，凝血酶原时间（PT）18.00秒。

（5）病毒系列：CMV、EBV、单纯疱疹病毒、风疹病毒抗体、弓形体抗体均阴性。

（6）肿瘤标志物：甲胎蛋白（AFP）2.37ng/ml，CA125 140.30U/ml，CA19-9 9.94U/ml，癌胚抗原（CEA）0.75ng/ml。

（7）大小便常规各项指标无异常。

3. 肝豆状核变性相关检查　血清铜3.1μmol/L，铜蓝蛋白（CER）1.0U，尿铜1.45μmol/d，眼科会诊提示：角膜K-F环（＋）。

（四）初步诊断

1. 肝豆状核变性。

2. 肝硬化。

3. 门静脉高压症。

4. 上消化道出血。

5. 脾大、脾亢。

（五）治疗经过

1. 住院后病情变化　患者入院后继续完善各项术前检查及保肝等对症治疗。出现便血症状，共便血4次，量约800ml，出血后急查血常规示白细胞（WBC）2.29×10^9/L，血红蛋白（Hb）60g/L，红细胞（RBC）2.40×10^{12}/L，血细胞比容（HCT）0.209，血小板（PLT）32×10^9/L。立即给予止血、抑酸、保肝及对症处理，输注红细胞、血浆及冷沉淀纠正贫血及改善凝血。患者出血停止，生命体征平稳，复查血常规示白细胞（WBC）1.31×10^9/L，红细胞（RBC）2.86×10^{12}/L，血红蛋白（Hb）78g/L，血细胞比容（HCT）0.258，血小板（PLT）30×10^9/L。肝肾功能示丙氨酸氨基转移酶（ALT）20U/L，天冬氨酸氨基转移酶（AST）23U/L，直接胆红素（DBIL）16.4μmol/L，间接胆红素（IBIL）35.2μmol/L，白蛋白（ALB）32.5g/L，谷氨酰转移酶（GGT）20U/L，碱性磷酸酶（ALP）51U/L，肌酐（Scr）56μmol/L，尿素氮（BUN）6.7mmol/L。拟行全肝移植术或辅助性肝脏移植术或异位辅助性活体肝脏移植术。

2. 手术过程　考虑到肝源紧缺及病房内同期住院的其他等待肝移植患者的病情，最终决定行"脾切除，异位辅助性部分肝移植术"。患者取仰卧位，背部加垫，气管插管吸入麻醉，右侧颈静脉置深静脉插管，建立各输液通道，左桡动脉插管监测动脉血压，连接心电监护，留置导尿管，常规消毒铺巾。

（1）开腹及探查：取倒"T"字形切口，总长约48cm，切开腹壁各层，电刀电凝止血，入腹后见腹腔内无积气，有少量淡黄色腹水约200ml，脾大充血，约19cm×14cm×10cm大小，肝脏呈小结节样肝硬化表现，未扪及肿块。食管下段、胃底可见明显曲张静脉，后腹膜水肿明显。十二指肠、横结肠、胰腺正常。根据探查结果，按术前准备行脾切除、脾窝异位辅助性肝移植术。

（2）脾脏切除：游离结扎胃结肠韧带后入小网膜囊，遂断扎脾胃、脾膈、脾结肠及脾肾韧带，仔细分离脾门粘连组织，分别解剖出脾动、静脉直至各分支血管进入脾脏处，脾静脉主干直径约1.0cm，明显迂曲，脾动脉主干直径约0.7cm。贴近脾脏结扎脾动脉各分支，脾体积缩小后，贴近脾脏分束切断结扎脾门血管，切除脾脏。用3/0 prolene缝线将脾窝后腹膜创面进行连续缝扎，创面仔细止血。

（3）胃底贲门血管离断：打开肝胃韧带，分离小弯侧胃左右血管分支，结扎、切断；分离胃网膜右血管的分支，结扎、切断；保留近幽门处10cm胃网膜左血管，其余胃网膜左血管及分支结扎、切断。掀起胃壁分离贲门及周缘疏松组织，先分离食管后方疏松组织，显露膈肌脚，显露并避开迷走神经，游离腹段食管约5cm，离断贲门周围扩张血管。缝合胃大弯处浆膜使之腹膜化。

（4）供肝流入、流出道准备：游离胰腺下缘及十二指肠降段，完整显露左肾静脉、下腔静脉及两静脉汇入处。然后距屈氏韧带以下约20cm切断空肠，缝合封闭空肠远断端为盲端，距胆肠吻合口60cm处行肠肠端侧吻合，关闭系膜孔。

（5）供肝植入：左外叶供肝重约245g，将左外叶供肝放置于脾窝，靠近下腔静脉切断左肾静脉，左肾血流通过肾上腺中央静脉和生殖静脉回流，用4/0 prolene线将供肝左肝静脉与受体左肾静脉行端端吻合。5%白蛋白液500ml经门静脉左支灌洗肝脏，再用5/0 prolene

线端端吻合供肝门静脉左支及受体脾静脉，吻合前供肝门静脉左支已行动脉化。甲泼尼龙450mg静脉注射后，开放肝脏血循环，温盐水冲洗肝脏帮助快速复温。血流开放后左肝管有金黄色胆汁流出。行左肝动脉与脾动脉端端吻合，左肝管与空肠行结肠后端侧吻合。

术中B超显示供肝左肝动脉、门静脉左支和左肝静脉血流均正常。冲洗腹腔，查无出血、胆漏、胰漏及肠襻扭曲，胆肠吻合口、脾窝和右侧肝下各放置一根血浆管，戳创引出固定。逐层缝合，术终。手术过程麻醉满意，操作顺利，历时约10小时，术中出血4900ml，输红细胞6U，自体血回输2000ml，新鲜冰冻血浆约1450ml，平衡盐2500ml，患者未清醒，带气管插管返回病房。切除的脾脏向家属展示后送病理检查。病理结果示慢性纤维淤血性脾大（病例5图1）。

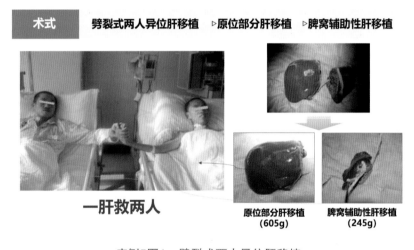

病例5图1 劈裂式两人异位肝移植

劈裂的右三叶供肝给患有原发性肝癌、肝炎后肝硬化的患者行原位肝移植。该组病例为世界首例劈裂式两人异位肝移植。

3. 术后治疗 患者手术顺利，术后恢复良好，予口服抗排斥药物（他克莫司＋吗替麦考酚酯）治疗。长期随访，患者一般情况良好。

二、病例分析

本例患者目前已反复出现呕血、黑便等消化道出血症状，伴有乏力、纳差；查体左侧肋缘下可触及脾脏；影像学检查提示肝硬化、脾大、腹腔积液；实验室检查中血清铜、铜蓝蛋白、尿铜均异常，角膜K-F环阳性，明确肝豆状核变性诊断。患者锥体外系症状不明显，以肝硬化为主要临床表现，门脉高压、脾亢比较严重，符合肝移植适应证。该患者的治疗关键是积极内科治疗，同时尽快接受肝移植手术。针对本例患者，采用何种方式的肝移植术更合适呢？

原位全肝移植技术成熟，但要切除病肝，手术风险相对较大。而肝豆状核变性患者仅仅是铜代谢障碍，其自身肝脏合成蛋白和凝血等功能基本正常，理论上辅助性部分肝移植治疗即可解决该问题。2007年以来，我科陆续为肝豆状核变性患者开展数例活体脾窝异位辅助性肝移植，该手术保留患者自身肝脏，切除肿大的病理性脾脏，行食管下端及胃底曲张静脉断流，于脾窝处植入供肝的左外叶，效果良好。

尽管该患者存在肝硬化，但肝功能及凝血功能尚可，体型小、自身体重轻（身高166cm，体重45kg），植入的左外叶完全可以满足患者自身需求，是合适的脾窝异位辅助性肝移植的受体。

经过充分的术前准备，我们于2010年1月27日为其实施了脾切除、脾窝异位辅助性肝移植术，供肝为左外叶。劈裂后的右三叶供肝为另一24岁肝癌患者实施原位肝移植手术。一肝两用，既挽救了患者，又节约了供肝。

三、疾病介绍

肝豆状核变性（hepatolenticular degeneration，HLD）是一种常染色体隐性遗传的铜代谢障碍性疾病，以铜代谢障碍引起的肝硬化、基底节损害为主的脑变性疾病为主要特点。本病由Wilson在1912年首先描述，故又称为Wilson病（Wilson Disease，WD）。本病在中国较多见，好发于青少年，男性比女性稍多，如不恰当治疗将会致残甚至死亡。但本病也是少数几种可治的神经遗传病之一，关键是早发现、早诊断、早治疗。临床上主要以内科保守治疗为主。一般情况下，可在医生指导下终身使用葡萄糖酸锌片、D-青霉胺等药物治疗，以阻止铜在肠道内吸收，促进铜排出，避免过多的铜在肝细胞和其他组织细胞内沉积，大多预后较好。严重者会导致肝硬化和肝衰竭，属于一种不可逆的病变，不及时处理会危及生命。经各种治疗无效的严重患者可进行肝移植治疗，能够改善患者的肝功能，维持组织细胞正常代谢，改善患者的生活质量。

四、病例点评

本病例采用脾窝异位辅助性活体肝移植手术成功治疗肝豆状核变性，为先天性代谢性肝病提供新的治疗手段。先天性代谢性肝病如肝豆状核变性，是因铜代谢障碍引起肝功能和神经系统损害，仅需辅助性植入部分肝脏即可获满意疗效。因原有辅助性肝移植术式存在移植空间小、门脉血流竞争、移植肝萎缩等问题，国外报道原位辅助性肝移植2年死亡率高达23%。为此，我们于2007年在国际上首创了脾窝异位辅助性部分肝移植新术式[1]。该术式先切除肿大脾脏，再将移植肝植入脾窝，解决了移植空间小的问题，进而又解决了"血管数量不匹配""血管口径不匹配""血管不够长"及"胆汁流向"等难题，并成功应用于肝豆状核变性的临床治疗。

本例手术方式，在我科既往脾窝异位辅助性活体肝移植手术方式的基础上，又有了新的创新，是世界首例劈裂式两人异位辅助性肝移植术，用同一供肝分别对两位患者行原位部分肝移植、脾窝异位辅助性部分肝移植，实现"一肝两用"，提高供肝利用率。

为客观、准确评价移植患者体内自身肝与移植肝的功能，我们在术中和术后，综合运用形态学、组织学、影像学、实验室和功能检查，首次建立辅助性肝移植的"一体两肝"评价体系，为评估辅助性肝移植临床疗效、指导治疗提供客观依据，并发现移植肝对自身肝有明显保护作用。

（病例提供者：陶开山 杨诏旭 张洪涛 空军军医大学第一附属医院）

（点评专家：窦科峰 空军军医大学第一附属医院）

参考文献

[1]季茹，陶开山，遆振宇，等. 脾窝异位辅助性活体肝移植治疗Wilson's病的多方位思考 [J]. 医学与哲学：2009，30（5）：31-33、50.

病例6 胰腺神经内分泌肿瘤肝转移肝移植术后远期复发的多学科综合治疗与全程管理

一、病历摘要

（一）基本信息

患者女性，52岁。

主诉：胰腺神经内分泌肿瘤术后17年，肝移植术后综合治疗12年，新发胰腺占位1周。

现病史：患者于2006年外院发现胰腺占位，行"胰体尾切除术"，病理诊断为"实性假乳头状瘤"，术后未行辅助治疗。2010年外院复查发现肝占位，肝穿刺活检病理示高分化胰腺神经内分泌肿瘤肝转移，并予"善龙（醋酸奥曲肽微球）＋索坦（舒尼替尼）"治疗。后患者就诊于我院，完善检查后发现肝脏肿瘤不可切除，胰腺肿瘤未复发，故于2011年6月在我院行同种异体原位肝移植术［病理：神经内分泌肿瘤；CK（＋），Vim（－），Ki-67（＋），CgA（＋），Syn（＋），CD56（＋），Insulin（－），CD99（+/－），E-cad（＋）］；术后予"他克莫司＋雷帕霉素"免疫抑制治疗，并继续注射善龙。出院后于外院定期随访，低剂量他克莫司维持（1mg、2次/日→0.5mg、2次/日）血药浓度3～5ng/ml，雷帕霉素1mg、1次/日；患者肝功能稳定，长期无进展生存。

2019年8月外院复查发现右肾占位，进一步完善PET-CT示右肾上极高密度结节伴FDG代谢增高，并于我院行右肾肿瘤射频消融术（术中超声造影1.3cm×1.0cm）。2020年8月再次行右肾肿瘤射频消融术（术中超声造影2.2cm×2.0cm）；9月复查PET-CT发现骶骨、耻骨转移，骶骨穿刺活检证实神经内分泌肿瘤转移［CK（＋）、Vim（－）、CgA（＋）、Syn（＋）、CD56（＋）、EMA（＋）、CD20（－）、CD3（－）、LCA（－）、CD138（－）、CD34（－）、CD235a（－）］；调整善龙剂量（20mg，每日晨起一次→30mg，每日晨起一次），更换他克莫司为长效缓释剂型1mg、1次/日，药物浓度维持在1～3ng/ml。

2021年1月加用"索凡替尼300mg、1次/日"，3周后因高血压、蛋白尿停药，2021年3月外院发现骶骨病灶从5mm增大至10mm，再次调整善龙剂量（30mg，每日晨起一次→60mg，每日晨起一次）。

1周前外院增强CT发现"胰头低密度影"，现患者为求进一步诊治收入我院。

（二）体格检查

体温36.6℃，脉搏85次/分，呼吸17次/分，血压136/87mmHg。神志清楚，皮肤、巩膜无黄染，全身浅表淋巴结未扪及肿大。双肺叩诊呈清音，双肺未闻及干湿性啰音，腹部外形正常，可见陈旧性手术瘢痕，全腹软，无压痛及反跳痛，腹部未扪及包块。移动性浊音（-）。肝、脾肋下未触及，肾脏未触及。双下肢无水肿。

（三）辅助检查

1. 全血细胞分析 白细胞（WBC）6.05×10⁹/L，中性粒细胞百分比（NEU%）55.2%，淋巴细胞百分比（LY%）35.2%，单核细胞百分比（MON%）6.3%，红细胞（RBC）4.66×10¹²/L，血红蛋白（Hb）146g/L，血小板（PLT）207×10⁹/L。

2. DD/FDP纤溶二项＋出凝血系列检测 凝血酶原时间（PT）11.70秒，国际标准化比值（INR）1.04，纤维蛋白原（FIB）2.25g/L，部分凝血活酶时间（APTT）29.9秒，凝血酶时间（PT）17.2秒，D-二聚体0.08mg/L，纤维蛋白（原）降解物3.60μg/ml。

3. 肾功＋eGFR＋胱抑素C＋电解质＋肝功能（新3） 总胆红素（TBIL）12.7μmol/L，直接胆红素（DBIL）4.2μmol/L，丙氨酸氨基转移酶（ALT）18U/L，天冬氨酸氨基转移酶（AST）35U/L，碱性磷酸酶（ALP）66U/L，谷氨酰转移酶（GGT）14U/L，总胆汁酸（TBA）24.2μmol/L↑，总蛋白（TP）73.3g/L，白蛋白（ALB）39.6g/L↓，尿素氮（BUN）4.40mmol/L，肌酐（Scr）57.0μmol/L，尿酸（UA）278.00μmol/L。

4. 心肌酶谱＋血脂全套（新）＋胰腺三项＋总钙＋葡萄糖＋镁＋血清铁＋总铁结合力 高密度脂蛋白胆固醇（HDL-C）1.40mmol/L，低密度脂蛋白胆固醇（LDL-C）2.39mmol/L，非高密度脂蛋白胆固醇（non-HDL-C）2.87mmol/L，空腹血糖4.73mmol/L，肌酸激酶（CK）106U/L，肌酸激酶同工酶（CKMB）1.7ng/ml，钙2.38mmol/L，磷1.18mmol/L，镁0.81mmol/L，血清铁14.7umol/L，不饱和铁结合力30.50μmol/L，总铁结合力45.20μmol/L↓，淀粉酶86U/L，胰淀粉酶52U/L，脂肪酶120U/L↑。

5. 肿瘤标志物 甲胎蛋白（AFP）3.07ng/ml，癌胚抗原（CEA）3.57ng/ml，CA19-9 32.20U/ml↑，CA50 15.80U/ml，CA242 14.80U/ml，CA125 5.67U/ml，CA15-3 5.42U/ml，CA72-4＜1.50U/ml，细胞角蛋白19片段（CYFRA21-1）3.80ng/ml↑，鳞癌抗原（SCC）1.60ng/ml，胃泌素释放肽前体（ProGRP）47.00pg/ml，神经元特异性烯醇化酶（NSE）16.00ng/ml，胃泌素17 11.21pmol/L↑。

6. 增强CT　胰腺体尾部肿瘤术后；胰头部占位，伴肝内外胆管及胰腺体部胰管扩张，病灶侵犯门静脉-肠系膜上静脉交界处致管腔狭窄，后腹膜多发增大淋巴结。肝脏动脉期异常灌注；双肾小囊肿，右肾形态欠规整。胆囊未见。盆腔少量积液。S_3椎体斑片高密度影。

（四）诊断

1. 胰腺神经内分泌肿瘤。

2. 肝移植术后。

（五）诊疗经过

1. 治疗经过　患者既往胰腺神经内分泌肿瘤病史，原发灶切除后发现肝脏转移，除外其他转移后行肝脏移植，术后虽肿瘤复发，但长期生存。本次发现胰腺占位，首先考虑神经内分泌肿瘤复发，但应与新发胰腺癌相鉴别，遂行穿刺活检（病例6图1），病理诊断为胰腺神经内分泌肿瘤原位复发。

经MDT讨论，开始继续口服索凡替尼300mg、1次/日，注射醋酸奥曲肽微球60mg、每日晨起一次，以及因卡膦酸二钠骨修复治疗，同时予缬沙坦氨氯地平控制血压和蛋白尿；免疫抑制治疗维持原方案（他克莫司缓释胶囊1mg、1次/日，雷帕霉素1mg、1次/日）。

末次随访影像学评估为SD（病例6图2），一般情况良好，移植肝功能正常。

2. 鉴别诊断　诊疗过程中，该患者的主要鉴别诊断包括以下几项。

（1）胰腺癌：症状和体征不典型，可表现为上腹部饱胀不适、上腹疼痛、腰背部疼痛、恶心、食欲减退、大便性状改变、黄疸、新发糖尿病、偶发胰腺炎、体重减轻、乏力等，临床上用于胰腺癌诊断的有CA19-9、癌胚抗原（CEA）、CA125、CA242等，其中CA19-9最为常用。本例患者无特殊不适，CA19-9轻度升高，影像学表现不典型，因此，需要行穿刺活检明确诊断。

（2）壶腹周围癌：是生长在Vater壶腹、十二指肠乳头、胆总管下端、胰管开口处、十二指肠内侧壁癌的总称。其共同特点是：在癌肿较小时即可引起胆总管和主胰管的梗阻，因此黄疸出现早。发病年龄多在40～70岁，男性居多，主要表现为黄疸、上腹痛、发热、体重减轻、肝大、胆囊大等。本例患者增强CT见病灶位于胰头，结合临床表现、既往和本次病理，可排除壶腹周围癌诊断。

（3）急慢性胰腺炎：多伴有明显腹痛，急性期可有发热，增强CT可见胰腺充血水肿，胰腺周围炎性渗出可以扩展到小网膜、脾周、胃周、肾前、升降结肠周围的间隙、肠系膜及盆腔等，或脓肿形成。本例患者无明显腹痛、发热等不适，增强CT未见明显炎症表现，结合既往和本次病理，可排除急慢性胰腺炎诊断。

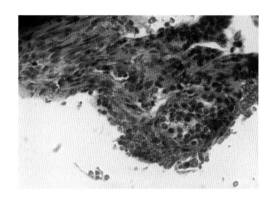

病例6图1　胰腺穿刺活检

神经内分泌肿瘤（G_2）转移；Ki-67（10%）、CK（＋）、Vim（－）、CgA（＋）、Syn（＋）、CD56（＋）、EMA（＋）、CD20（－）、CD3（－）、LCA（－）、CD138（－）、CD34（－）、CD235a（－）

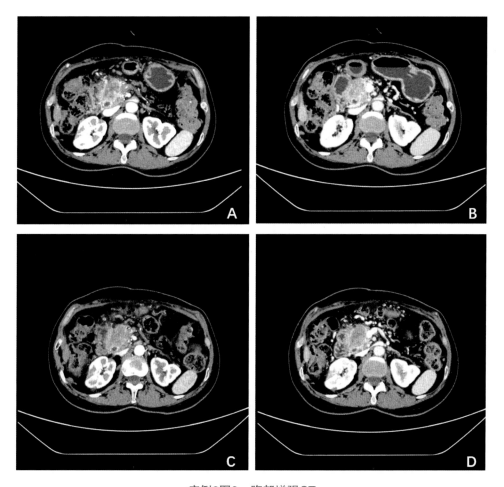

病例6图2　腹部增强CT

　　A. 2022 年 8 月增强 CT 动脉期扫描；B. 2022 年 8 月增强 CT 门脉期扫描；C. 2023 年 2 月增强 CT 动脉期扫描；D. 2023 年 2 月增强 CT 门脉期扫描

二、病例分析

本例患者既往胰腺神经内分泌肿瘤切除术后发生肝转移，肝移植术后肝脏未见复发，肝外多发（肾脏、骶骨）转移，局部治疗联合药物控制可。本次患者无特殊不适主诉，常规随访发现胰头占位，CA19-9 32.20U/ml↑，血常规、肝肾功能基本正常，胰腺穿刺活检诊断为胰腺神经内分泌肿瘤复发。鉴别诊断方面，结合患者病史、实验室检查、增强CT、穿刺活检病理，可排除胰腺癌、壶腹周围癌及急慢性胰腺炎，胰腺神经内分泌肿瘤复发诊断明确。患者既往2次腹部手术，本次胰腺复发，无明显不适，再次手术风险较高，因此，在醋酸奥曲肽微球的基础上联合索凡替尼靶向治疗，同时积极对症处理高血压、蛋白尿，提高患者耐受性和依从性。治疗半年后复查肿瘤控制可，耐受良好，考虑当前药物治疗方案有效，继续当前治疗。

三、疾病介绍

1. 神经内分泌肿瘤的概述和病理分型　神经内分泌肿瘤（neuroendocrine neoplasms，NENs）是一类起源于肽能神经元和神经内分泌细胞，具有神经内分泌分化并表达神经内分泌标记物的少见肿瘤，可发生于全身各处，以肺、胃、肠、胰腺最为常见[1]。根据分化程度，分为分化良好的神经内分泌瘤（NET）和分化差的神经内分泌癌（NEC）。除此之外，在胃神经内分泌肿瘤（G-NETs）中还存在临床分型问题。

2. 胰腺神经内分泌肿瘤的分期　常采用2017年第8版美国癌症联合委员会（AJCC）肿瘤分期标准对pNET进行分期，对pNEC则采用胰腺癌的相应标准进行分期（病例6表1、病例6表2）[2]。

病例6表1　AJCC胰腺神经内分泌肿瘤分期标准

分期	特征
T 分期	原发肿瘤
T_X	原发肿瘤无法评价
T_1	局限于胰腺内，且最大径 < 2cm
T_2	局限于胰腺内，且最大径 2 ~ 4cm
T_3	局限于胰腺内，且最大径 > 4cm；或侵犯十二指肠或胆管
T_4	侵犯邻近器官（如胃、脾、结肠、肾上腺）或大血管壁（腹腔干或肠系膜上动脉）
N 分期	区域淋巴结
N_X	区域淋巴结无法评价
N_0	无区域淋巴结转移

续表

分期	特征
N_1	有区域淋巴结转移
M 分期	远处转移
M_0	无远处转移
M_1	有远处转移
M_{1a}	仅存在肝脏转移
M_{1b}	仅存在至少一个肝脏外器官转移（如肺、卵巢、非区域淋巴结、腹膜、骨）
M_{1c}	同时存在肝脏和肝脏外器官转移

病例6表2　AJCC分期

	T 分期	N 分期	M 分期
Ⅰ期	T_1	N_0	M_0
Ⅱ期	T_2	N_0	M_0
	T_3	N_0	M_0
Ⅲ期	T_4	N_0	M_0
	任何 T	N_1	M_0
Ⅳ期	任何 T	任何 N	M_1

3. 胰腺神经内分泌肿瘤的治疗　以手术为主的综合治疗是使pNEN患者获得良好远期预后的最佳方法，外科手术是多数局部可切除pNEN患者的首选治疗方案[3,4]。对于G_1级和增生指数较低的G_2级pNET（通常要求Ki-67指数＜10%），若患者无症状、肿瘤负荷较低、进展缓慢、SRI阳性，可将生长抑素类似物作为抗肿瘤增生的一线治疗方案[5,6]。pNET靶向治疗主要包括依维莫司（mTOR抑制剂）、舒尼替尼（酪氨酸激酶抑制剂）和索凡替尼（酪氨酸激酶抑制剂）等[7~9]。

4. 胰腺神经内分泌肿瘤肝转移的肝移植治疗　肝脏是最常发生pNEN远处转移的器官，pNET患者接受肝移植治疗后的5年生存率为33%~60%，但多数患者仍会复发[10]。可参考Milan标准及ENETS相关推荐，对于年轻（通常≤55岁）、中低级别pNET（通常Ki-67指数≤10%）、原发灶已行根治性手术治疗、肝脏转移灶瘤负荷＜50%（有激素症状者为＜75%）、无肝外转移、近6个月病情稳定的患者，可考虑行肝移植手术[11]。

四、病例点评

原发灶已根治且无其他器官转移的神经内分泌肿瘤肝转移是肝移植的适应证之一，其术后复发风险低于肝细胞癌、胆管细胞癌等肝脏原发恶性肿瘤，本例患者肿瘤生物学行为相对较好，生长缓慢，术后无复发生存时间长达8年。患者复发后，在肝脏外科、肿瘤科、肿瘤介入科、病理科等多学科协作诊疗下，通过降低免疫抑制药物剂量、内分泌治疗、靶向治疗、骨修复治疗和射频消融等综合治疗手段，患者肿瘤基本控制，且最大程度保持了移植肝的正常功能和生活质量。

本例的重点和难点是患者术后多次不同部位复发，需要与原发肿瘤进行鉴别，对无法临床诊断的病灶及时穿刺活检尤其重要。在明确诊断和综合治疗的过程中，采取多学科协作诊疗模式，进行规范化、系统性的治疗，以及患者较好的依从性，是本例患者肿瘤长期控制的关键。

（病例提供者：冯　浩　吕子成　上海交通大学医学院附属仁济医院）
（点评专家：薛　峰　上海交通大学医学院附属仁济医院）

参考文献

[1]Dasari A, Shen C, Halperin D, et al. Trends in the incidence, prevalence, and Survival outcomes in patients with neuroendocrine tumors in the united states[J]. JAMA Oncol, 2017, 3（10）：1335-1342.

[2]Amin MB, Edge SB, Greene FL, et al. AJCC cancer staging manual[M]. 8th ed. New York, Springer, 2017, 739-747.

[3]Liu Y, Ye S, Zhu Y, et al. Impact of tumour size on metastasis and survival in patients with pancreatic neuroen-docrine tumours （PNETs）：A population based study[J]. J Cancer, 2019, 10：6349-6357.

[4]Wu L, Sahara K, Tsilimigras DI, et al. Therapeutic index of lymphadenectomy among patients with pancreatic neuroendocrine tumors：A multi-institutional analysis[J]. J Surg Oncol, 2019, 120：1080-1086.

[5]Caplin ME, Pavel M, Ćwikła JB, et al. Lanreotide in metastatic enteropancreatic neuroendocrine tumors[J]. N Engl J Med, 2014, 371：224-233.

[6]Rinke A, Müller HH, Schade-Brittinger C, et al. Placebo-controlled, double-blind, prospective, randomized study on the effect of octreotide LAR in the control of tumor growth in patients with metastatic neuroendocrine midgut tumors：a report from the PROMID Study Group[J]. J Clin Oncol, 2009, 27：4656-4663.

[7]Yao JC, Shah MH, Ito T, et al. Everolimus for advanced pancreatic neuroendocrine tumors[J]. N Engl J Med, 2011, 364：514-523.

[8]Xu J，Shen L，Bai C，et al. Surufatinib in advanced pancreatic neuroendocrine tumours（SANET-p）：a randomised，double-blind，placebo-controlled，phase 3 study[J]. Lancet Oncol，2020，21：1489-1499.

[9]Wang Y，Jin K，Tan H，et al. Sunitinib is effective and tolerable in Chinese patients with advanced pancreatic neuroendocrine tumors：a multicenter retrospective study in China[J]. Cancer Chemother Pharmacol，2017，80：507-516.

[10]Rossi RE，Burroughs AK，Caplin ME. Liver transplanta-tion for unresectable neuroendocrine tumor liver metastases[J]. Ann Surg Oncol，2014，21：2398-2405.

[11]Mazzaferro V，Pulvirenti A，Coppa J. Neuroendocrine tumors metastatic to the liver：how to select patients for liver transplantation?[J]. J Hepatol，2007，47：460-466.

病例7 肝移植后HHV-6B型病毒性脑炎

一、病历摘要

（一）基本信息

患者男，32岁。

主诉：因"肝移植术后2个月，神智不清半天"于2023年3月19日就诊于我院肝脏外科。

现病史：患者2个月前因"乙型肝炎后肝硬化"于我院行同种异体原位肝移植术，术后给予标准四联免疫抑制方案治疗。发病前13天无明显诱因出现发热，体温最高38.7℃，不伴有咳嗽咳痰，无皮肤及黏膜黄染，无神志不清，无尿频、尿急、尿痛等症状。急诊查血常规示白细胞（WBC）0.59×10^9/L，中性粒细胞（NE）0.19×10^9/L。预防性使用头孢哌酮钠舒巴坦钠抗感染，热峰仍维持于38℃以上。3月19日突发神志不清，二氧化碳分压（PCO_2）升高至70mmHg，腹部隆起，叩诊鼓音。予以急诊口插管、呼吸机辅助通气。3月20日查腹部CT示多发结肠及小肠扩张伴积气积液，直、乙结肠交界处明显狭窄，不全肠梗阻可能。予以减少他克莫司剂量，积极调整抗生素，液状石蜡灌肠通便、留置肛管，症状无改善。患者意识障碍持续进展，深昏迷Glasgow评分4分，全身肌紧张，病理征（+）。为行进一步诊治收住入院。患者自发病以来，精神萎靡，食欲差，未排气排便，体重无明显下降。

既往史：乙型肝炎病史10年，4个月前开始口服恩替卡韦；2型糖尿病病史1年，规律使用胰岛素；否认高血压、冠心病等慢性疾病史；否认结核等传染病病史；否认外伤史。否认药物、食物过敏史；按计划预防接种。2021年12月行胃镜下食管胃底静脉套扎术2次。2023年1月行同种异体原位肝移植术。

个人史：生长于原籍，否认疫水疫区接触史。否认放射性物质、化学毒物接触史。无烟酒嗜好。

婚育史：未婚未育。

家族史：否认家族性遗传病史、肿瘤病史及与本病相关的类似疾病史。

（二）体格检查

体温37.5℃，脉搏75次/分，呼吸10次/分，血压115/73mmHg。昏迷，对答不切题，咽部无充血，双侧扁桃体未见明显肿大。皮肤、巩膜无黄染，蜘蛛痣（−），肝掌

（－），无瘀点瘀斑，浅表淋巴结未及肿大。双肺呼吸音清，未闻及干湿性啰音，心率75次/分，律齐，未闻及病理性杂音。腹部可见陈旧性手术瘢痕，腹部膨隆，叩诊呈鼓音，无压痛、无反跳痛，肠鸣音4次/分；肝脾肋下未及。墨菲征（－），肝肾区叩痛（－），移动性浊音（－）。双下肢无水肿。

（三）辅助检查

1. 血常规（2023-03-07） 白细胞（WBC）0.42×10⁹/L，中性粒细胞百分比（NEU%）14.3%，淋巴细胞百分比（LY%）73.8%，单核细胞百分比（MON%）11.9%，红细胞（RBC）3.05×10¹²/L，血红蛋白（Hb）83g/L，平均红细胞体积（MCV）75.1fl，平均血红蛋白量（MCH）27.2pg，平均血红蛋白浓度（MCHC）362g/L，红细胞分布宽度14.4%，血小板（PLT）124×10⁹/L，血小板平均体积（MPV）1.2fl。

2. 肝肾功能（2023-03-08） 前白蛋白（PAB）226mg/L，丙氨酸氨基转移酶（ALT）7U/L，门冬氨酸氨基转移酶（AST）5U/L，碱性磷酸酶（ALP）62U/L，谷氨酰转移酶（GGT）37U/L，总胆红素（TBIL）24μmol/L，直接胆红素（DBIL）7.8μmol/L，总蛋白（TP）59.7g/L↓，白蛋白（ALB）40.4g/L↓，总胆汁酸（TBA）5.4μmol/L，尿素氮（BUN）5mmol/L，肌酐（Scr）55μmol/L，尿酸（UA）257μmol/L，估算肾小球滤过率（GFR）131ml/（min·1.73m²）。

3. 细菌、病毒检查（2023-03-07） GM试验（－），真菌（1-3）-b-D葡聚糖＜37.5pg/ml，呼吸道病毒九联体（－），甲乙流及合胞病毒检测（－），DNA-EBV+DNA-CMV（－）。

4. 脑脊液检查

（1）脑脊液常规＋生化（2023-03-22）：潘氏试验（－）；乳酸2.7mmol/L，腺苷脱氨酶3.00U/L，氯化物140.8mmol/L，糖定量6.88mmol/L，蛋白定量492.5mg/L。

（2）脑脊液PMSeq病原微生物DNA高通量基因检测报告（NGS）（2023-03-24）：人类β疱疹病毒6B型（＋），序列数较高1677，人类β疱疹病毒5型（CMV）（＋），序列数较低3，未发现RNA病毒及其他微生物。

（3）脑脊液常规＋生化（2023-04-07）：潘氏试验（－）；乳酸2.3mmol/L，腺苷脱氨酶2.10U/L，氯化物119.7mmol/L，糖定量5.62mmol/L，蛋白定量1322.8mg/L。IgG 122mg/L，IgA 12.4mg/L，IgM 0.4mg/L，白蛋白1060mg/L。

5. 影像学检查

（1）颅脑CT平扫（病例7图1）：颅内未见明显异常。

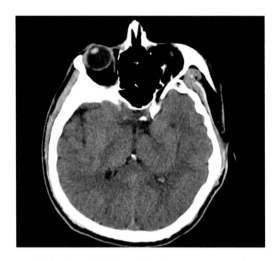

病例7图1　颅脑CT平扫（2023-03-20）

（2）床旁胸部正位片（病例7图2）：两肺散在渗出，腹部术后改变，胃肠道明显扩张积气。

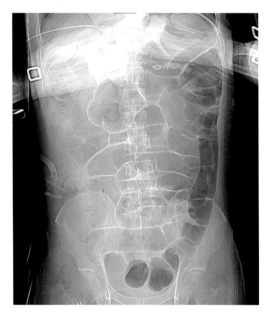

病例7图2　床旁胸部正位片（2023-03-20）

（3）上下腹CT平扫＋增强（病例7图3）：肝移植术后改变，移植肝左叶低密度灶，肝门及肝内淋巴淤滞，少量腹水，脾大，请结合临床相关病史随诊复查；多发结肠及小肠扩张伴积气积液，不全肠梗阻可能；双肾盏小结石；食管下端及贲门处管壁不规则增厚伴不均匀强化，建议结合内镜。

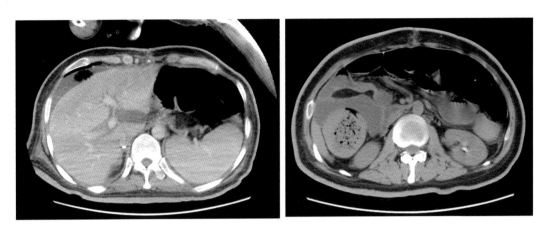

病例7图3　上下腹CT平扫＋增强（2023-03-21）

（4）颅脑MRI＋DWI（病例7图4）：双侧海马T_2WI信号增高，脑炎可能，建议结合临床相关检查；扫及蝶窦黏膜增厚/积液。双侧乳突炎。

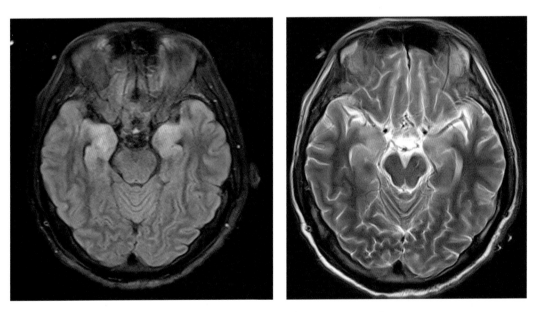

病例7图4　颅脑MRI＋DWI（2023-03-31）

（5）颅脑MRI＋DWI（病例7图5）：双侧海马T_2WI信号增高伴局部萎缩；脑干新发异常信号灶，性质待定，请结合临床及相关检查、随诊；双侧少许乳突炎。

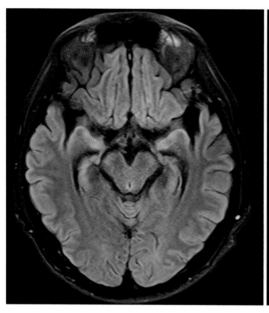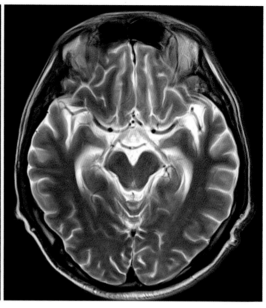

病例7图5 颅脑MRI＋DWI（2023-05-26）

（四）治疗经过

根据脑脊液NGS结果，予静脉更昔洛韦治疗14天，后续贯缩更昔洛韦口服治疗30天停药，并联合口服伐昔洛韦25天。患者热退，意识、肌力逐渐恢复。随访至2023年7月18日，出现发作性意识丧失伴下肢抽搐1次，神经内科予解痉、镇静等治疗后症状缓解，至今未再发作。患者肝功能无明显波动。

二、病例分析

首先，本例患者属于肝移植术后早期的免疫抑制人群，由于免疫抑制剂负荷较高，发生严重的粒缺，白细胞计数低至0.42×10^9/L，各种微生物感染高危。起病时，患者颅脑CT未见明显异常，然而持续的意识不清和高热，仍然指向颅内病变的可能。排除禁忌完善腰椎穿刺后，脑脊液NGS检出HHV-6B病毒高序列数，提供了急性病毒性脑炎的诊断依据；进一步，颅脑MRI可见海马区信号升高，与文献报道的HHV-6B脑炎的颅内病变相符，影像学上证实了脑炎的存在；最后，使用能通过血-脑屏障的抗病毒药物治疗后（更昔洛韦2.5mg/kg，1次/12小时静脉滴注后0.25～5.67小时，脑脊液浓度为0.31～0.68μg/ml，即血浆浓度的24%～70%），脑炎好转，受累及的自主神经功能恢复，肠梗阻自行缓解。至此，本病例诊断形成了完整的证据链，确立了"肝移植术后急性HHV-6B病毒性脑炎"的诊断，也间接证实了肠梗阻的发病原因是HHV-6B的中枢感染。

1. HHV-6感染中枢神经系统的临床表现异质性高，可兼有其他器官系统的表现，并留下远期并发症，如先前报道的HHV感染的消化道症状有结肠炎、消化不良等，神经系统方面的影响罕有报道。我们认为在本例中，HHV-6感染影响了自主神经功能，导致患者出现胃潴留、肠梗阻的症状。由于相关症状的罕见性，在临床诊治过程中，第一时间将HHV脑炎与肠梗阻联系起来较为困难，易造成误诊、漏诊。有研究提出了病毒暴露与神经炎症、神经退行性病变之间存在关联性。研究表明，嗜神经病毒如EB病毒、单纯疱疹病毒等，可以通过周围神经或突破血-脑屏障侵入中枢神经系统，导致大脑炎症，从而降低宿主认知储备（对神经退行性变的抵抗力和执行复杂心理任务的能力），增加神经退行性病变的风险[1]，并揭示了多种病毒感染与各种神经退行性病变之间的配对关联。移植病例中，异基因造血干细胞移植后的人类疱疹病毒-6型脑炎诊断率较高，提示了部分HHV-6引起中枢神经系统并发症的机制，如HHV-6相关谷氨酸摄取失调引起癫痫发作、产生自身抗体或导致脑神经细胞动高力学状态等。HHV-6脑炎的死亡率很高，25%死于脑炎，14%病情好转后他因死亡，18%遗留神经系统损害，43%患者可能完全恢复，但留有神经系统疾病后遗症，包括记忆力损伤和颞叶癫痫等[2]。本病例中，患者起病后的颅脑MRI提示海马回病变，与既往文献报道相符，使用更昔洛韦等抗病毒药物治疗后，肠梗阻自行缓解，揭示了HHV-6脑炎导致自主神经功能紊乱，引起中枢外的并发症。治疗后，患者仍有癫痫、情感障碍等并发症发生，因此治疗上要强调早期治疗、足量全程，并加强评估和随访，以减少致死致残率，提高患者生存质量。

2. HHV-6在实体器官移植受体中常见 HHV-6感染可能通过器官移植传播，感染最有可能是受体内源性病毒的重新激活引起的。以移植后常见的CMV为例，病毒随供体器官移植至受者，未达到病毒阈值时仅表现为病毒潜伏，只有在病毒载量较高时才进入疾病阶段[3]。疱疹病毒有宿主基因整合能力，可实现患者的终身感染，造成累及器官组织的严重病变。成人实体器官移植患者中的HHV-6血清流行率很高（96.4%），出现症状性原发性HHV-6感染的较少见。HHV-6再激活的发生率在移植后2～4周达到峰值，但也有发生在移植后数月或数年的晚期感染。实体器官移植中，较多HHV-6感染发生在肝、肾移植受者，估计分别为22%～54%和23%～55%。HHV-6在肝移植受体中激活可能出现的症状有发热、皮疹、血小板减少、并伴有中枢神经系统异常，如脑病或消化道症状，如消化不良；其他间接影响有，HHV可能促进HCV复发，使肝移植受体更易感CMV、真菌等。在肾移植受体中，HHV-6也可以导致结肠炎、脑炎等。疱疹病毒感染通过多种途径对移植物及移植受者造成危害，显著增加移植物排斥及丢失风险，增加受者死亡风险，在肝移植中，还可以导致胆管消失性慢排，胆道并发症等远期危害[4]。因此早期识别HHV感染有重要意义。微生物二代测序（NGS）、活检组织免疫组化或原位杂交可以为明确HHV-6感染提供证据。在此病例中，脑脊液NGS帮助早期识别了脑脊液中病毒的种类和载量，为这例疑难病例的诊治提供了重要依据，展现了高通量测序手段在临床实践中的潜在价值。

三、疾病介绍

HHV-6感染可能通过器官移植传播，也可能是受体内源性病毒的重新激活引起的。HHV-6在肝移植受体中激活可能出现的症状有发热、皮疹、血小板减少、神经系统异常如脑病，消化道症状如消化不良；至于间接影响，HHV可能促进HCV复发，使肝移植受体更易感CMV、真菌等。在肾移植受体中，HHV-6还可能导致结肠炎、脑炎等。疱疹病毒感染通过多种途径对移植物及肝移植受者造成危害，显著增加移植物排斥及丢失风险，增加肝移植受者死亡风险，包括胆管消失性排异，胆道并发症等远期危害。

四、病例点评

器官移植术后，免疫抑制剂的治疗性药物浓度监测指导合理用药，减少药物不良反应及药物之间的相互影响，对于移植物和患者的长期生存具有重要意义。有效的免疫监测，包括淋巴细胞及其亚群鉴定和计数，淋巴细胞功能和细胞因子测定，可以基本反映患者的免疫状态，并对感染和排异倾向做出预判。结合本病例，医生应该制订个体化的免疫抑制剂治疗方案，在感染和排异中取得平衡，以减少受体病原微生物感染及排异风险，获得更佳预后。

（病例提供者：申　川　上海交通大学医学院附属仁济医院）
（点评专家：薛　峰　上海交通大学医学院附属仁济医院）

参考文献

[1]Levine KS，Leonard HL，Blauwendraat C，et al. Virus exposure and neurodegenerative disease risk across national biobanks[J]. Neuron，2023，111（7）：1086-1093.

[2]Ogata M，Fukuda T，Teshima T. Human herpesvirus-6 encephalitis after allogeneic hematopoietic cell transplantation：what we do and do not know[J]. Bone Marrow Transplant，2015，50（8）：1030-1036.

[3]Griffiths PD. Burden of disease associated with human cytomegalovirus and prospects for elimination by universal immunisation[J]. Lancet Infect Dis，2012，12（10）：790-798.

[4]Lautenschlager I，Razonable RR. Human herpesvirus-6 infections in kidney，liver，lung，and heart transplantation：review[J]. Transpl Int，2012，25（5）：493-502.

病例8　肝移植术后移植物抗宿主病的诊断及治疗进展

一、病历摘要

（一）基本信息

患者女性，62岁，O型Rh阳性血。

现病史：患者1个月余前因"乙肝肝硬化失代偿期"于我院行原位肝移植术，供者为男性，12岁，O型Rh阳性血。术后常规四联方案抗排异，术后恢复可。起病前1周开始出现发热，体温最高39℃，后开始出现全身鲜红色皮疹（＞75%体表面积），点状，基底部扩散融合，既不高出皮面也无凹陷，无明显瘙痒，无皮肤瘀点瘀斑，无皮肤破溃，无结节等。伴有频繁腹泻，腹泻量1200～1800ml/d。门诊复查提示肝肾功能基本正常，粒系降低（白细胞0.59×10^9/L↓），提示移植物抗宿主病（GVHD）可能，为进一步诊治，入住我院。患者自起病以来，精神较萎，胃纳较差，大小便如常，睡眠尚可，饮食未见异常，体重无明显变化。

既往史：8年前行食管胃底静脉曲张术；1个月前因"乙肝肝硬化失代偿期"行原位肝移植术；否认高血压、糖尿病、冠心病等慢性疾病史；否认结核等传染病病史；预防接种史随社会；否认外伤史；否认药物、食物过敏史。

个人史：生长于原籍，否认疫水疫区接触史。否认放射性物质、化学毒物接触史。无烟酒嗜好。

月经史：已绝经。

婚育史：已婚已育，配偶及孩子体健。

家族史：否认家族性肿瘤病史及类似疾病史。

（二）体格检查

体温38.7℃，脉搏92次/分，呼吸20次/分，血压115/86mmHg。神清，查体合作，对答切题。皮肤、巩膜稍有黄染，无腹壁静脉曲张，无胃肠型和蠕动波。腹部平坦，腹壁柔软，无腹部压痛及反跳痛，肝脾肋下未触及。移动性浊音（－），肠鸣音3次/分，双下肢无水肿，全身多发红色皮疹，点状，基底部扩散融合，既不高出皮面也无凹陷，无明显瘙痒，无皮肤瘀点瘀斑，无皮肤破溃，无结节等。

（三）辅助检查

1. 实验室检查

（1）血常规：血小板（PLT）118×10⁹/L，血红蛋白（Hb）59g/L↓，嗜中性粒细胞绝对值（NE）0.3×10⁹/L↓，中性粒细胞百分比（NEU%）50.8%，嗜酸性粒细胞绝对值（EO）0×10⁹/L↓，嗜酸性粒细胞百分比（EOS%）0%↓，嗜碱性粒细胞绝对值（BA）0.01×10⁹/L，嗜碱性粒细胞百分比（BA%）1.7%↑，淋巴细胞绝对值（LYM）0.19×10⁹/L↓，淋巴细胞百分比（LYM%）32.2%，红细胞压积（HCT）0.17L/L↓，红细胞（RBC）1.7×10¹²/L↓，单核细胞绝对值（MO）0.09×10⁹/L，单核细胞百分比（MON%）15.3%↑，细胞计数0.59×10⁹/L↓↓。

（2）出凝血功能：凝血酶原时间（PT）11.5秒，凝血酶时间（TT）15.5秒，国际标准化比值（INR）1.02，活化部分凝血活酶时间（APTT）32.2秒。

（3）肝移植生化检测：总蛋白（TP）52g/L↓，白蛋白（ALB）26.5g/L↓，总胆汁酸（TBA）7.7μmol/L，总胆红素（TBIL）5.8μmol/L，直接胆红素（DBIL）2.8μmol/L，丙氨酸氨基转移酶（ALT）7U/L，天冬氨酸氨基转移酶（AST）4U/L↓，尿酸（UA）131μmol/L↓，尿素氮（BUN）1.5mmol/L↓，肌酐（Scr）35μmol/L↓，碱性磷酸酶（ALP）55U/L，谷氨酰转移酶（GGT）14U/L，高敏C反应蛋白（CRP）40.5mg/L↑。

（4）FK506浓度：他克莫司FK506（C0）2ng/ml。

（5）白介素5项：白介素2（IL-2）>7500.00U/ml↑，白介素-8（IL-8）367pg/ml↑，白介素-6（IL-6）12.8pg/ml↑，白介素-1β（IL-1β）<5.00pg/ml，白介素-10（IL-10）15.9pg/ml↑。

（6）EBV-CMV DNA：巨细胞病毒DNA<400copies/ml，EB病毒DNA<400copies/ml。

（7）淋巴细胞亚群及计数：自然杀伤细胞绝对值11.4cells/μL↓，自然杀伤细胞（CD₃⁻/CD₁₆⁺/CD₅₆⁺）7.6%↓，淋巴细胞绝对值（CD₄₅⁺）0.15×10⁹/L↓，T淋巴细胞绝对值118.2cells/μL↓，T淋巴细胞（CD₃⁺）78.8%，Ts淋巴细胞绝对值23.5cells/μL↓，Ts淋巴细胞（CD₃⁺/CD₈⁺）15.7%，Th淋巴细胞绝对值94.5cells/μL↓，Th淋巴细胞（CD₃⁺/CD₄⁺）63%↑，CD4/CD8比值4.02↑，B淋巴细胞绝对值17cells/μL↓，B淋巴细胞（CD₃⁻/CD₁₉⁺）11.3%。

（8）乙肝五项+丙肝抗体+HIV抗体：乙肝核心抗体（YP）9.79S/CO，乙肝表面抗原（YP）>250.00U/ml，乙肝表面抗体（YP）1.46mIU/ml，乙肝e抗原（YP）0.32S/CO，乙肝e抗体（YP）0.07S/CO，丙肝抗体0.15S/CO，HIV Ag/Ab 0.59S/CO。

（9）HLA检测：CD₈⁺/HLA-DR+ 74.7，CD₈⁺/CD₃₈⁺ 64.3↑，CD₃⁺/HLA-DR+ 67↑。

2. 影像学检查

（1）肝血管全套超声：肝内回声正常，分布正常，回声强度正常，血管走向清。肝内胆管未见明显扩张。门静脉供体段内径7.1mm，供体段最大流速72cm/s，吻合口内径3.6mm，吻合口最大流速131cm/s，自体段内径11mm，自体段最大流速36cm/s。肝动脉内径2.5mm，最大流速69cm/s，最小流速39cm/s，阻力指数0.43。下腔静脉肝后段内径7mm，最大流速67cm/s。患者平卧位：右侧腹见游离无回声区，最深处53mm；盆腔见游离无回声区，最深处20mm。双侧胸腔目前未见明显游离无回声区。检查结论：肝移植术后；门静脉吻合口偏细，流速偏高；肝动脉阻力指数偏低；腹盆腔积液。

（2）床边胸片：胸廓对称，气管、纵隔无明显偏移，气管插管中。两肺纹理增多，右肺散在斑片样增密影，两肺门影不大，心影未见明显增大。右肋膈角欠清晰，两膈面光整。检查结论：右肺散在渗出实变，建议治疗后复查。气管插管中。

3. 皮肤组织病理（病例8图1）　带皮组织一块0.4cm，皮上未见明显粗糙及结节，表面灰褐。检查结论："皮肤组织"表皮基底层色素沉着，真皮血管周围少量淋巴细胞浸润，见凋亡小体，根据病史符合急性GVHD的表现。成像质谱流式（IMC）：CD3，CD4，CD8部分阳性，C4d阳性，Ki-67 10%（-），CD68，CD20（+），Bcl 2（+）。

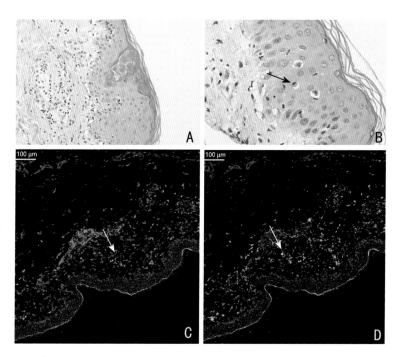

病例8图1　皮肤组织病理

A、B：HE染色，箭头所示吞噬小体，证实GVHD诊断；C、D：成像质谱流式。C中箭头所示白色荧光为 CD$_4^+$ Y染色体共发光，提示男性供体来源T淋巴细胞浸润，为GVHD效应细胞，D箭头所示绿色荧光为C4d染色，提示抗体排异参与GVHD过程。

（四）治疗经过

入院后患者反复发热，全身皮疹进行性加重，范围逐渐扩大（病例8图2），伴频繁腹泻。住院期间血小板计数进行性下降（118×10^9/L→46×10^9/L↓→1×10^9/L↓↓↓），粒系持续抑制（白细胞计数0.59×10^9/L↓↓→1.17×10^9/L↓→0.14×10^9/L↓↓↓↓）（病例8图3）。

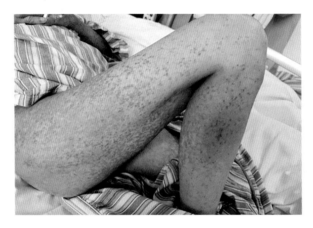

病例8图2　患者皮疹表现

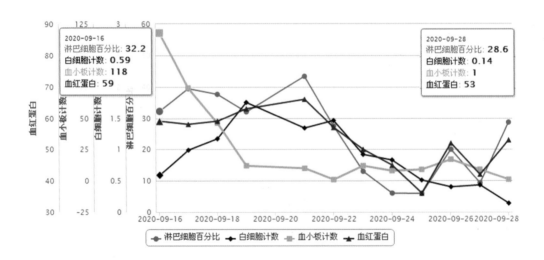

病例8图3　血常规指标变化

期间出现饭后气促，血氧饱和度下降，考虑黏痰堵塞气道，行紧急气管插管呼吸机辅助呼吸，转至ICU，转入后患者血红蛋白进行性下降，便血，肠黏膜大面积脱落致消化道出血可能。

完善相关辅助检查，并取皮疹部位皮肤病理活检，证实GVHD诊断，针对性予以甲强龙120mg/d＋兔抗人胸腺细胞免疫球蛋白（rATG）（50mg首剂）＋巴利昔单抗。并更换抗排斥方案为环孢素，辅以全覆盖抗感染治疗（病例8图4）。治疗后患者皮疹症状明显减轻，外周血淋巴细胞数量明显降低（病例8图5、病例8图6）。

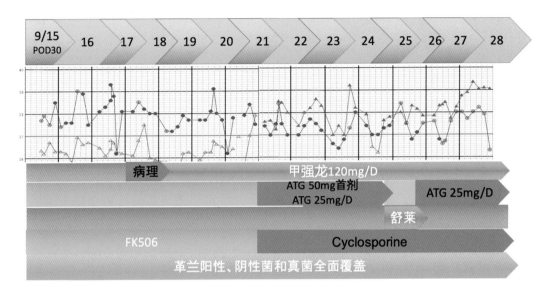

病例8图4　治疗策略示意图

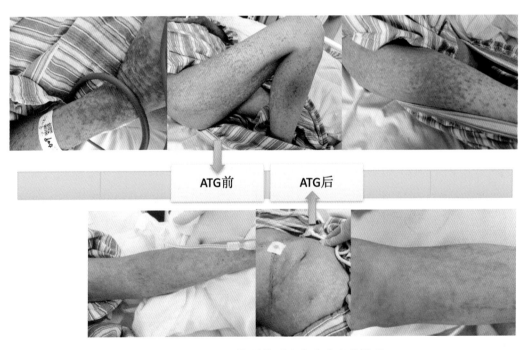

病例8图5　rATG使用前后患者皮疹变化情况

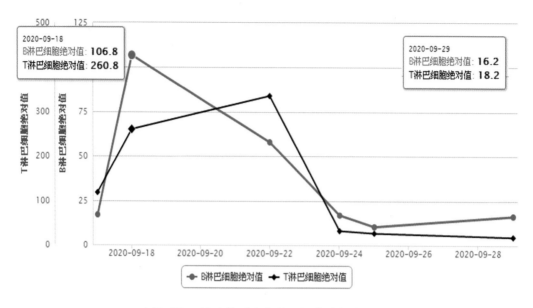

病例8图6　治疗前后患者淋巴细胞计数变化情况

二、病例分析

移植物抗宿主病（graft-versus-host disease，GVHD）是指在宿主免疫功能低下情况下，同种组织器官移植物中的大量免疫活性细胞被宿主的MHC激活，导致针对宿主组织器官的免疫损伤。GVHD是异体骨髓移植患者常见的并发症，实体器官移植后GVHD的报道很少。

实体器官移植后发生GVHD的原因尚未明确，移植前从肝脏中清除T淋巴细胞可能与降低GVHD发生风险有关。限制血液制品的应用，使用洗涤红细胞、去白血浆或血小板可能也有助于预防GVHD。

肝移植后GVHD最常用的治疗方式有皮质类固醇治疗，减少/停止/增加或替代免疫抑制药物，以及使用直接靶向T淋巴细胞的抗体。但不幸的是，GVHD患者死亡率在不同的治疗条件下没有差别，在所有治疗方式中都相当高。

在本病例中，患者为老年女性，肝移植手术史，供者为年轻男性，供受体年龄差距大于30岁。1周前出现高热、皮疹、消化道症状、消化道出血。全身鲜红色皮疹（>75%体表面积），点状，基底部扩散融合，既不高出皮面也无凹陷，无明显瘙痒，无皮肤瘀点瘀斑，无皮肤破溃，无结节等。血常规示血红蛋白59g/L↓；红细胞计数$1.7×10^{12}$/L↓；肝移植生化检测示白蛋白26.5g/L↓；乙肝五项＋丙肝抗体＋HIV抗体示肝表面抗原（YP）>250.00U/ml；病理示真皮血管周围少量淋巴细胞浸润，见凋亡小体，成像质谱流式（IMC）：CD3，CD4，CD8部分阳性，C4d阳性，Ki-67 10%（－），CD68，CD20

（+），Bcl-2（+）。因此主要诊断为肝移植后移植物抗宿主病（GVHD），次要诊断有：慢性乙型病毒性肝炎，消化道出血，重度贫血，粒细胞减少，低白蛋白血症。

GVHD一般需与药疹、植入综合征、放射性皮炎、急性胃肠炎相鉴别。

（1）药疹：又称药物性皮炎，一般有明确的药物服用史，常见于磺胺类药、解热镇痛药、安眠药类以及青霉素、链霉素等。

（2）植入综合征：见于造血干细胞移植术后，主要表现为非感染性发热、皮疹、毛细血管渗漏和非心源性肺水肿等。

（3）放射性皮炎：一般有明确的放射暴露病史，常见于接受放射治疗的患者及从事放射工作而防护不严者。

（4）病毒性肠胃炎：常见于幼儿、老年人及免疫功能低下人群，常表现为水样腹泻、胃痉挛、恶心或呕吐，可伴发热。可通过大便检测明确病原体。

本病例中遵循GVHD治疗原则对患者进行相应处理，维持水、电解质平衡，扩容补液，合理应用皮质类固醇，并辅以针对T淋巴细胞的单克隆抗体或拮抗剂，获得了良好的效果。

三、疾病介绍

1. 同种异型排斥反应的类型及效应机制　临床同种异型排异反应可分为宿主抗移植物反应（HVGR）和移植物抗宿主反应（GVHR）。前者主要见于一般器官移植，后者主要发生在骨髓移植或其他免疫细胞移植。

（1）宿主抗移植物反应（HVGR）：宿主T细胞可识别移植物的同种异体MHC抗原并被激活，产生针对移植物的排斥反应。

（2）移植物抗宿主反应（GVHR）：如植入含大量免疫活性细胞的同种组织器官，在宿主免疫功能低下情况下，无力排斥移植物，而移植物中的免疫活性细胞可被宿主的MHC激活，导致针对宿主组织器官的免疫损伤。

此外，同种异型移植排斥反应又分为：①超急性排斥反应，移植前已经存在的抗血型抗原的抗体与血管内皮细胞相应抗原结合，激活补体系统和凝血系统；②急性排斥，又分为体液性排斥和细胞性排斥，体液性排斥以抗MHC分子抗体和抗内皮细胞表面分子抗体结合相应抗原，激活补体系统，致血管损害为主，并有CD_4^+T细胞参与，导致急性血管炎；细胞性排斥，以CD_8^+CTL的细胞毒作用为主，兼有CD_4^+T和巨噬细胞的效应机制参与，导致急性间质细胞破坏；③慢性排斥：急性排斥细胞坏死的延续和结果，炎症性CD_4^+T细胞/巨噬细胞相关的慢性炎症，反复多次抗体或细胞介导的内皮损害，管壁增厚和间质纤维化。

2. 肝移植后GVHD的风险因素及预防策略 移植物抗宿主病（GVHD）是异体骨髓移植患者常见的并发症。然而，实体器官移植后GVHD的报道很少。据报道，肝移植（liver transplantation，LT）术后GVHD并发症的发生率从0.1%～2%不等，死亡率高于75%；GVHD通常发生在LT后的第2～6周。肝移植后GVHD的临床表现为发热、皮疹、腹泻、血液减少。由于许多临床症状可由药物反应或包括巨细胞病毒（CMV）在内的病毒感染引起，因此LT后GVHD的诊断可能很困难[1]。

在造血干细胞移植患者中，目前认为aGVHD的发生与HLA不匹配、供受体年龄、性别不匹配、造血干细胞来源、预处理方案强度密切相关。HSCT供体和受体之间HLA不匹配的程度与发生aGVHD的风险直接相关。供体或受体年龄的增加及性别不匹配与aGVHD风险增加有关。aGVHD在接受外周血干细胞移植（PBSCT）的患者中比骨髓移植更常见，可能是因为PBSCT含有更多的同种异体反应性T细胞。脐带血移植与aGVHD的风险较低有关，可能是因为移植物中含有更多的未成熟细胞。多项研究表明，与清髓方案相比，低强度调节方案的aGVHD风险较低[1]。

实体器官移植后发生GVHD的原因尚未明确，但可能涉及几个危险因素，包括受体和供体之间的HLA匹配密切，移植前输血，移植前免疫抑制治疗，葡萄糖耐受不良，GVHD前的排斥反应，自身免疫性肝炎，酒精性肝病，肝细胞癌（HCC），二次移植，供受体年龄差异较大，受体年龄＞65岁，多器官移植等[1]。申川等应用成像质谱流式（imaging mass cytometry，IMC）揭示了人类Ⅰ型T细胞白血病病毒HTLV-1通过促进供体来源T淋巴细胞过度活化在肝移植术后aGVHD发生过程中的重要作用，为探索实体器官移植术后aGVHD发病机制及预防预警策略提供了崭新思路[1]。

从预防的角度来看，移植前从肝脏中清除T淋巴细胞将消除GVHD的风险。通过仔细切除肝周淋巴结或移植物充分灌注去除供体的免疫活性细胞可以从移植物中最大限度地去除供体相关淋巴细胞。限制血液制品的应用，使用洗涤红细胞、去白血浆或血小板可能有助于预防GVHD[1]。

可靠有效的预测指标是预防和治疗aGVHD、改善预后的关键。GVHD的胃肠道作用靶点位于隐窝，这些隐窝负责肠道黏膜的自我更新。Ferrara JLM等人对胃肠道隐窝及干细胞的最新研究进展使我们对GVHD病理生理学关键问题有了新的见解，提示我们能够预测GVHD长期预后的血清生物标志物可能来自胃肠道的细胞元件上。其中血清游离ST2含量升高可能是严重GVHD的预测指标。IL-33/ST2轴是先天性和适应性免疫系统之间复杂相互作用的一个主要例子。T细胞表面的ST2表达增加并与IL-33结合后，会导致炎症蛋白（如干扰素-g）的分泌增加。更高水平的血清游离ST2可以清除IL-33，从而减轻其炎症反应。Paneth细胞在一个多世纪前被首次发现，包含多种抗菌肽的颗粒，包括α-防御素，溶菌酶和再生胰岛衍生蛋白3a（regenerating islet-derived protein 3a，REG3A），在GVHD期间，激活的供体T细胞破坏Paneth细胞及上皮屏障，将储存在黏液和Paneth细胞中的REG3A释放到血液中。因此REG3A含量升高也是GVHD的预测指标[4]。急性GVHD消化道发生机制见病例8图7。

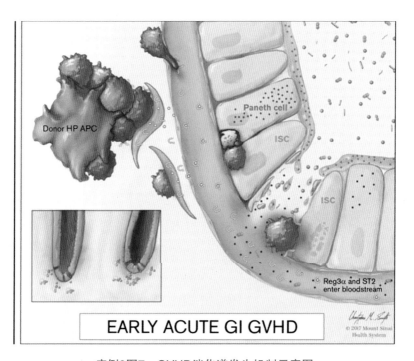

病例8图7　GVHD消化道发生机制示意图

3. GVHD的国际分级　　急性GVHD的严重程度在临床上是通过列出三个主要靶器官的受累程度来分级的：皮肤（急性GVHD最常见，也是最早的临床表现）、胃肠道（第二常见）和肝脏。总体等级为Ⅰ级（轻度），Ⅱ级（中度），Ⅲ级（严重）和Ⅳ级（非常严重）。在所有同种异体造血细胞移植患者中，30%~50%发生急性GVHD（Ⅰ~Ⅳ级），14%发生严重急性GVHD（Ⅲ~Ⅳ级）[2]。

移植物抗宿主病在实体器官移植后有体液和细胞表现的报道。体液型，也称为移植物抗宿溶血，以溶血和发热为特征，发生在ABO血型不相容或不相同移植物移植的患者中。当来自移植肝脏的具有免疫能力的供体淋巴细胞被激活和克隆扩增时，GVHD的细胞类型就会发生，使它们能够对受体组织产生破坏性的细胞免疫反应。这种反应直接针对主要的组织相容性复合体，通常导致严重的多系统疾病和高死亡率。GVHD反应可分为急性或慢性，取决于同种免疫活性的时间和特征。急性GVHD包括移植后100天内发生的所有表现，慢性GVHD包括移植后100天内发生的所有表现。然而，目前认为移植后的天数不足以作为区分急性和慢性GVHD的标准。需要良好的临床和病理描述。慢性

GVHD可以作为急性GVHD的进展，作为无病间隔后的复发，或没有急性GVHD病史[1]。

4. GVHD的治疗方案及最新进展　造血干细胞移植后aGVHD首先用糖皮质激素治疗[5]。但是糖皮质激素难治性急性GVHD患者的长期预后很差，总生存率只有5%～30%。对于糖皮质激素抵抗性急性GVHD，还没有经过证实的二线治疗被统一采用或批准。目前正在探索的预防或治疗GVHD患者的其他方法包括CCR5抑制剂、sphingospine-1-phosphate受体拮抗剂FTY720、IL-22 IgG2-Fc（F-652）、粪便移植、阻断T细胞共刺激、α-GalCer（一种糖脂，可扩大和激活自然杀伤T细胞并随后扩大患者的Treg）、抗炎抗体、靶向IL-6103/IL-23104信号通路的蛋白质或药物，或使用HDAC抑制剂、蛋白体抑制或抗炎蛋白酶抑制剂α₁-抗胰蛋白酶的多种细胞因子信号通路。此外，JAK-1/2抑制剂在临床前研究和回顾性临床分析中显示出令人鼓舞的结果，目前正在前瞻性随机研究中进行测试[6-8]。

肝移植后GVHD最常用的治疗方式有皮质类固醇治疗，减少/停止/增加或替代免疫抑制药物，以及使用直接靶向T淋巴细胞的抗体。辅以适当的抗感染治疗。大多数关于使用皮质类固醇治疗GVHD的经验是基于造血干细胞移植的实践。大多数出现并发症或治疗反应不佳的患者给予各种针对T淋巴细胞的单克隆抗体或拮抗剂。最常用的药物有：Daclizumab（Zenapax）和Basiliximab（Simulect），其与T淋巴细胞表面的白介素-2（IL-2）受体的CD25亚基结合；Muromonab（OKT3）与T淋巴细胞表面的CD3受体结合；阿仑妥珠单抗（campaign-1H）与成熟淋巴细胞表面的CD52受体结合；英夫利昔单抗（Remicade）是针对肿瘤坏死因子-α开发的；脱白细胞素（Ontak）用于拮抗T淋巴细胞表面的IL-2受体；利妥昔单抗（Mabthera）与B淋巴细胞表面的CD20受体结合。除了这些药物外，抗胸腺细胞球蛋白（anti-thymocyte globulin，ATG）直接作用于T淋巴细胞，抗淋巴细胞球蛋白（anti-lymphocyte globulin，ALG）也在治疗过程中被频繁使用。死亡率在不同的治疗条件下没有差别，在所有治疗方式中都相当高[1]。

四、病例点评

事实上，移植任何有生存能力的同种异体淋巴细胞进入受体的治疗方式都携带潜在的GVHD风险。骨髓移植或其他免疫细胞移植发生率较高，实体器官移植后发生率较低（肾移植、肝移植、小肠移植、胰腺移植和多实体器官联合移植中都有发生，但发生率较低）。输血后可以发生输血相关性GVHD[9]。

发生aGVHD的关键事件是表达宿主MHC或次要组织相容性抗原（miH）肽的APC激活表达相应T细胞受体（TCR）的供体T细胞。供体CD₈⁺ T细胞识别Ⅰ类MHC不匹配，来诱导GVHD；而CD₄⁺ T细胞可通过与MHCⅡ类分子的识别而引起GVHD。T细胞是导致靶组织细胞死亡的主要效应物，可以通过多种细胞毒性作用来介导细胞死亡[10]。

根据疾病的病理生理过程，HSCT后aGVHD的治疗原则是通过对GVHD的三个阶段起作用来治疗：（第1阶段）选取低毒性的化疗药物；（第2阶段）使移植物中的供体T细胞失活。在某些情况下，如果兼容性不佳（匹配度5/10），GVHD反应可能非常严重。因此，有必要耗尽T细胞，但是可以保留能够保护移植物的Treg或NK；（第3阶段）最后，尝试阻断细胞因子。

由于急性抗体排异的因素参与了GVHD的过程，所以GVHD是细胞排异和抗体排异兼而有之的排异过程，往往导致更严重的组织损伤，临床结局较差，患者多数死亡。可靠有效的预测指标是预防和治疗aGVHD，改善预后的关键。但目前学术界暂无统一共识，aGVHD的早期诊断及预防更多依靠移植科医生细致的临床观察及缜密的逻辑思考，这无疑向临床医生和基础病理学家提出了严峻的挑战。

（病例提供者： 申　川　上海交通大学医学院附属仁济医院）

（点评专家： 薛　峰　上海交通大学医学院附属仁济医院）

参考文献

[1]Akbulut S，Yilmaz M，Yilmaz S. Graft-versus-host disease after liver transplantation： a comprehensive literature review[J]. World J Gastroenterol，2012，18（37）：5240-5248.

[2]Zeiser R，Blazar BR. Acute graft-versus-host disease-biologic process，prevention，and therapy[J]. N Engl J Med，2017，377（22）：2167-2179.

[3]Shen C，Li Y，Wang B，et al. HTLV-1 infection of donor-derived T cells might promote acute graft-versus-host disease following liver transplantation[J]. Nat Commun，2022，13（1）：7368.

[4]Ferrara JLM，Chaudhry MS. GVHD：biology matters[J]. Blood Adv，2018，2（22）：3411-3417.

[5]Mielcarek M，Furlong T，Storer BE，et al. Effectiveness and safety of lower dose prednisone for initial treatment of acute graft-versus-host disease：a randomized controlled trial[J]. Haematologica，2015，100：842-848.

[6]Spoerl S，Mathew NR，Bscheider M，et al. Activity of therapeutic JAK 1/2 blockade in graft-versus-host disease[J]. Blood，2014，123：3832-3842.

[7]etts BC，Abdel-Wahab O，Curran SA，et al. Janus kinase-2 inhibition induces durable tolerance to alloantigen by human dendritic cell-stimulated T cells yet preserves immunity to

recall antigen[J]. Blood，2011，118：5330-5339.

[8]Zeiser R，Burchert A，Lengerke C，et al. Ruxolitinib in corticosteroid-refractory graft-versus-host disease after allogeneic stem cell transplantation: a multi-center survey[J]. Leukemia，2015，29：2062-2068.

[9]Manduzio P. Transfusion-associated graft-versus-host disease：A concise review[J]. Hematol Rep，2018，10：7724.

[10]Shlomchik WD，Matte C，Liu JL，et al. CD8（+）but not CD4（+）T cells require cognate interactions with target tissues to mediate GVHD across only minor H antigens but CD4（+）and CD8（+）T cells both require direct leukemic contact for GVL[J]. Blood，2005，106：172a.

病例9　肝癌合并肾损伤患者于肝移植术中行肾穿刺活检的诊治

一、病历摘要

（一）基本信息

患者男性，58岁。

主诉：腹胀伴双下肢水肿3年余，发现肝脏占位2个月余。

现病史：患者感染丙肝10年余，未规律诊治，3年前出现腹胀，伴双下肢水肿，当地医院B超示"肝硬化"。2个月前复查B超发现左肝占位，查增强CT示肝左叶肝癌（多发，较大者3.0cm×3.0cm）及门静脉左支栓子，S7富血供结节。为求进一步诊治收入我院。

（二）体格检查

体温36.6℃，脉搏90次/分，呼吸17次/分，血压125/80mmHg。神志清楚，慢性病面容，皮肤、巩膜无黄染，全身浅表淋巴结未扪及肿大。腹部外形正常，全腹软，无压痛及反跳痛，腹部未触及包块，移动性浊音（－）。肝脾肋下未触及，肾脏未触及。

（三）辅助检查

实验室检查，①尿常规：尿蛋白（+++），24小时尿蛋白定量0.31g，血肌酐（Scr）138μmol/L，肾小球滤过率（GFR）54ml/min。②血常规：血小板（PLT）$23×10^9$/L。③凝血功能：凝血酶原时间（PT）14.5秒，国际标准化比值（INR）1.49，凝血酶原活动度（PTA）62%。④丙型肝炎病毒抗体（Anti-HCV）（+），HCV-RNA $2.69×10^5$U/ml。

影像学检查：腹部B超提示肝占位。泌尿系B超示双肾位置、形态及大小正常，皮髓质界限清晰，集合系统未见分离，双肾血流分布正常。增强CT提示肝左叶肝癌（多发，较大者3.0cm×3.0cm）及门静脉左支栓子，S7富血供结节。

（三）诊断

肝癌合并肾损伤。

（四）诊疗经过

1. 肝移植术中肾穿活检（病例9图1）　患者既往有丙肝病史，合并肾损伤。为明确诊断，在原位肝移植术中，充分暴露右肾上极，选择肾上极与集合系统之间的外1/3为穿刺线，16G Tru-Cut三代活检针穿刺肾组织两条，穿刺点予以双极电凝止血，未出现血肿或术后血尿。肝移植术中行肾穿刺活检提示：光镜下可见MPGN样肾小球硬化；免疫荧光显示系膜结节＋GBM、TBM、血管壁线样沉积；电镜下见系膜、内皮下沉淀（病例9图2）。综合诊断：丙肝病毒相关性膜增生性肾小球肾炎。

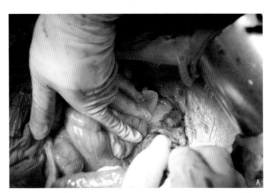

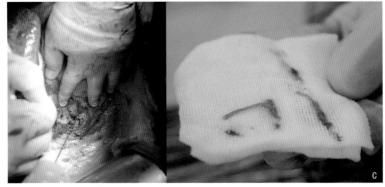

病例9图1　肝移植术中肾穿刺活检

A. 暴露右肾上级；B. 穿刺；C. 穿刺肾组织两条

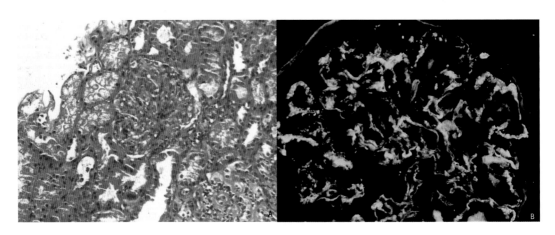

病例9图2　肾穿刺病理

A. 光镜下可见 MPGN 样肾小球硬化；B. 免疫荧光显示系膜结节 +GBM、TBM、血管壁线样沉积

2. 术后转归　本例患者术后肝功能恢复顺利，肾功能示肌酐降至正常上限，蛋白尿好转。因肿瘤原因，术后3个月转换为西罗莫司为主的免疫抑制方案，后再次出现蛋白尿并逐渐加重，术后5个月复查24小时尿蛋白定量升至0.75g，伴低蛋白血症（尿蛋白32.1g/L），化验丙型肝炎RNA 2.54×10^5U/ml。结合术中肾穿刺病理，考虑蛋白尿加重可能与丙肝复发有关，而非西罗莫司的不了反应，开始丙肝DAA治疗（丙通沙12周方案：索磷布韦＋维帕他韦），2周后丙型肝炎RNA＜1000U/ml，24小时尿蛋白定量下降，并于丙型肝炎RNA转阴后3周降至正常范围。

3. 鉴别诊断　诊疗过程中，主要与以下疾病相鉴别。

（1）肝脏转移瘤：继发于其他部位的恶性肿瘤，大多数患者具有原发肿瘤的实验室检查异常指标。肝转移瘤的影像表现常为单发或多发圆形、类圆形或不规则形低密度灶，大小不等，边缘可光整，可有出血、坏死、囊变及钙化等。因原发病各异，影像表现亦不同。肝转移瘤主要见于消化道肿瘤肝内转移，以乏血供者多见，增强扫描时无明显强化；富血供者主要来源于腺癌，增强扫描动、静脉期常见病灶周边环状强化，中心不强化，最外缘密度低于正常肝，呈典型的"牛眼征"或"靶征"，一般无门静脉癌栓形成。本病例患者无肝外原发恶性肿瘤，可排除肝转移瘤诊断。

（2）肝肾综合征：是在严重肝病时发生的功能性急性肾衰竭，临床上病情呈进行性发展。这种急性肾衰竭是功能性的，一般认为其在病理学方面无急性肾小管坏死或其他明显的形态学异常。本例患者通过术中肾脏穿刺病理明确肾小球病理变化，可排除此诊断。

（3）IgA肾病：是一种最常见的原发性肾小球疾病，肾小球系膜区IgA或以IgA沉积为主，伴或不伴有其他免疫球蛋白在肾小球系膜区沉积的原发性肾小球病。病变类型包括局灶节段性病变、毛细血管内增生性病变、系膜增生性病变、新月体病变及硬化性病变等。在光镜下常见弥漫性系膜增生或局灶节段增生性肾小球肾炎；免疫荧光可见系膜区IgA或以IgA为主的免疫复合物沉积。本例患者通过术中肾脏穿刺病理明确肾小球病理变化，可排除此诊断。

二、病例分析

本例患者既往有丙型肝炎病史，未规律诊治，B超发现左肝占位，查增强CT示肝左叶肝癌及门静脉左支栓子，实验室检查提示肾损伤，结合肝移植术中行肾穿刺活检考虑丙肝病毒相关性膜增生性肾小球肾炎。

三、疾病介绍

1. 肝移植术中行肾穿刺活检　肾穿刺活检可以明确诊断、指导治疗和评价预后，但终末期肝病患者常因血小板低下和凝血功能障碍，存在肾穿刺禁忌而缺乏组织病理学证据无法明确肾损伤原因。肝移植术中游离肝结肠韧带、右三角韧带和肝下腔静脉后可充分暴露右肾上级轮廓，选择肾上极与集合系统之间的外1/3为穿刺线避开大血管，穿刺后用双极电凝或缝扎止血，相比普通经皮肾穿刺操作更简单、安全，同时避免患者二次肾穿刺的痛苦和减轻经济负担。

2. 肾损伤病因的明确诊断　肾损伤是终末期肝病严重并发症之一，该患者肝移植术前存在肾损伤，常见病因包括肝肾综合征、IgA肾病、病毒性肝炎相关性肾病、药物因素、肿瘤因素等。肝移植术后免疫抑制剂的合理使用需综合考量肝肾功能、肿瘤、代谢性疾病等多种因素[1-4]。应用哺乳动物雷帕霉素靶蛋白（mTOR）抑制剂（西罗莫司、依维莫司）对于肿瘤侵袭性强、超越移植标准的受者可能获益更大，但研究表明mTOR抑制剂可能导致蛋白尿，且严重蛋白尿时须停用[5]。因此对于本例肝癌肝移植患者，通过在肝移植术中行肾穿刺活检明确其肾损伤病因，有助于指导术后个体化免疫抑制方案和肾损伤治疗，且方法简单、安全。

四、病例点评

肾损伤是肝移植术后常见的并发症之一，对受者长期生存和生活质量产生极大影响[6-7]。该患者肝移植术前存在肾损伤，常见病因包括肝肾综合征、IgA肾病、病毒性肝炎相关性肾病、药物因素、肿瘤因素等[8]。肝移植术中血流动力学不稳定、出血和输血、下腔静脉阻断，术后使用钙调磷酸酶抑制剂（CNI）类等均可引起或加重肾损伤[9-10]，导致肾损伤进一步加重须进行肾脏替代治疗或肾移植[11]。因此，术前早期明确病因，可以采用科学免疫抑制剂方案和早期治疗，是受者获得长期生存的关键。

肾穿刺活检可以明确诊断、指导治疗和评价预后，在肾损伤诊疗过程中起到重要作用，而终末期肝病患者往往合并凝血功能障碍和血小板减少症，是常规经皮肾穿刺活检的禁忌证[12]。肝移植术中可充分暴露患者右肾上级，于直视下穿刺、止血，提高了肾穿刺的安全性和可操作性，为明确肾损伤原因、指导肝移植术后肾功能管理发挥重要作用。因此，对于存在肾穿刺活检禁忌的终末期肝病患者，可以在肝移植术中行右肾上级穿刺活检，明确病理诊断，指导术后个体化免疫抑制方案和肾损伤治疗，且方法简单、安全。

（病例提供者：陈池义　天津市第一中心医院）

（点评专家：张　骊　天津市第一中心医院）

参考文献

[1]李佳欣，蒋建平，杨培梁，等. 经皮肾穿刺活检术前血液透析对急性肾损伤患者术后出血并发症的影响[J]. 中华肾脏病杂志，2020，（01）：13-17.

[2]Panackel C，Mathew JF，Fawas NM，et al. Immunosuppressive drugs in liver transplant：an insight[J]. J Clin Exp Hepatol，2022，12（6）：1557-1571.

[3]Neuberger J. Long-term care of the adult liver transplant recipient[J]. J Clin Exp Hepatol，2022，12（6）：1547-1556.

[4]Charlton M，Levitsky J，Aqel B，et al. International liver transplantation society consensus statement on immunosuppression in liver transplant recipients[J]. Transplantation，2018，102（5）：727-743.

[5]Mehta N，Bhangui P，Yao FY，et al. Liver transplantation for hepatocellular carcinoma. Working Group Report from the ILTS Transplant Oncology Consensus Conference[J]. Transplantation，2020，104（6）：1136-1142.

[6]Charlton M，Levitsky J，Aqel B，et al. International liver transplant society consensus statement on immunostppression in liver transplant recipients[J]. Transplantation，2018，102（5）：727-743.

[7]Levitsky J，O'Leary JG，Asrani S，et al. Protecting the kidney in liver transplant recipients：practice-based recommendations from the american society of transplantation liver and intestine community of practice[J]. American Journal of Transplantation，2016，16（9）：2516-2531.

[8]Pham PTT，Lunsford KE，Bunnapradist S，et al. Simultaneous liver-kidney transplantation or liver transplantation alone for patients in need of liver transplantation with renal dysfunction[J]. Curr Opin Organ Transplant，2016，21（2）：194-200.

[9]Thongprayoon C，Kaewput W，Thamcharoen N，et al. Incidence and impact of acute kidney injury after liver transplantation：a meta-analysis[J]. J Clin Med，2019，8（3）：372.

[10]Pacheco MP，Carneiro-D'Albuquerque LA，Mazo DF. Current aspects of renal dysfunction after liver transplantation[J]. World J Hepatol，2022，14（1）：45-61.

[11]MacDonald AJ，Nadim MK，Durand F，et al. Acute kidney injury in cirrhosis：implications for liver transplantation[J]. Curr Opin Crit Care，2019，25（2）：171-178.

[12]Duvoux C，Pageaux GP. Immunosuppression in liver transplant recipients with renal impairment[J]. J Hepatol，2011，54（5）：1041-1054.

病例10　肝移植术后近期混合性排斥反应的诊治

一、病历摘要

（一）基本信息

患者男，55岁。

主诉：肝移植术后1个月余，胆红素升高2周。

现病史：患者于2022年11月16日因"酒精性肝硬化、肝癌"于我科行肝移植术，给予巴利昔单抗＋激素（甲泼尼龙，连续三天依次用量为500mg、400mg及300mg）诱导，术后他克莫司（FK506）＋考酚钠肠溶片维持抗排斥方案，2022年12月2日痊愈出院，出院检查示天冬氨酸氨基转移酶（AST）39U/L，丙氨酸氨基转移酶（ALT）17U/L，总胆红素（TBIL）32.8μmol/L，直接胆红素（DBIL）16.6μmol/L，肌酐（Scr）73mmol/L，白细胞（WBC）5.71×10⁹/L，血红蛋白（Hb）104g/L，血小板（PLT）110×10⁹/L，FK506谷值6.1ng/L。MRI示肝内外胆道未见明显扩张和狭窄。病理回报示高分化肝细胞癌。术后1个月（2022-12-12）抗排斥方案转化为小剂量FK506联合RAPA方案（FK506 1.0ng/L，RAPA 2.07ng/L）。2022年12月20日因感染COVID-19（无发热、上呼吸道感染等症状，新型冠状病毒肺炎临床分型为普通型），停用FK506＋RAPA，并根据《器官移植受者新型冠状病毒感染防治策略与健康管理中国专家指导意见》给予针对新冠病毒的治疗；12月26日复查FK506 0ng/L、RAPA 1.33ng/L，同时伴有胆红素升高（具体指标不详），院外给予口服泼尼松40mg、1次/日。2023年1月5日发现肝功能异常进行性加重，天冬氨酸氨基转移酶（AST）99U/L，丙氨酸氨基转移酶（ALT）71U/L，总胆红素（TBIL）68.9μmol/L，直接胆红素（DBIL）62.2μmol/L。门诊以"移植肝急性排斥反应"收入院。

既往史：糖尿病病史10年，胰岛素控制血糖；无高血压病史；有烟酒史，已戒4个月余；未行免疫和靶向等抗肿瘤治疗。

（二）入院查体

体温36.6℃，脉搏77次/分，呼吸18次/分，血压121/67mmHg。神清，营养中等，查体合作，可见皮肤、巩膜黄染，无肝掌及蜘蛛痣，胸腹壁未见静脉曲张，浅表淋巴结未及肿大。颈软，气管居中，双肺呼吸音粗，未闻及干湿性啰音，心律齐，各瓣膜区未闻及病理性杂音。腹部平软，可见肋缘下手术瘢痕，未触及包块，肝脾肋下未触及，全腹无压痛、反跳痛，移动性浊音（-），肠鸣音正常，双下肢未见明显水肿。

（三）辅助检查

实验室检查排除肝炎病毒感染，CMV-DNA<400copy/ml（可疑阳性）。

B超示移植肝门静脉主干峰值34cm/s，肝门部动脉PS 44cm/s，ED 10cm/s，RI 0.77。MRI示肝内外胆道未见明显狭窄和扩张。普美显造影示肝胆期肝内外胆管未见显影，肝功能不全待排。肺部CT示左肺下叶少量片状阴影。

（四）治疗经过

因影像学排除胆道梗阻，也无噬肝病毒感染等因素，结合新冠病毒感染后停用排斥药物考虑急性排斥反应可能性大，同时不排除巨细胞病毒感染可能。入院后给予小剂量激素治疗（甲基泼尼松龙80mg），同时进行肝穿刺检查，活检结果回报：轻度急性排斥反应，RAI=3，PRA（-）。立即给予大剂量激素冲击（甲基泼尼松龙300mg×5天）随后逐渐减量。同时给予盐酸缬更昔洛韦片抗病毒治疗2周，复查CMV-DNA转阴，但总胆红素仍进行性升高至140μmol/L。

行第2次穿刺活检：中度急性排斥反应，RAI=5，可见中央静脉周围局部少数肝细胞坏死；同时进行了针对供体的特异性抗体检查，DSA回报HLA-Ⅱ抗体阳性。立即给予美罗华200mg×2次（间隔4天），IVIG 20g静脉注射1次/日×8天；黄疸仍进行性升高，后行血浆置换6次，同时给予兔抗人胸腺细胞免疫球蛋白25mg静脉注射1次/日×7天。后再次行第3次肝穿刺，结果回报：轻度急性排斥反应，RAI=1，C4d（-），较前明显减轻，可见肝细胞坏死明显减轻，但可见少数中央静脉周围出现少量纤维组织修复增生，PRA（-）。此阶段总胆红素进行性升高至491μmol/L。

虽然前期针对确诊的细胞性排斥反应和体液性排斥反应进行了针对性治疗，同时肝穿刺活检证实排斥反应明显缓解，但总胆红素指标未下降，反而进行性升高。结合患者（转氨酶、蛋白、凝血指标等肝脏合成功能基本正常）考虑依然存在毛细胆管的损伤，因此给予3次血浆置换＋胆红素吸附治疗后，再次肝穿刺可见急性排斥反应显著缓解，但门管区内纤维组织增生及部分毛细胆管淤胆略微加重。后持续给予护肝、利胆治疗后胆红素逐渐下降。出院时天冬氨酸氨基转移酶（AST）42U/L，丙氨酸氨基转移酶（ALT）37U/L，总胆红素（TBIL）145.3μmol/L，直接胆红素（DBIL）136.2μmol/L。

整个治疗期间多次B超、MRI检查均未发现肝脏血流和胆道病变。上述诊治经过和期间肝脏功能、凝血功能和FK506浓度等指标变化见病例10图1至病例10图4。

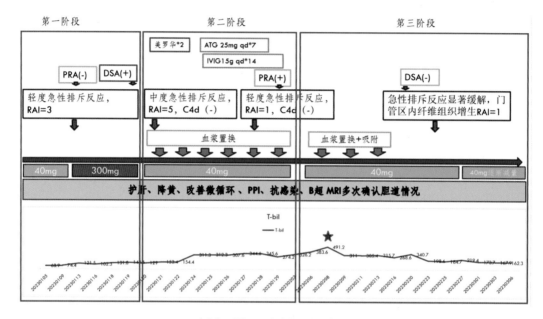

病例10图1　诊疗经过示意图

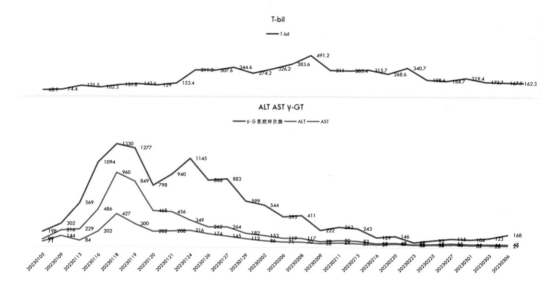

病例10图2　肝功能变化

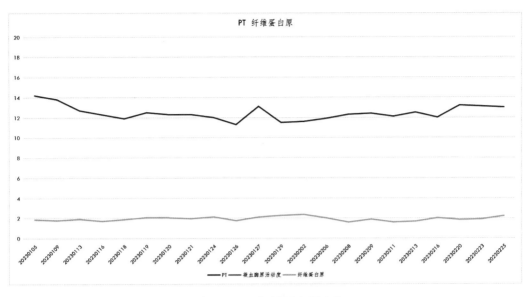

病例10图3　纤维蛋白原变化

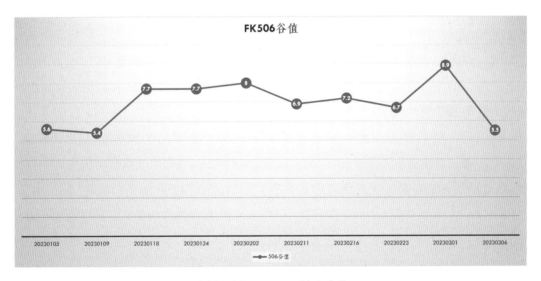

病例10图4　FK506浓度变化

二、病例分析

1. 实体器官移植受者新冠感染后抗排斥治疗调整原则是什么？

实体器官移植受者（solid organ transplant recipient，SOTR）由于长期服用免疫抑制药，属于各种病原体包括新冠病毒感染的高危人群。SOTR往往伴有高血压、糖尿病等慢性基础疾病，感染新冠病毒后重型率和病死率高于普通人群。此病例中患者感染多为奥密克戎毒株（基于感染时间和区域流行病株）。相比于之前的毒株，奥密克戎株的传染性更强、传播速度更快、潜伏期缩短，多为2～4天[1]。此例患者因发热自测核酸显示阳性，不伴有任何呼吸道和缺氧等症状，立即自行停用FK506长达2周。《器官移植受者新型冠状病毒感染防治策略与健康管理中国专家指导意见（第一版）》中提到[2]：根据SOTR年龄、移植器官类型、临床特征、呼吸衰竭的严重程度、病程进展速度、机体的免疫状态及移植术后时间，综合制订免疫抑制调整方案。对于轻型患者，移植物功能稳定，免疫抑制方案暂不调整；根据移植物功能、免疫抑制剂浓度、血白细胞下降和免疫细胞状态，可停用抗增生类药物；需口服Paxlovid等影响CNI需要浓度时，才停用CNI，停用Paxlovid后需要给予起始剂量25%～75%。结合本病例，患者在肝移植术后早期停药，导致FK506浓度均远低于目标浓度近1个月，是导致本病例患者发生混合型排斥反应的主要原因。

2. 新冠感染后免疫系统改变和器官移植排斥反应在免疫反应是否存在联系？免疫抑制方案调整原则是什么？

新型冠状病毒对免疫系统影响相对复杂，目前较为认可的观点是：新冠肺炎的临床表现强烈程度及患者的疾病严重程度是病毒感染和宿主免疫系统高反应性的综合结果[3]。从免疫紊乱的流式细胞术图谱可以看出，重症患者的特征是先天免疫系统的严重失调，表现为中性粒细胞和嗜酸性粒细胞比例的增加，中性粒细胞上CD15和CD16的表达降低（但在嗜酸性粒细胞中不表达），树突状细胞（包括常规和浆细胞样树突状细胞）的比例降低，CD56brightCD$_{16}$$^-$和CD56dimCD$_{16}$$^+$NK细胞的比例急剧下降，并伴有CD16的下调。轻至中度新冠肺炎患者在症状恢复前已激活了CD$_4$$^+$T细胞和CD$_8$$^+$T细胞，增加了抗体分泌细胞和滤泡辅助T细胞，以及IgM型和IgG型抗体。重症疾病患者的外周T细胞似乎活化更显著，重症患者中还观察到浆母细胞的快速增生，呈现过于强烈的SARS-CoV-2特异性体液反应[4]。固有免疫细胞在炎症部位的重新聚集，并可能加剧炎症反应[5]。与疾病严重程度相关的先天免疫细胞（单核细胞、中性粒细胞、嗜酸性粒细胞）增加，伴随而来的是T细胞数量的减少。这些研究揭示了一个复杂的免疫过程，涉及许多不同的细胞类型[6]。

有研究表明，甚至对于康复后，感染过新冠的男性的基线免疫状态发生了改变，从而改变了对其他病毒暴露的反应。即使是新冠轻症，在面对其他病毒时，男性也可能会引发更强烈的炎症反应，导致男性免疫系统发生更明显的功能变化，即使在康复后很长时间也是如此[7]。所以，在移植患者康复后的基础抗排斥治疗是否应该对应的调整，值得探讨。

总体而言，新冠肺炎适应性免疫系统的异常是由失调的细胞因子反应驱动的，高反应性宿主免疫系统又放大失调的细胞因子释放，相互驱动，最终导致髓系细胞的缺陷。对于器官移植涉及的人类白细胞表面抗原的排斥反应只是其中的小分支，更是难以调控[8]。故指南建议可适量调整免疫强度，停用抗增殖类药物，无需停用所有免疫抑制剂。

3. 本病例CMV感染合并混合性排斥反应发生和治疗的临床分析

（1）患者移植术后近期抗排斥方案转换中未达到目标浓度，同时恰逢新冠病毒感染停用抗排斥药物，导致发生急性混合型排斥反应。

（2）第一阶段明确细胞性排斥反应后，考虑患者新冠感染近期，同时合并CMV感染，选择激素冲击方案（甲基泼尼松龙300mg×5天）治疗细胞性排斥反应是否存在强度不足。

（3）排斥反应缓解后，胆红素恢复和病理水平淤胆缓解时间长是否和新冠感染后免疫系统紊乱有关需要基础研究证明。

三、疾病介绍

肝移植术后排斥反应，患者临床会出现乏力、发热、纳差、消化不良、肝区疼痛、腹水增多等症状，有些患者会出现黄疸，对于有胆管引流的患者，可以观察到胆汁的引流量变小、变少，胆汁的颜色会变淡，胆汁会变稀薄，生化学检查可以发现血清胆红素、转氨酶及碱性磷酸酶上升。根据免疫学机制可分为细胞性排斥反应和体液性排斥反应，细胞性排斥反应对激素冲击治疗较为敏感，逆转率高，对于耐激素的急性排斥反应或严重的细胞性排斥反应单克隆抗体作为一线用药。肝移植术后体液性排斥反应发生率低，治疗效果不佳，主要是血浆置换、大剂量免疫球蛋白（IVIG）冲击、美罗华等抗B细胞治疗。体液性排斥反应一旦发生进展迅速，很难逆转，不得再次进行肝脏移植手术。

四、病例点评

实体器官移植受者因新冠病毒感染后停用免疫抑制药，导致移植物排斥反应发生和因抗新冠病毒药物导致的移植物功能损伤是本次感染流行期间的鲜见病例。理论上来看，器官移植受者是新冠病毒感染的高危人群，高反应性宿主免疫系统失调导致细胞因子释放和级联反应才是导致新冠病毒感染后重症发生的主要原因[9]，导致各个专科对免疫治疗在器官移植受者中调整的方案存在争议。《器官移植受者新型冠状病毒感染防治策略与健康管理中国专家指导意见（第一版）》中对器官移植受者新型冠状病毒感染按轻型、中型、重型、危重型制订了免疫移植方案。根据SOTR年龄、移植器官类型、临床特征、呼吸衰竭的严重程度、病程进展速度、机体的免疫状态及移植术后时间，综合制订免疫抑制调整方案。同时动态监测SOTR细胞免疫及体液免疫状态，注意炎症反应、抗病毒药物等对免疫抑制剂血药浓度的影响及相应的肝肾毒性。因为新冠感染后免疫系统改变和器官移植排斥反应从机制上错综复杂，随着病情发展，感染新冠病毒的SOTR可能出现移植物功能异常，除考虑因病毒感染引发炎症因子风暴外，也要考虑移植物排斥反应的可能，必要时行移植物穿刺活检以明确诊断[2]。

本病例中，患者自行停用免疫抑制剂时，仅有肺部影像学检查片状阴影，无发热、上呼吸道感染等症状，新型冠状病毒肺炎临床分型为普通型。依据专家指导意见可适量调整免疫强度，停用抗增生类药物，无须停用所有免疫抑制剂。

关于肝移植术后体液性排斥反应的治疗当前还没有统一标准，主要经验来自于肾移植，治疗方案有限且难以确定，大多数采用以下几种方式：①清除体内各种抗体，如血浆置换或免疫吸附等；②抑制B淋巴细胞的分化，如利妥昔单抗（美罗华）、他克莫司（FK506）和硼替佐米等；③应用免疫调节剂，如免疫球蛋白注射应用和激素冲击疗法等。本病例中排斥反应发生后，针对细胞性排斥反应和体液性排斥反应治疗的诊断及时治疗方案合理。本病例中针对排斥反应状态检测，如2次PRA、2次DSA、4次肝穿刺活检，抗排斥治疗精准有效，以及对损伤后肝功能恢复治疗和预后判断准确。但是造成的肝细胞损伤、淤胆和纤维增生慢性表现较常规病例严重，修复时间长。是否存在新型冠状病毒感染相关的免疫因素，需要基础研究证实。

（病例提供者：张　波　徐　静　陈　栋　魏　来
华中科技大学同济医学院附属同济医院）
（点评专家：陈知水　华中科技大学同济医学院附属同济医院）

参考文献

[1]国家传染病医学中心，中华医学会器官移植学分会，中国康复医学会器官移植康复专业委员会，等. 实体器官移植受者新冠病毒感染诊疗专家共识（2023年版）［J/CD］. 中华移植杂志（电子版），2023，17（2）：65-81.

[2]中国器官移植发展基金会器官移植受者健康管理专家委员会. 器官移植受者新型冠状病毒感染防治策略与健康管理中国专家指导意见（第一版）［J/CD］. 中华移植杂志（电子版），2023，17（1）：1-12.

[3]Grasselli G，Tonetti T，Protti A，et al. Pathophysiology of COVID-19-associated acute respiratory distress syndrome：a multicentre prospective observational study[J]. Lancet Respir Med，2020，8（12）：1201-1208.

[4]Anka AU，Tahir MI，Abubakar SD，et al. Coronavirus disease 2019（COVID-19）：

an overview of the immunopathology, serological diagnosis and management[J]. Scand J Immunol, 2021, 93（4）：e12998.

[5]Bery AI, Kulkarni HS, Kreisel D. Editorial：COVID-19 immunology and organ transplantation[J]. Curr Opin Organ Transplant, 2021, 26（2）：258-265.

[6]Danziger-Isakov L, Blumberg EA, Manuel O, et al. Impact of COVID-19 in solid organ transplant recipients[J]. Am J Transplant, 2021, 21（3）：925-937.

[7]Raza HA, Sen P, Bhatti OA, et al. Sex hormones, autoimmunity and gender disparity in COVID-19[J]. Rheumatol Int, 2021, 41（8）：1375-1386.

[8]Grifoni A, Weiskopf D, Ramirez SI, et al. Targets of T cell responses to SARS-CoV-2 coronavirus in humans with COVID-19 disease and unexposed individuals[J]. Cell, 2020, 181（7）：1489-1501.

[9]Iddir M, Brito A, Dingeo G, et al. Strengthening the immune system and reducing inflammation and oxidative stress through diet and nutrition：considerations during the COVID-19 crisis[J]. Nutrients, 2020, 12（6）：1562.

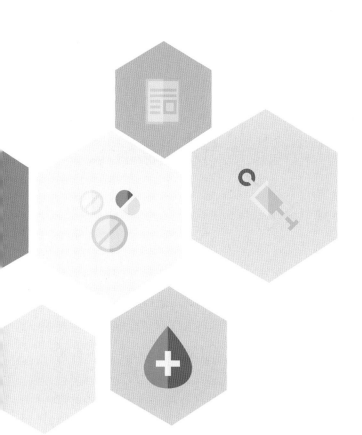

第二章

肾脏移植及并发症处理

病例11 一岁内小婴儿行预致敏再次肾移植术

一、病历摘要

（一）基本信息

婴儿受者，女，原发病为先天性肾病综合征（芬兰型），在6个月龄（体重5.8kg）时，因大量蛋白尿（3735mg/24h）、低蛋白血症（总蛋白40g/L，白蛋白18g/L）及严重水肿于2017年6月1日在我院接受初次肾移植。供者为5个月龄婴儿，体重4.5kg，原发病为先天性心脏病。受者术前群体反应性抗体（PRA）阴性，与供者HLA-A、B、DR和DQ错配数为5（供者A 11，24；B 60，75；DR 12，-；DQ 7，-；受者A 2，31；B 38，51；DR 8，14；DQ 5，7）。手术方式为自体双肾切除（防止移植后继续大量漏尿蛋白使低蛋白血症难以纠正）＋腹腔内单肾移植术（病例11图1）。供肾冷缺血时间为20小时。诱导治疗采用甲泼尼龙＋环磷酰胺，序贯环孢素A静脉泵入＋吗替麦考酚酯（MMF）口服。血环孢素A浓度维持在200～300ng/ml。

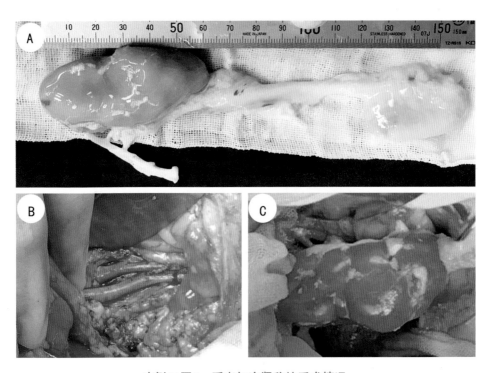

病例11图1 受者初次肾移植手术情况

A. 修整后的供肾；B. 腹主动脉和下腔静脉；C. 开放血流后移植肾色泽红润

术后当天尿量尚可，之后迅速减少，出现移植肾功能恢复延迟（delayed graft function，DGF），启用床边连续性肾脏替代治疗（continuous renal replacement therapy，CRRT）。因DGF至术后3周仍未恢复，怀疑急性排斥反应而给予激素冲击治疗（甲泼尼龙50mg连用3天，之后30mg连用2天），并于术后27天行移植肾穿刺活检，结果显示T淋巴细胞介导的排斥反应（TCMR，Banff 2013分级为ⅡB，i2，t2，g2，v2；ci0，ct0，cg2，cv0，mm1，ah0，ptc0，c4d–）和肾组织局灶性出血坏死（病例11图2）。同时送检PRA–Ⅰ类升高至17%，Ⅱ类保持阴性。进一步Luminex单抗体检测示3个新生DSA：抗A24的平均荧光度（MFI）为2427，抗B75的MFI值为1947和抗B60的MFI值为1758，另存在一些非DSA，如抗B76的MFI值为3588、抗A23的MFI值为3543、抗A80的MFI值为2858、抗B61的MFI值为1335和抗B62的MFI值为1110等。由于移植肾彩超提示血流稀少，考虑移植肾功能恢复的可能性极小，因而未进一步给予抗排斥反应治疗措施，受者继续每日接受CRRT，并等待再次肾移植。

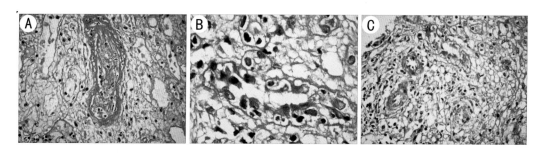

病例11图2 首次肾移植后移植肾穿刺活检结果

A. 动脉内膜炎（HE×200）；B. 肾小管上皮炎（HE×400）；C. 小动脉炎和间质淋巴细胞浸润（HE×200）

（二）诊断

1. 先天性肾病综合征（芬兰型）。

2. 急性排斥反应、移植肾失功、尿毒症。

3. HLA致敏状态。

（三）治疗经过

初次肾移植后55天，受者8个月龄（体重5.6kg）时等到潜在外地婴儿供肾，供者为出生9天、体重2.6kg的早产儿，死亡原因为窒息。供、受者HLA配型为全错配（供者A 3，11；B 8，62；DR 4，–；DQ 9，–），且复查受者Luminex单抗体仍为多个阳性，其中抗B62的非DSA成为直接针对第2个移植肾的预存DSA（MFI值为902）。因器官转运路途遥远，预计无时间窗口行淋巴毒试验。但为使受者尽早脱离CRRT，决定进行一次急诊血浆置换（PP）+静脉注射免疫球蛋白（IVIG）+抗CD20单抗处理后实施二次肾移植手术。血浆置换量为500ml，IVIG剂量为2.5g，抗CD20单抗剂量为50mg（100mg/m²）。采用兔抗人胸腺细胞免疫球蛋白（rATG）1.5mg/（kg·d）免疫诱导，首剂于术中移植肾血流开放前给予，之后连用3天。

二次肾移植术中，首先于腹部正中原切口打开腹腔，切除原吻合在腹主动脉和下腔静脉上的初次移植肾，发现血管吻合口周围粘连严重，尤其下腔静脉易出血，很难游离出来进行再次吻合，遂决定切肾后关腹和尝试左侧髂窝内植入供肾（因右股静脉留置有中心静脉导管）。供肾为左肾，长宽径为3.8cm×2.0cm，双支动脉，热缺血时间20分钟，冷缺血时间14小时。供肾双支动脉带腹主动脉瓣与受者左髂外动脉用8-0的不可吸收血管缝线连续缝合（病例11图3），供肾静脉带下腔静脉瓣与受者左髂外静脉端-侧吻合（7-0不可吸收血管缝线），开放血流后移植肾立即出现排尿。

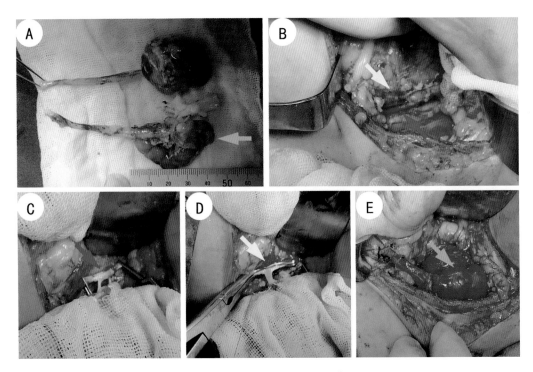

病例11图3　再次肾移植手术

A. 蓝箭头示修整后的左侧供肾（右肾废弃）；B. 深蓝箭头示髂外动脉、黄箭头示髂外静脉；C. 深蓝箭头示供肾双支动脉带腹主动脉瓣与髂外动脉吻合；D. 黄箭头示供肾静脉带下腔静脉瓣与髂外静脉吻合；E. 蓝箭头示开放血流后移植肾色泽红润

术后第1天，行淋巴细胞毒交叉配合试验结果为阴性。术后第3天开始静脉泵入环孢素A，调整血环孢素A浓度为200～300ng/ml，术后第7天序贯口服环孢素A，维持血环孢素A浓度谷值180～250ng/ml、峰值800～1200ng/ml，直至术后3周时出现多毛而将环孢素A调整为他克莫司（FK506）。术后第3天起口服吗替麦考酚酯（MMF）600mg/（m·d）。

术后当天至术后第2天静脉使用甲泼尼龙10mg/（kg·d），之后逐渐减量，到术后1周时改为口服甲泼尼龙4mg至术后3周时停用。采用美罗培南和米卡芬净预防感染。

再次肾移植术后，受者尿量为500～1000ml/d，血肌酐持续下降，至术后第14天时为58μmol/L。术后1周复查预存DSA保持阳性（抗B62的MFI值1078），但无新生DSA。术后第5天时，移植肾周引流液培养出耐碳氢酶烯的肺炎克雷伯杆菌（CRKP）和粪肠球菌，加用利奈唑胺，并将美罗培南加量和调整用药方式为长时程静脉泵入（0.2g，每8小时给药1次，每次泵入4小时）。术后第8天时，尿培养为嗜麦芽窄食单胞菌，同时受者体温上升至38.5℃，C-反应蛋白（CRP）为70.5mg/L，降钙素原（PCT）为2.05μg/L。经家属知情同意后，停用MMF，并联合静脉滴注替加环素6mg（1次/12小时，共使用14天）。术后第18天，引流液和尿培养均转阴；术后第22天停用美罗培南、替加环素和米卡芬净（病例11图4）。受者于术后第36天出院。

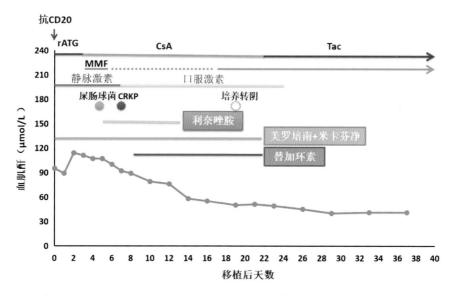

病例11图4　婴儿受者再次肾移植后主要治疗措施和血肌酐水平的变化

rATG为兔抗人胸腺免疫球蛋白，CsA为环孢素A，Tac为他克莫司，MMF为吗替麦考酚酯，CRKP为耐碳青霉烯的肺炎克雷伯菌

术后1年复查，受者预存DSA转阴，无新生DSA且维持至今。至今随访6年，受者估算的肾小球滤过率（eGFR）为110ml/（min·1.73m²）（由Schwartz公式计算获得），血压95/49mmHg，血红蛋白（Hb）130g/L，无蛋白尿。术后移植肾体积持续增大，术后9个月内生长速率较快，9个月时移植肾长宽径为7.3cm×3.8cm，24个月时为8.3cm×4.1cm，72个月时为9.6cm×4.4cm。无移植肾积水及移植肾动脉狭窄。此外，受者生长发育良好，身高和体重均达到同龄儿童的标准生长曲线。随访6年期间，未发生急性排斥反

应，因不良反应共住院4次，分别为急性腹泻1次和泌尿系感染3次。

二、病例分析

作为国内首例小于1岁小婴儿肾移植受者，在初次肾移植加自体双肾切除术后移植肾功能恢复延迟（DGF）的过程中发生了较为严重的急性混合性排斥反应。由于DGF影响急性排斥的及时诊断，且供肾也仅为5月龄大小，抗排斥反应打击能力差，因此直接导致移植肾功能的不可逆丢失。如不能及时进行成功的再次肾移植，患儿的血管条件和家庭经济情况均难以支持长期血液透析治疗。在这种情况下，即使预存低水平的DSA和供受者HLA全错配，也必须承担一定的免疫风险来接受供肾分配。幸运的是，仅经过术前1次急诊血浆置换和IVIG联合小剂量美罗华，预存DSA在术后逐渐转阴，且随访6年未产生新生DSA。提示小婴儿的免疫系统虽然可能因排斥而致敏，但免疫记忆能力相对较弱。更长期效果有待进一步随访观察。

三、疾病介绍

近几年新兴的儿童器官捐献工作作为我国终末期肾病患儿带来了肾移植机会和新生希望。肾移植对于这些患儿，尤其是低龄患儿，比其他替代治疗更具优势[1]。不仅可避免诸多透析相关的并发症（如腹膜炎、败血症、血栓、疝气等），更可带来优良的远期存活率。如0～4岁患儿接受血液透析或腹膜透析后的10年存活率不到70%，而肾移植后10年存活率接近90%[2]。现今国际上的普遍观念是，年龄段较小的患儿，尤宜早期实施肾移植。据报道，2007年美国仅127例年龄在1～5岁的患儿接受肾移植，占所有儿童受者的16.4%；而2017年该年龄段的移植患儿增加至243例，占24.9%[3]。在目前美国新移植的儿童受者中，约1/4为学龄前患儿。对于年龄更小的婴儿患者，是选择主动移植还是先透析过渡到一定年龄和体重再移植？由于缺少合适的供肾、存在伦理争议及技术难题等原因，全世界实施小于1岁的婴儿肾移植病例非常少，在美国每年仅3～5例[3, 4]。通常认为，婴儿在1岁之后再进行肾移植较为合适。如北欧数据显示，0～2岁接受肾移植患儿的平均年龄为（1.4±0.3）岁，体重为（10.5±1.5）kg[5]。然而严峻的客观事实是，1岁以内患儿由于体重小、血管细、抵抗力差而难以耐受长时间的透析治疗，甚至多达18%的患儿在等待肾移植中死亡[6]。Hogan等[7]总结了224例2岁之内启动肾脏替代治疗的患儿资料，发现透析相关死亡率是移植相关死亡率的4.4倍，尤其对于年龄0～6个月和6～12个月的小婴儿，透析死亡危险分别是18～24岁透析患者的7.7倍和3.8倍。可以说，成功的肾移植是挽救婴儿生命的唯一治疗手段。

急性排斥反应（acute rejection，AR）是儿童肾移植后的常见并发症，不同年龄受者的AR风险有所不同，小于6岁受者的AR发生率最高（13.5%），6～10岁受者的AR发生率最低（9.7%）[3]。美国明尼苏达大学医院是全球最早开展儿童肾移植的单位之一，Chinnakotla等[8]报道该中心从1963年6月至2016年10月间完成的1056例儿童肾移植效果，发现尽管68%的供肾来自活体，AR仍是移植后1年内导致移植肾丢失的最主要原因。Chavers等[9]进一步分析了该中心1984—2014年间施行的136例2岁之内肾移植患儿的资料发现，虽然术后10年移植肾存活率从早期的60%提高到近期的80%，但AR发生率并未随时代进步而大幅下降（1984—1993年的39%与2004—2014年的26%，无统计学差异）。此外，Weitz等[10]比较了体重低于10kg的38例小婴儿（低体重组）和体重为10～15kg的76例稍大婴儿（对照组）接受肾移植的效果，发现两组受者在存活率、eGFR和外科并发症、感染、肿瘤等方面的差异均无统计学意义，仅低体重组受者术后AR发生率（14%）显著低于对照组（29%）。

除了细胞介导的排斥反应，抗体介导的排斥反应（AMR）在儿童同成人一样治疗困难而预后较差。Cioni等[11]报道的单中心114例儿童肾移植受者中，39例出现新生DSA（34%）。DSA出现时间较早（移植后1年之内）患儿的年龄较DSA出现较晚（移植1年之后）患儿的年龄低（平均11.5岁与14.2岁），但无论是早期DSA还是晚期DSA，均对移植肾造成不良影响。在24例产生晚期DSA且病理诊断为AMR的患儿中，即使给予PP＋IVIG＋抗CD20单抗治疗，仍有10例（41.7%）移植肾不足3年即失功。统计提示，C3d结合的新生DSA和高MFI值DSA最难清除（并非C1q结合DSA），是预测AMR后移植物快速丢失的主要危险因素[12]。婴儿受者的AMR罕有研究报道，仅前述Weitz报道的对照组出现AMR 2例（2.6%），低体重组无AMR。

此外值得思考的是，因移植肾寿命有限，接受肾移植患儿的年龄越小，其未来接受再次和多次肾移植的可能性就越大，免疫学难度也逐次升级。为减少HLA致敏和发生排斥反应的风险，在可以选择的情况下，应注重HLA位点的匹配，尤其对DR位点。据统计，在导致儿童初次肾移植后移植肾功能丧失的因素中，2个DR位点错配的危险比是0和1个DR位点错配的2.29倍[7]。

四、病例点评

本例患儿为国内首例小于1岁的低龄婴儿肾移植受者，初次肾移植未使用抗体诱导治疗，结果移植后1个月内发生了中度T淋巴细胞介导的排斥反应，导致移植物丢失，且B淋巴细胞免疫反应也被T淋巴细胞辅助激活，产生了一定水平的针对HLA-Ⅰ类抗原的DSA和非DSA，提示小婴儿的免疫力并非我们所想象的因免疫系统发育未完善而低下，相反同种异体免疫反应的出现可以既早又重。在二次肾移植，因预存DSA水平较低，且我们针对性采用了简化的去致敏辅助处理（PP＋IVIG＋抗CD20单抗）和使用淋巴细胞清除性抗体诱导治疗，最后取得了满意的移植效果。该病例提示我们，低龄儿童接受死亡捐献小儿供肾移植后的急性排斥反应不容忽视，应当重视和积极预防，包括使用免疫诱导治疗，移植后也需要密切监测，力争早期诊断及尽早干预。

此外，本病例的第二次移植采用的是与标准成人肾移植相似的腹膜外髂窝内移植术。由于供者也是小婴儿，移植肾的大小与受者髂窝的空间相匹配，髂窝有足够的空间来容纳小移植肾。术后移植肾能随着婴儿受者体型的增大而生长良好且功能增强，未出现血管吻合口狭窄。因此，在具有成熟的显微外科血管吻合技术的基础上，该移植方式也是婴儿肾移植可选的方式之一。

（病例提供者：朱　兰　华中科技大学同济医学院附属同济医院）

（点评专家：陈　刚　华中科技大学同济医学院附属同济医院）

参考文献

[1]Jalanko H，Mattila I，Holmberg C. Renal transplantation in infants[J]. Pediatr Nephrol，2016，31：725-735.

[2]USRDS 2016 Annual Report[DB]. https：//www. usrds. org/2016/view/Default. aspx

[3]Hart A，Smith JM，Skeans MA，et al. OPTN/SRTR 2017 annual data report：kidney[J]. Am J Transplant，2019，19（2）：19-123.

[4]Van Stralen KJ，Borzych-Duzalka D，Hataya H，et al. Survival and clinical outcomes of children starting renal replacement therapy in the neonatal period[J]. Kidney Int，2014，86（1）：168-174.

[5]NPRTSG 1994-2014 report [DB]. https：//www. scandiatransplant. org/members/nprtsg/NPRTSG1994_2014. pdf

[6]Dufek S，Ylinen E，Trautmann A，et al. Infants with congenital nephrotic syndrome have comparable outcomes to infants with other renal diseases[J]. Pediatr Nephrol，2019，34（4）：649-655.

[7]Hogan J，Bacchetta J，Charbit M，et al. Patient and transplant outcome in infants starting renal replacement therapy before 2 years of age[J]. Nephrol Dial Transplant，2018，33（8）：1459-1465.

[8]Chinnakotla S，Verghese P，Chavers B，et al. Outcomes and risk factors for graft loss：lessons learned from 1 056 pediatric kidney transplants at the university of minnesota[J]. J Am

Coll Surg, 2017, 224（4）: 473-486.

[9]Chavers BM, Rheault MN, Matas AJ, et al. Improved outcomes of kidney transplantation in infants （Age<2 years）: a single-center experience[J]. Transplantation, 2018, 102 （2）: 284-290.

[10]Weitz M, Laube GF, Schmidt M, et al. Outcome of renal transplantation in small infants: a match-controlled analysis[J]. Pediatr Nephrol, 2018, 33（6）: 1057-1068.

[11]Cioni M, Nocera A, Innocente A, et al. De novo donor-specific HLA antibodies developing early or late after transplant are associated with the same risk of graft damage and loss in nonsensitized kidney recipients[J]. J Immunol Res, 2017, 2017: 1747030.

[12]Cioni M, Nocera A, Tagliamacco A, et al. Failure to remove de novo donor-specific HLA antibodies is influenced by antibody properties and identifies kidney recipients with late antibody-mediated rejection destined to graft loss-a retrospective study[J]. Transpl Int, 2019, 32（1）: 38-48.

病例12　无移植前预处理的ABO血型不相容DD供肾婴儿肾移植

一、病历摘要

（一）基本信息

患儿男性，孕38周出生，出生时体重3370g。患儿自出生以来睡眠质量一直欠佳，且反复有腹泻、腹胀症状，长期口服各类益生菌，并间断口服中药调理未见好转。2月龄左右开始出现恶心、呕吐，伴发热、惊厥。经对症治疗后发热、惊厥症状停止，但呕吐、腹泻、腹胀症状加重。3月龄左右出现明显少尿，门诊检查示血肌酐水平显著升高（>500μmol/L），遂收入儿科重症监护室（PICU）治疗。

（二）诊断

1. 慢性肾功能不全终末期肾病。
2. 慢性腹泻。
3. 重度贫血。
4. 失代偿性代谢性酸中毒。
5. 稀释性低钠血症。
6. 胸腔积液。
7. 高血压。
8. 婴儿暂时性低丙种球蛋白血症。
9. 维生素D缺乏。
10. 诺如病毒感染。
11. 进一步全外显子基因检测分析确诊为WT1基因外显子9杂合突变。

（三）治疗经过

1. 肾移植前治疗　患儿确诊为终末期肾病后开始接受床边连续性肾脏替代治疗（CRRT），血管通路采用经右股静脉穿刺留置血液透析管。透析期间，患儿血红蛋白降至35g/L，血小板计数低至10×10⁹/L，给予输注红细胞和血小板对症治疗。患儿在PICU接受CRRT治疗16天后转出到普通病房继续治疗。在PICU治疗期间，患儿并发了导管相关性败血症和双侧毛细支气管炎。经过优化使用抗生素抗感染、更换透析管及呼吸机辅助支持治疗，并发症得到控制。患儿转出PICU后10天接受腹膜透析管置入术和腹腔镜下睾丸固定术。术后患儿恢复顺利，并逐步从CRRT转换为规律的腹膜透析治疗，并在本院完成登记等待肾移植。患儿血型为O Rh（+），在等待同血型婴幼儿供肾肾移植期间，反复并发肺炎和腹膜炎。期间因并发症严重威胁生命而先后入住PICU三次进行救治。

2. 肾移植及移植效果

（1）移植器官类别及配型：患儿登记等待肾移植4个月后，在7个月27日龄时，等到一个在中国人体器官分配与共享系统（COTRS）上分配的血型为A Rh（+）的3岁龄小儿供肾。供者器官捐献类型为中国Ⅲ类——心脑死亡供者捐献（DBCD），死因为意外脑颅损伤。为及时救治该例尿毒症患儿，经湖北省卫健委批准备案，同意为其实施A Rh（+）→O Rh（+）血型不相合尸体供者（DD）供肾移植。分配给患儿的是左肾。此时，患儿身长68cm，体重6.2kg，存在明显发育迟缓。移植前1天，微柱凝集胶卡法检测提示患儿抗供者血型A抗原的IgM和IgG抗体滴度均为1∶2，处于低水平，满足实施ABO血型不合肾移植的血型抗体滴度要求。HLA配型为HLA-A配上1个等位基因，HLA-B/DR/DQ错配。

（2）手术方案：采用全麻下腹部正中切口，上自剑突下，下达耻骨联合上。术中首先切除患儿罹患WT1基因突变相关肾病的双侧自体肾脏。移植肾脏植入于患儿腹腔右侧。术中用2.5倍手术放大镜，7-0 Prolene缝线，采用连续吻合，将供肾动脉带供体腹主动脉瓣端-侧吻合在受者患儿的腹主动脉上，动脉吻合完毕前用罂粟碱（3mg/ml）冲洗动脉管腔内以预防开放血流后移植肾动脉及肾内血管痉挛。将供肾静脉带供体下腔静脉瓣，用7-0 Prolene缝线，同受者患儿下腔静脉端-侧连续吻合。重建静脉过程中切开患儿下腔静脉前壁时发现下腔静脉内有附壁血栓形成（病例12图1A）。血栓形成是由于右侧股静脉内较长期留置的插管所致，导管近心端抵达下腔静脉吻合口部位。予以适当后退股静脉置管，使导管近心端后撤到腔静脉吻合口的远心端适当距离，并清除吻合口处下腔静脉内形成的血栓，以创造较安全的静脉吻合条件。移植肾输尿管采用膀胱浆肌层下隧道式抗反流吻合，同受者患儿膀胱黏膜吻合连接，前壁采用5-0可吸收PDS线连续缝合，后壁采用间断吻合。移植肾输尿管内留置5F双"J"管。手术过程较顺利，移植肾动、静脉开放后，移植肾灌注及颜色良好（病例12图1B）。

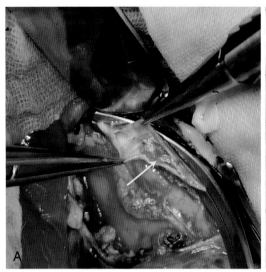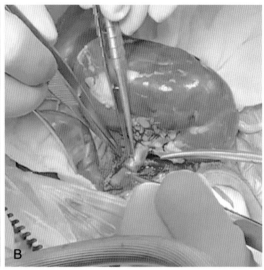

病例12图1 患儿肾移植术中：黄色箭头示下腔静脉腔内附壁血栓形成清理后

（3）免疫抑制方案：患儿术前未接受任何降低血型抗体的治疗（如利妥昔单抗及血浆置换等）。免疫诱导采用巴利昔单抗（术中和术后第4天分别静脉输注巴利昔单抗8mg和5mg）治疗。甲泼尼龙琥珀酸钠（甲强龙）80mg、60mg、60mg、30mg、15mg、10mg分别于手术当天、术后第1～5天静脉滴注，第6天改为口服泼尼松5mg，之后2.5mg/d口服维持，第30天后停用。第4天开始口服骁悉0.125g、1次/12小时，第2～10天静脉泵入环孢素〔（2mg/（kg·d）开始，谷浓度维持在200～250ng/ml〕，第10天后将环孢素调整为他克莫司口服〔0.2mg/（kg·d）开始，谷浓度维持在7～9ng/ml〕。

（4）术后情况：患儿术后早期应用硝普钠控制血压，因硝普钠剂量蓄积导致严重酸中毒，经两次CRRT治疗后酸中毒得以纠正。移植肾功能恢复过程顺利，血清肌酐和尿素氮水平在术后10天内均下降至正常水平，并维持平稳。术后监测患儿血型抗体（病例12图2），结果提示抗血型A抗原IgM抗体（IgM-A）滴度持续维持在低水平（≤术前水平1∶2或者低至未检出）；抗A抗原IgG水平（IgG-A）在术后第1天检测为1∶4，然后持续维持在术前低水平（1∶2）至第173天，在第338天时进一步降低至未检出。患儿血清中抗B抗原（非供者血型抗原）抗体IgM（IgM-B）在第338天时检测提示显著升高为1∶16，抗B抗原IgG抗体（IgG-B）在第173天时为1∶4，第338天时下降为<1∶2（术前IgM-B滴度为1∶2，IgG-B滴度为1∶4）。至今患儿随访2年6个月，生长发育正常，移植肾功能稳定。

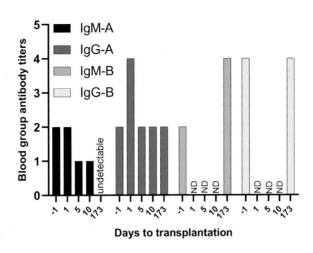

病例12图2　患儿血型抗体水平变化

二、病例分析

本例患儿为WT1基因突变导致的终末期肾病，发病年龄早，透析期间并发症多且严重，需要多次入住PICU进行救护。患儿肾移植手术适应证明确，尽早接受肾脏移植是挽救该患儿生命的有效措施。该患儿在尽快实现肾脏移植的道路上面临以下几个难点和需要克服的问题：①患儿为O Rh（＋）血型，在短期内获得一个肾脏大小匹配的同血型供肾可能较为困难；②患儿在透析等待肾移植的过程中，腹膜炎、肺炎、贫血及导管相关感染等并发症随时可能威胁患儿生命；③WT1突变有导致婴幼儿肾脏肿瘤风险，患儿自体双肾有切除指征；④患儿低龄，只有7月龄，肾移植难度较大，术后并发症风险高。

三、疾病介绍及ABO血型不相容肾移植

1. WT1基因突变相关性肾病　WT1基因最早发现于1899年，德国科学家Wilms对肾母细胞瘤进行病例描述，从Wilms瘤细胞中分离出来一种含锌指状多肽的抑癌基因，之后命名为WT1。WT1基因位于11号染色体上，可以调节细胞的增生、生长、分化、凋亡。WT1在正常泌尿生殖道的发育中及Wilms肿瘤的病理发生过程起重要作用，其仅在胎儿肾脏、卵巢、睾丸等组织表达；近年来发现WT1在白血病中高度表达，与白血病发生、发展及预后也有一定相关性。WT1突变可引起肾脏病变，包括Wilms瘤、Denys-Drash综合征（DDS：弥漫性系膜硬化导致的肾病、男性假两性畸形和Wilms瘤三联征）、Frasier综合征（FS：耐激素性肾病综合征、男性假两性畸形和性腺发育不全及萎缩三联征）及耐激素性肾病综合征。儿童期WT1导致的终末期肾病是肾脏移植的适应证之一。

2. ABO血型不相容肾移植　ABO血型抗原广泛表达于肾脏[1, 2]。实施ABO血型不相

容肾移植后，受体体内若预存有过高的抗供者血型抗原抗体，移植肾将很可能发生血型抗体介导的超急性排斥反应，导致移植肾失功。因此，ABO血型不相容肾移植的实施，依赖于受者术前的脱敏预处理治疗，以将受者抗供者ABO血型抗原抗体水平在术前降低到安全范围之内。降低血型抗体的治疗措施包括：抗CD20单克隆抗体、血浆置换、双重滤过、免疫吸附、脾切除/脾脏照射及术前开始口服免疫抑制剂等[3, 4]。目前，实施ABO血型不相容肾移植术前受者体内抗供体血型抗原抗体的滴度通常推荐控制在≤1：16，为慎重起见，一些移植中心提倡控制在≤1：8，并且术后早期要密切监测血型抗体滴度，若出现较大幅度反弹升高，并伴有肾功能异常，需要积极采取措施进行降低血型抗体治疗[5]。对已接受ABO血型不相容肾移植并长期存活的受者，如再次出现较高的抗供者血型抗原抗体，往往不损害移植肾功能，此现象被称之为"免疫适应"[6]。术前预处理ABO血型抗体需要时间，因此，ABO血型不相容肾移植主要在亲属活体肾移植中得到开展。DD供肾移植因供肾在获取后需要在较短时间内及时完成移植，不具备足够时间对受者进行血型抗体方面的预处理和治疗。因此，实施DD供肾ABO血型不相容肾移植往往不可行。

3. 婴幼儿ABO血型不相容器官移植　ABO血型抗体是在个体出生后的发育过程中逐步自然出现的。其产生的机制是个体免疫系统在接触到食物或微生物中非自身ABO血型抗原的刺激后，B淋巴细胞相应克隆被活化，逐步产生出针对非己ABO血型抗原的特异性IgM和IgG血型抗体。因此，ABO血型抗体并不是每个个体与生俱来的，其水平受个体的年龄、性别和妊娠期间母体血型抗体水平的影响。研究表明，ABO血型抗体是在出生后3~12个月才逐渐出现，而且通常在12~14月龄仍然处于低水平[7]。这为1岁以内婴儿接受ABO血型不相容DD来源器官移植提供了先天条件。婴幼儿接受DD来源ABO血型不相容器官移植首先在心脏移植中得到实施，并证实是安全可行的。心脏移植的实践证实，婴幼儿接受DD来源ABO血型不相容心脏移植后，受者将产生针对供体血型抗原的特异性B细胞免疫耐受，表现为受者在移植后不再产生抗供者血型抗原的抗体，但仍然能正常产生抗非己和非供者血型抗原的抗体。例如A型血供者心脏移植给血型为O型婴儿，受者患儿将不再产生抗A-IgM/IgG，但仍然能正常产生抗B-IgM/IgG[8-10]。而且，若移植的A型心脏失功，患儿二次心脏移植即便改为接受血型相合的O型供心，这种由首次血型不合移植诱导形成的针对A型血型抗原的特异性免疫耐受仍然能够得到维持，受者患儿仍然不产生抗A-IgM/IgG，但能正常产生抗B-IgM/IgG血型抗体[11]。婴幼儿接受DD来源ABO血型不相容心脏移植的成功，促进了后续DD来源ABO血型不相容肝脏/肺脏移植在婴幼儿受者中陆续得到开展[12, 13]。然而，在本例病例之前，尚未见为婴幼儿成功实施DD来源ABO血型不相容肾脏移植的报道。

四、病例点评

通过接受DD来源ABO血型不相容供肾，本例患儿成功缩短了等待移植的时间。术前血型抗体检测提示患儿体内抗供者血型抗原A的IgM和IgG抗体水平均在实施ABO血型不相容肾移植推荐的安全范围之内。既往已报道婴幼儿接受DD来源ABO血型不相容心/肝/肺移植，而未见类似的肾脏移植报道，一个重要的原因是肾脏移植有透析可以替代，不属于挽救生命的必须治疗措施。但该患儿透析过程中，并发症时刻危及其生命，尽早及时实施肾移植（包括ABO血型不相容肾移植）有很大的必要性和紧迫性。因此，省卫健委批准了该患儿接受DD来源ABO不相容肾脏移植。

手术方案方面，采用经腹的术式有以下显著优势：可满足一期同时切除WT1突变相关双侧自体病肾；将供肾高位吻合于患儿腹主动脉和下腔静脉有利于保证移植肾得到更充分的血液灌注，并降低血栓形成的并发症。手术过程中，患儿下腔静脉内血栓得到了妥善处理，避免了移植肾术后静脉回流不畅，保障了手术的成功。

免疫学管理方面，该例患儿特点突出，术前和术后均未接受任何降低血型抗体的治疗措施，仅接受常规免疫诱导和口服免疫抑制剂治疗。这一策略的选择，建立在对ABO血型不相容的安全实施策略、婴幼儿ABO血型抗体产生特点以及对婴幼儿接受DD来源ABO血型不相容其他器官移植的结局的了解和认识的基础之上。本例患儿的移植效果符合预期，为婴儿实现肾移植提供了一种可行的备选方案。值得提出的是，本例患儿实施的A Rh+ à O Rh+血型不相容肾移植，其中对供者A抗原的亚型（A1/A2）未做测定。由于A2不相容对移植结局影响较小[14, 15]，本例血型不相容肾移植中，如果供者为A2血型，则在一定程度上削弱了本例血型不相容肾移植的代表性和意义。但本例患儿在术后随访期间不产生抗A抗体而可以正常产生抗B抗体的特征仍然在很大程度上证实了实施无移植前预处理的ABO血型不相容DD供肾婴儿肾移植具有较高的可行性。

（病例提供者：赵大强 华中科技大学同济医学院附属同济医院）

（点评专家：陈 刚 华中科技大学同济医学院附属同济医院）

参考文献

[1]Breimer ME，Molne J，Norden G，et al. Blood group A and B antigen expression in human kidneys correlated to A1/A2/B，Lewis，and secretor status[J]. Transplantation，2006，82（4）：479-485.

[2]Wang X, Zhang F, Jiang Y, et al. Highly individual-and tissue-specific expression of glycoprotein group A and B blood antigens in the human kidney and liver[J]. BMC Immunol, 2021, 22（1）: 66.

[3]Morath C, Zeier M, Dohler B, et al. ABO-Incompatible kidney transplantation[J]. Front Immunol, 2017, 8: 234.

[4]Mohamed M, Sweeney T, Alkhader D, et al. ABO incompatibility in renal transplantation[J]. World J Transplant, 2021, 11（9）: 388-399.

[5]Masterson R, Hughes P, Walker RG, et al. ABO incompatible renal transplantation without antibody removal using conventional immunosuppression alone[J]. Am J Transplant, 2014, 14（12）: 2807-2813.

[6]Aikawa A, Ohara T, Arai K, et al. Clinical outcome and accommodation in ABO incompatible kidney transplantation[J]. Clin Transpl, 2004, 135-142.

[7]Fong SW, Qaqundah BY, Taylor WF. Developmental patterns of ABO isoagglutinins in normal children correlated with the effects of age, sex, and maternal isoagglutinins[J]. Transfusion, 1974, 14: 551-559.

[8]West LJ, Pollock-Barziv SM, Dipchand AI, et al. ABO-incompatible heart transplantation in infants[J]. N Engl J Med, 2001, 344（11）: 793-800.

[9]Fan X, Ang A, Pollock-Barziv SM, et al. Donor-specific B-cell tolerance after ABO-incompatible infant heart transplantation[J]. Nat Med, 2004, 10（11）: 1227-1233.

[10]Urschel S, Ryan LA, ML I, et al. Development of B-cell memory in early childhood and the impact on antigen-specific tolerance after heart transplantation[J]. J Heart Lung Transplant, 2016, 35（4）: 491-499.

[11]Kohler S, Engmann R, Birnbaum J, et al. ABO-compatible retransplantation after ABO-incompatible infant heart transplantation: absence of donor specific isohemagglutinins[J]. Am J Transplant, 2014, 14（12）: 2903-2905.

[12]Gelas T, McKiernan PJ, Kelly DA, et al. ABO-incompatible pediatric liver transplantation in very small recipients: Birmingham's experience[J]. Pediatr Transplant, 2011, 15（7）: 706-711.

[13]Grasemann H, de Perrot M, Bendiak GN, et al. ABO-incompatible lung transplantation in an infant[J]. Am J Transplant, 2012, 12（3）: 779-781.

[14]Redfield RR, Parsons RF, Rodriguez E, et al. Underutilization of A2 ABO incompatible kidney transplantation[J]. Clin Transplant, 2012, 26（3）: 489-494.

[15]Forbes RC, Feurer ID, Shaffer D. A2 incompatible kidney transplantation does not adversely affect graft or patient survival[J]. Clin Transplant, 2016, 30（5）: 589-597.

病例13　ABOi活体肾移植术后感染人微小病毒B19并发急性血型抗体介导的排斥反应致移植肾功能丧失的诊治

一、病历摘要

（一）基本信息

患者男性，34岁。

现病史：患者于5年前因肺炎就诊于当地医院，自述当时血肌酐600+μmol/L，当地医院诊断为"慢性肾小球肾炎"，给予治疗（具体不详）后无明显好转。3年前行动静脉造瘘术，开始每2周5次（1/3/6，2/5）规律血液透析治疗，透析期间给予促红细胞生成素等对症支持治疗。现为求行同种异体肾移植术，特来我院，门诊以"慢性肾衰竭尿毒症期"收入我科。患者自起病以来，精神、饮食尚可，睡眠欠佳，大便正常，小便无，体力、体重无明显改变。

既往史：慢性乙型病毒性肝炎病史十余年，平素口服恩替卡韦［0.5mg/（次·天）］；肾性高血压病史5年余，平素口服硝苯地平控释片［30mg/（次·天）］，血压控制一般；肾性贫血病史5年余，平素透析期间给予促红细胞生成素治疗。否认冠心病、糖尿病病史；否认肺结核、HIV、梅毒等传染病病史；否认药物、食物过敏史；无饮酒、吸烟史；预防接种史不详。

（二）体格检查

体温36.5℃，脉搏86次/分，呼吸18次/分，血压141/97mmHg。神清，查体合作，对答切题，咽部无充血，双侧扁桃体未见明显肿大。皮肤、巩膜无黄染，无肝掌及蜘蛛痣，无瘀点瘀斑，浅表淋巴结未及肿大。双肺呼吸音清，未闻及干湿性啰音，心率86次/分，律齐，未闻及病理性杂音。腹部平软，全腹未及压痛、反跳痛，左上臂可见动静脉造瘘术后瘢痕，肝脾肋下未触及，肝肾区无叩痛，双下肢无水肿，病理征未引出。

（三）辅助检查

白细胞（WBC）3.02×10^9/L↓，血红蛋白（RBC）91g/L↓，肌酐（Scr）1125μmol/L↑。

（四）诊断

1. 慢性肾功能不全尿毒症期。

2．高血压1级（很高危）。

3．轻度贫血。

4．慢性乙型病毒性肝炎。

（五）治疗经过

1．供受者资料　受者男性，34岁（身高174cm，体重68kg，血型O）。原发性肾病为慢性肾小球肾炎，规律透析治疗。移植前，供体特异性抗体和群体反应性抗体均为阴性。供者为受者的母亲，63岁（身高157cm，体重60kg，血型B）。补体依赖性细胞毒性交叉配型和流式细胞术交叉配型均为阴性。供受者HLA有（HLA-A、HLA-B、HLA-C、HLA-DR、HLA-DP和HLA-DQ）4/12不匹配。移植前受体的基线抗B抗体滴度为1∶1024（IgM）和1∶64（IgG）（病例13图1）。

2．术前预处理方案　首先，受者在术前15天静脉注射利妥昔单抗100mg，后口服他克莫司（FK506，Tac）0.1mg/（kg·d）和吗替麦考酚酯（MMF）1500mg/d，分两次服药。随后，根据Tac浓度水平和MMF药物浓度曲线下面积来调整免疫抑制剂量。术前FK506谷值在8ng/ml左右，MMF药物浓度曲线下面积控制在60μg/（h·ml）。同时，给予三个疗程的血浆置换（PE）和一个疗程的双重过滤血浆置换（DFPP）以去除血型抗体。当抗B血型抗体滴度连续2天低于1∶16时，考虑移植。移植当天，抗B血型抗体滴度降至1∶16（IgM）和1∶283（IgG）（病例13图1）。

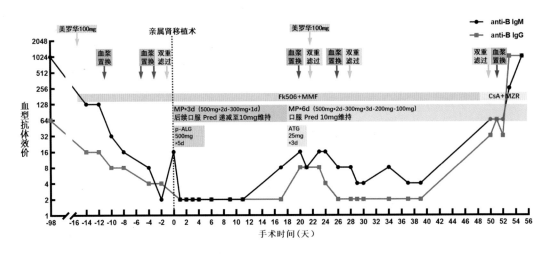

病例13图1　血型抗体滴度及移植前后免疫抑制方案

3．围术期一般情况　手术过程顺利，围术期免疫抑制包括用抗人T淋巴细胞猪免疫球蛋白和甲泼尼龙进行诱导治疗，以及用FK506、MMF和泼尼松进行三重维持治疗〔静脉注射抗人T淋巴细胞猪免疫球蛋白500mg，第0～4天；连续3天静脉注射甲泼尼龙0.5g、0.5g、0.3g，后改为口服泼尼松50mg（第4天），口服泼尼松后以10mg/d逐渐减少至10mg/d用于维持治疗］。术前FK506和MMF给药方案继续。术后FK506谷值维持在约8ng/ml。受者术后肾功能改善。血清肌酐从术前的1125μmol/L下降到术后第11天的159μmol/L。术后IgG和IgM抗B血型抗体滴度一直较（1∶2）。患者经过一个平静的疗程后在术后第12天出院。

4．术后并发症及处理　术后第17天，患者出现发热，血红蛋白水平逐渐下降至96g/L。排除其他原因，因高度怀疑人类细小病毒B19感染（HPV-B19）导致纯红细胞再生障碍，遂再次入院。入院时受者血清肌酐水平增加至514μmol/L，并伴有HPV-B19 IgM和DNA阳性，尿量急剧下降至950ml/d。FK506谷值降至2.9ng/ml；然而血型抗体滴度没有增加（抗B IgM和IgG滴度分别为1∶8和1∶2）。此外，超声检查结果提示移植肾灌注减少，动脉阻力指数增加。因此，该受者初步被诊断为HPV-B19感染合并急性排斥反应（AR）。为进一步评估移植肾的情况，立即进行移植肾穿刺活检，病理结果证实ⅠA级轻度急性T细胞介导的排斥反应（aTCMR）（Banff 2019 ⅠA级，i1，t1，g0，v0，ci0，ct0，cg0，cv0，ptc1，g+ptc=1，ah0，mm0，i-IFTA0，T-IFTA0和弥漫性阳性C4d3）（病例13图2A），移植肾活检样本中只有少量管周毛细血管（ptc1），没有肾小球肾炎的表现（病例13图2B）。立即给予甲泼尼龙（0.5g，2天；0.3g，3天；0.2g，1天）和兔抗人胸腺细胞免疫球蛋白冲击治疗（25mg×3天）。受者立即接受静脉注射免疫球蛋白（IVIG），剂量为20g/d，持续14天。同时进行血细胞输注。随后血红蛋白水平逐渐升高（病例13图3）。

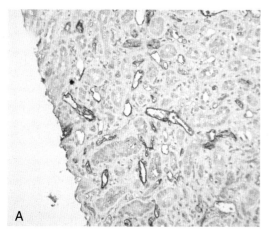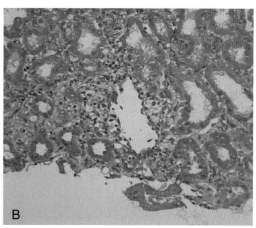

病例13图2　移植肾穿刺活检病理

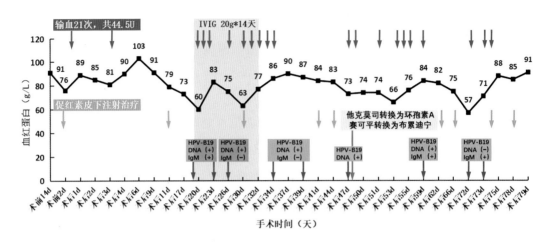

病例13图3 血红蛋白变化曲线

在术后第19天，抗B IgM和IgG血型滴度分别为1∶16和1∶8，呈反弹趋势。为了避免触发急性抗体介导的排斥反应（aAMR）引起的损伤，受者行利妥昔单抗100mg静脉注射和4个疗程的PE或DFPP（病例13图1）。抗体滴度没有持续增加。尿量逐渐恢复到2000ml/d以上，血清肌酐水平降至226μmol/L。FK506谷浓度为7.4ng/ml（病例13图4），抗B血型抗体滴度降至1∶4（IgM）和1∶2（IgG）。通过移植肾超声评估，同种异体移植物灌注良好，动脉阻力指数在正常范围内。因此，我们认为aTCMR在治疗后发生逆转。

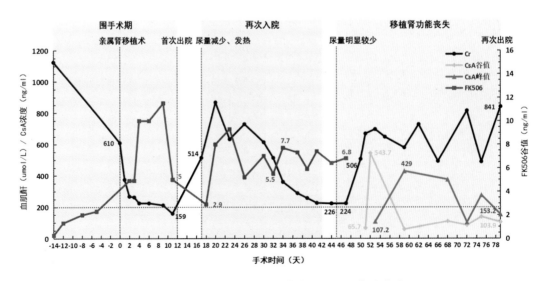

病例13图4 血肌酐及CsA浓度、FK506谷值曲线

术后第45天，受者尿量逐渐减少，血清乳酸脱氢酶（LDH）显著升高至269U/L，血小板（PLT）40×10^9/L（术前血清LDH为126U/L），随后进行升高血小板治疗。对HPV-B19 DNA进行检测，结果呈阳性，故术后第48天用环孢素（CsA）替代FK506治疗。在术后第50天，受者血清肌酐和LDH急剧升高至506μmol/L和356U/L，血小板（PLT）83×10^9/L，抗B血型抗体滴度升高至1：64（IgM）和1：32（IgG）。超声显示移植肾肿胀，实质回声增强，血流稀疏。因此排除了移植肾动静脉栓塞。复查供体特异性抗体和群体反应性抗体结果均为阴性。受者立即接受两个疗程的PE或DFPP以去除抗体。建议再次进行移植肾活检，患者拒绝。术后第52天，超声显示移植肾无血供。随后，血清肌酐升高至697μmol/L，抗B血型抗体滴度迅速升高（IgM，1：1024；IgG，1：256）（病例13图1）。由于FK506和淋巴细胞功能指标在合理范围内，故得出结论，受者经历了急性血型抗体介导的排斥反应，肾功能已急剧恶化至不可逆状态，随后受者恢复传统的血液透析治疗。

二、病例分析

术后2周不仅急性排斥的发病率高，而且还是ABOi肾移植受者的高危期[1]。该受者术后2周进行病理活检结果显示轻度aTCMR，移植肾中有弥漫性C4d沉积及管周毛细血管炎，这通常预测aAMR。受者在移植后可以建立"适应"状态，尽管存在弥漫性C4d管周毛细血管沉积，但是移植肾并不会出现急性排斥反应，且在这种情况下维持正常长期功能[2, 3]。因此，C4d染色不能用于诊断ABOi肾移植受体的AR[4, 5]。最终，我们采用了多种有效的抗排斥疗法，成功逆转了aTCMR。

目前尚无针对HPV-B19的特异性抗病毒疗法。降低免疫抑制强度和IVIG构成了肾移植术后HPV-B19治疗的基石[6]。然而，两种治疗都可能导致血液抗体滴度的反弹[7]。免疫抑制不足可能会诱导T/B淋巴细胞的再激活，从而诱导新的血型抗体并导致滴度反弹。然而，有证据表明，由于制造工艺的差异，IVIG中仍存在一定水平的血型抗体，这可能导致输注后ABOi肾移植受者中的血型抗体水平增加[8]。该受者接受了来自两个制造商的IVIG产品治疗，因此，我们回顾性地检测了来自这两家制造商的同一批次IVIG的抗B血型抗体滴度。然而，两者的抗体滴度均较低（山东泰邦生物制品有限公司：IgM＜1：2，IgG＝1：4；哈尔滨百世汇科生物制药有限公司：IgM＜1：2，216 IgG＝1：2）。此外，因为在IVIG输注过程中受体的血型抗体滴度没有显著增加，所以抗B血型抗体滴度的急剧反弹不太可能来源于IVIG的输注。

在首次成功逆转aTCMR后，受者随后也出现了血清LDH水平增高及血小板计数下降。此时应该引起重视的是ABOi肾移植更有可能导致血栓性静脉炎（TMA），这是一种罕见但严重的移植后并发症[7]。TMA的特征是快速的进行性的肾移植功能损伤，并且通常预后不良。TMA的诊断标准包括术后LDH水平比基线水平高出两倍以上，贫血或需要输血治疗，以及血小板计数下降（$<50 \times 10^9$/L或$<50\%$下降）。此外，HPV-B19感染和AR均是TMA的危险因素[9~12]。然而，我们没有考虑发生这种不良事件的可能性。AR是移植后新发TMA的常见且重要原因，有时两者共存[13]。根据Banff评分标准，TMA也是AR的一个诊断条件[14]。Tasaki M等人的一项研究显示，所有TMA病例都是经活检证实的AR，并且TMA发生在移植后AR的受者中[15]。然而，由于缺乏新的移植活检证据来支持这一推断，因此推测该受者的移植肾丢失可能与TMA有关。

关于肾移植术后HPV-B19感染伴移植肾功能障碍或丢失和排斥反应的病例是有限的。1986年发表了肾移植后HPV-B19的首篇报告[16]。Zolnourian等人认为HPV-B19是AR和移植物丢失的原因[17]。最新研究显示持续的HPV-B19感染可能会增加AR的发病率，并与更高的慢性移植物功能障碍风险相关。减少肾移植后HPV-B19的直接或间接影响对提高移植肾存活率和功能十分重要[18, 19]。该受者在术后早期感染HPV-B19，同时发生aTCMR。AR和HPV-B19感染的治疗方法截然相反，前者需要更强的免疫抑制治疗，后者需要更少的免疫抑制处理。尽管aTCMR被成功逆转，但HPV-B19感染仍在继续，这导致"适应"状态被打破并引发aAMR，从而导致受体移植肾功能的快速损伤直至丢失。

总之，尽管ABOi肾移植已被广泛推行，但免疫抑制方案和术后并发症的管理比ABO血型相容的肾移植要更为复杂。感染合并排斥反应的免疫抑制治疗具有挑战性。当血型抗体滴度反弹时，应确定受者是否处于"适应"状态或aAMR是否由ABO抗原触发，后者可能导致移植肾的不可逆损伤。基于这种情况，我们认为ABOi肾移植受者术后的住院期应适当延长，以使他们能够安全地度过术后高危期。术后3个月应规律监测血型抗体滴度、免疫功能状态和各种病毒学参数（尤其是HPV-B19）。

三、疾病介绍

随着免疫抑制方案的改进，ABOi肾移植的成功率逐渐提高。然而，与ABOi肾移植相关的免疫抑制方案和并发症的管理却非常复杂。在这里，我们报告了一例由HPV-B19感染引发的AR进而导致移植物功能障碍的临床病例。受者ABO血型为O型，供者为B型。受者抗B血型抗体滴度基线水平较高（IgM 1：1024；IgG 1：64）。移植前，受者完成了血浆置换、双滤血浆置换、利妥昔单抗等脱敏方案，维持了较低的血型抗体水平且移植手术成功。手术后两周，受者出现HPV-B19感染并伴有aTCMR的排斥反应。抗排斥治疗后，aTCMR被成功逆转，但由于HPV-B19感染持续存在。在aTCMR稳定一周后，患者出现了更为严重和难治性的aAMR，导致移植肾丢失。脱敏治疗联合免疫抑制剂治疗可导致受者的免疫系统被过度抑制，引发各种感染，感染又反过来可能破坏受者免疫"适应"状态，从而诱发AR，导致移植物丢失。

目前有研究者将ABOi肾移植中aAMR分为两种类型[20]。第一种aAMR是由ABO血型抗原引起的。如果对包括记忆细胞在内所产生的抗体抑制不足，ABO血型抗原将诱导二次免疫反应。这将导致抗体迅速大量产生，最终导致剧烈的aAMR，其通常表现为以IgG抗体滴度增加为主，同时伴有IgM抗体滴度的平行增加[21]。一旦发生，将对目前可用的治疗没有反应，最终导致移植物丧失。另一种类型的aAMR归因于ABO血型抗原的原发性致敏。这种类型的aAMR与血清IgM抗体滴度升高有关，而IgG抗体滴度通常不变。与第一种相比，这种类型的aAMR进展较慢，严重程度较轻。这种类型的aAMR患者对治疗有着较好的反馈，大多情况下，移植物存活且肾功能良好[22]。虽然目前尚不清楚哪种类型的ABO抗体（IgM或IgG）在ABOi肾移植中临床上更重要。然而，研究表明，针对非蛋白抗原的抗体反应主要取决于IgM的产生。IgM比IgG更易激活补体[23]。

四、病例点评

此病例为ABOi肾移植术后由HPV-B19感染引发的严重aAMR进而导致移植肾丢失。不充分或不必要的免疫抑制都会引起级联反应，如排斥反应和感染。患者的基线抗B血型抗体滴度较高（IgM 1∶1024；IgG 1∶64），这无疑增加了术前PE或DFPP的频率和免疫抑制的强度，因此患者丢失了更多的免疫球蛋白。同时，在脱敏治疗期间和移植后早期的高强度免疫抑制治疗也增加了ABOi肾移植受体感染的风险。此外，基线血型抗体滴度较高的受者是否存在更高的AR发生率及早期移植物丢失的风险存在着争议。然而，在任何情况下，用于去除高基线血型抗体滴度的免疫抑制方案都可能导致更高的感染风险。移植后受者血红蛋白水平下降，诊断为HPV-B19感染，意味着过度免疫抑制。由于HPV-B19感染主要表现为纯红细胞再生障碍性贫血，受者血红蛋白显著降低，FK506谷浓度显著降低。AR可能与HPV-B19感染后免疫抑制的减少和替代引起的免疫强度不足有关。

移植后"适应"状态可以被广泛定义为尽管受体中存在抗供体抗体，但没有移植物损伤。一般认为ABOi肾移植在2周后进入稳定期，即"适应"状态且肾功能长期保持稳定。在ABOi肾移植中，移植后A/B血型抗体的反弹而没有任何排斥的病理表现表明存在"适应"状态。然而受者再第二次出现排斥反应时，其特征是急剧且严重的急性血型抗体依赖性排斥反应。我们认为这与术后"适应"状态被打破有关，"适应"的打破又可能与术前高基线水平的血型抗体滴度和术后HPV-B19感染有关。

大量研究显示HPV-B19感染可通过直接的细胞病变作用或免疫反应导致移植物功能障碍或急/慢性排斥反应，但很难确定HPV-B19与排斥反应或功能障碍之间的因果关系。然而，也有研究表明，HPV-B19的靶向内皮细胞在感染过程中作为抗原呈递细胞，过度暴露于主要组织相容性复合体Ⅱ类并激活获得性免疫，最终导致aAMR和供体特异性HLA抗体的产生。一些研究者认为，HPV-B19引起的内皮细胞损伤和随后的肾小球内皮致敏可能会增加aAMR的发生率。减少肾移植后HPV-B19的直接和间接影响对改善移植物的存活和功能具有重要意义。

（病例提供者：代林睿　华中科技大学同济医学院附属同济医院）

（点评专家：张伟杰　昌　盛　华中科技大学同济医学院附属同济医院）

参考文献

[1]Becker LE, Süsal C, Morath C. Kidney transplantation across hla and abo antibody barriers[J]. Curr Opin Organ Tran, 2013, 18: 445-454.

[2]Garcia De Mattos Barbosa M, Cascalho M, Platt JL. Accommodation in abo-incompatible organ transplants[J]. Xenotransplantation, 2018, 25（3）: e12418.

[3]Cohen D, Colvin RB, Daha MR, et al. Pros and cons for c4d as a biomarker[J]. Kidney Int, 2012, 81: 628-639.

[4]Hruba P, Krejcik Z, Stranecky V, et al. Molecular patterns discriminate accommodation and subclinical antibody-mediated rejection in kidney transplantation[J]. Transplantation, 2019, 103: 909-917.

[5]van Sandwijk MS, Klooster A, Ten BI, et al. Complement activation and long-term graft function in abo-incompatible kidney transplantation[J]. World J Nephrol, 2019, 8: 95-108.

[6]Qiu J, Soderlund-Venermo M, Young NS. Human parvoviruses[J]. Clin Microbiol Rev, 2017, 30（1）: 43-113.

[7]Cen M, Wang R, Kong W, et al. Abo-incompatible living kidney transplantation[J]. Clin Transplant, 2020, 34（9）: e14050.

[8]Staley EM, Carruba SS, Manning M, et al. Anti-blood group antibodies in intravenous immunoglobulin may complicate interpretation of antibody titers in abo-incompatible transplantation[J]. Am J Transplant, 2016, 16（8）: 2483-2486.

[9]Waldman M, Kopp JB. Parvovirus b19 and the kidney[J]. Clin J Am Soc Nephrol, 2007, 2（1）: S47-56.

[10]Abbas F, El KM, Kim JJ, et al. Thrombotic microangiopathy after renal transplantation: current insights in de novo and recurrent disease[J]. World J Transplant, 2018, 8（5）: 122-141.

[11]Garg N，Rennke HG，Pavlakis M，et al. De novo thrombotic microangiopathy after kidney transplantation[J]. Transplant Rev（Orlando），2018，32（1）：58-68.

[12]Bentata Y. Parvovirus b19 in kidney transplantation：key points and essential pitfalls to know[J]. Infect Dis（Lond），2021，53（6）：404-408.

[13]Beadle J，Papadaki A，Toulza F，et al. Application of the banff human organ transplant panel to kidney transplant biopsies with features suspicious for antibody-mediated rejection[J]. Kidney Int，2023，104（3）：526-541.

[14]Roufosse C，Simmonds N，Clahsen-van GM，et al. A 2018 reference guide to the banff classification of renal allograft pathology[J]. Transplantation，2018，102（11）：1795-1814.

[15]Tasaki M，Saito K，Nakagawa Y，et al. Analysis of the prevalence of systemic de novo thrombotic microangiopathy afterabo-incompatible kidney transplantation and the associated risk factors[J]. Int J Urol，2019，26：1128-1137.

[16]Neild G，Anderson M，Hawes S，et al. Parvovirus infection after renal transplant[J]. Lancet，1986，2（8517）：1226-1227.

[17]Zolnourian ZR，Curran MD，Rima BK，et al. Parvovirus b19 in kidney transplant patients[J]. Transplantation，2000，69：2198-2202.

[18]Barzon L，Murer L，Pacenti M，et al. Investigation of intrarenal viral infections in kidney transplant recipients unveils an association between parvovirus b19 and chronic allograft injury[J]. J Infect Dis，2009，199：372-380.

[19]Bertazza PN，Negrisolo S，Carraro A，et al. Pre-existing intrarenal parvovirus b19 infection may relate to antibody-mediated rejection in pediatric kidney transplant patients[J]. Int J Mol Sci，2023，24（11）：9147.

[20]Takahashi K. Recent findings in abo-incompatible kidney transplantation：classification and therapeutic strategy for acute antibody-mediated rejection due to abo-blood-group-related antigens during the critical period preceding the establishment of accommodation[J]. Clin Exp Nephrol，2007，11（2）：128-141.

[21]Morath C，Zeier M，Dohler B，et al. Abo-incompatible kidney transplantation[J]. Front Immunol，2017，8：234.

[22]Takahashi K，Saito K. Abo-incompatible kidney transplantation[J]. Transplant Rev（Orlando），2013，27：1-8.

[23]Kim H，Choe W，Shin S，et al. Abo-incompatible kidney transplantation can be successfully conducted by monitoring igm isoagglutinin titers during desensitization[J]. Transfusion，2020，60：598-606.

病例14 活体肾移植术中突发血管麻痹综合征的诊疗

一、病历摘要

（一）基本信息

受者信息：男性，19岁，身高160cm，体重68kg，BMI 26.56，以"胸闷、气短伴咳嗽咳痰9个月，腹膜透析9个月"入院，期间规律腹膜透析治疗（1.5%腹膜透析液，4次/日），出超量800ml/d，尿量500ml/d，血清肌酐（Scr）600～800μmol/L，予以硝苯地平30mg、2次/日，卡维地洛12.5mg、2次/日，厄贝沙坦80mg、2次/日控制血压，血压维持在140/90mmHg左右。术前心脏超声检查示左室整体舒缩功能正常；射血分数（EF）65%；彩色多普勒血流显像（CDFI）示各瓣膜区血流脉冲波多普勒（PW）、颜色未见异常；多普勒组织成像（TDI）示二尖瓣瓣环运动速度曲线E峰＞A峰；心电图报告示窦性心律，心率（HR）85次/分；胸部CT示两肺未见炎性渗出，心隔未见明显异常；B型前脑钠尿肽（BNP）100pg/ml。患者自透析以来，未出现心力衰竭、心律失常、肺部感染、腹膜炎、肺水肿、低血压等并发症。手术前3天开始口服他克莫司4.0mg/d＋吗替麦考酚酯（MMF）1.5g/d。

供者信息：受者母亲，女性，47岁，身高150cm，体重64kg，BMI 28.44。既往无基础疾病，尿量1500ml/d，血压120/80mmHg。按照《活体肾移植临床技术操作规范（2019版）》和西安交通大学第一附属医院肾移植科诊疗规范关于活体亲属供肾要求进行供者的术前医学评估，符合供肾的医学要求，将左肾作为供肾。手术采用经典开放式经腰入路，手术过程顺利，术中无大出血、低血压、心律失常、周围脏器损伤等并发症，供肾热缺血时间为1分钟，冷缺血时间为30分钟，使用高渗枸橼酸盐嘌呤溶液灌注肾脏，供肾修整过程顺利。

（二）活体肾移植术

患者进入手术室后，监测基本生命体征：血压（BP）140/90mmHg，血氧饱和度（SO$_2$）100%，心率（HR）80次/分，呼吸（R）18次/分。麻醉方案：长托宁（盐酸戊乙奎醚注射液）0.5mg静脉注射，咪达唑仑0.04mg/kg，舒芬太尼2μg/kg，依托咪酯18mg，罗库溴铵130mg，丙泊酚9～15mg/（kg·h），雷米芬太尼0.1～0.2μg/（kg·min），顺苯磺酸阿曲库铵0.12mg/（kg·h），吸入氧浓度50%，潮气量8～10ml/kg，麻醉深度监测脑电双频指数（BIS）55。手术开始前30分钟给予甲强龙250mg静脉推注，头孢呋辛钠1.5g预防感染，随后给予巴利昔单抗（诺华制药）＋甲强龙250mg静脉滴注，术中持续、匀速静脉滴注复方氯化钠注射液、复方乳酸葡萄糖注射液、羟乙基淀粉氯化钠注射液等，耳温监测维持在36.3～36.9℃，根据术中血气分析结果调节呼吸机参数、电解质和酸碱平衡状态。患者从麻醉诱导、切皮至吻合移植血管过程中，生命体征平稳，血压140～160/70～90mmHg，中心静脉压（CVP）8～12cmH$_2$O，心率90次/分、呼吸18次/分，平均动脉压（MAP）＞95mmHg，血红蛋白＞90g/L，血气分析示呼吸功能与电解质、酸碱平衡状态无明显异常，此过程未输注血制品及血管活性药物。右侧桡动脉穿刺置管连接有创血压传感器实时监测有创动脉血压、MAP、动脉血气分析等。

肾移植手术采用开放式腹直肌外缘弧形切口，游离出髂内动脉、髂外静脉，用5/0 Prolene不可吸收缝线（美国强生）行供肾静脉与髂外静脉端侧连续外翻式吻合，肾动脉与髂内动脉端端吻合。移植肾动脉开放前5分钟予以呋塞米注射液80mg静脉注射，手术医师与麻醉医师再次共同确认患者生命体征和循环情况：血压142/95mmHg，血氧饱和度（SO$_2$）100%，呼吸16次/分，心率85次/分，总液入量1500ml。开放血液循环后，移植肾立即充盈，色泽红润，质地饱满，15秒后输尿管可见尿液涌出，血管吻合口无明显渗血。2分钟后突然出现不明原因血压骤降，血压50/30mmHg，心率130～140次/分，平均动脉压（MAP）＜50mmHg，心电图为窦性心动过速，中心静脉压（CVP）10cmH$_2$O，观察肾脏质地逐渐变软、色暗红、无尿，术野无明显出血，发病原因尚不明确，遂立即暂停手术。手术医师分析术中出血不多，排除失血性休克可能；巡回护士仔细检查患者胸腹部及四肢皮肤无红斑、丘疹、出血点等，球结膜无红肿，皮肤温度正常，排除过敏性休克可能；麻醉医师检查气管插管内未见异常分泌物，麻醉机参数正常，脑电双频指数（BIS）49。立即予以多巴胺静脉推注2mg，然后5μg/（kg·min）持续泵注，血压改善不明显，血压60/40mmHg，又加用去甲肾上腺素0.5μg/（kg·min），但低血压并未显著改善，后再次追加肾上腺素0.05μg/（kg·min）。同时行右侧颈内静脉PICC（经外周静脉置入中心静脉导管）适当加快补液速度，30分钟后收缩压最高升至90mmHg，但仍不稳定。期间急查血常规、凝血功能、电解质、动脉血气分析，结果显示：酸碱度7.33，血氧分压（PaO$_2$）102mmHg，二氧化碳分压（PCO$_2$）39mmHg，血红蛋白（Hb）78g/L，血钾3.6mmol/L，血钠144mmo/L，血氯104mmol/L，血钙1.2mmol/L，血糖6.8mmol/L，乳酸0.8mmo/L，碱剩余1.23mmo/L，给予输血、纠正酸碱平衡和电解质紊乱、补液和白蛋白等治疗，并请心血管内科、ICU、超声科等多学科术中会诊，心动超声示心室、心房腔及大血管内径正常，瓣膜位置、形态、启闭运动未见异常，未见明显反流及狭窄，左心脏搏动规律自如有力，收缩功能基本正常，射血分数（EF）71%，下腔静脉宽度0.97～1.16cm，变异度16.3%，心脏指数（CI）3.L/（min·m^2）。四肢血管超声示外周血管充盈压和阻力下降。经过临床监测指标、会诊讨论及文献资料报道，最终确诊为"血管麻痹综合征（VS）"。根据VS诊疗规范继续给予去甲肾上腺素＋肾上腺素＋多巴胺升压、纠正酸碱平衡和电解质紊乱、补液、输血、补充白蛋白等治疗。约1小时后血压逐渐升至140/90mmHg左右，逐渐停用去甲肾上腺素和肾上腺素，多巴胺减至3μg/（kg·min），观察可见肾脏颜色红润、质地变硬，输尿管有少量尿液溢出，遂继续手术，行输尿管膀胱外隧道式吻合，内置双"J"管支架，放置肾周引流管，术毕。整个手术过程总入量4000ml，出血量200ml，尿量150ml，输血6U，人血白蛋白20g。

（三）术后治疗及并发症处理

手术结束后患者入住ICU，持续镇静插管状态，血压138/95mmHg，血氧饱和度（SO_2）100%，心率89次/分，呼吸16次/分，尿量0～50ml/h，予以呋塞米80mg静脉注射，考虑出入不平衡导致容量负荷过重，术后5小时开始给予CRRT（连续肾脏替代疗法）治疗，脱水3000ml，术后12小时停用血管活性药物，并拔除气管插管，复查心动和血管超声示心室、心房及瓣膜形态功能正常，射血分数（EF）72%，双下肢血管充盈压及阻力基本正常。术后第2天转回普通病房，未再需要使用升压药物，血压140/90mmHg左右。予以巴利昔单抗＋甲强龙方案（巴利昔单抗20mg，术后第四天使用；甲强龙500mg/d×4天）和他克莫司［0.08mg/（kg·d）］＋吗替麦考酚酯（1g，2次/日）＋泼尼松龙10mg/d作为诱导和维持治疗。术后出现移植肾功能延迟恢复（DGF），尿量＜400ml/d，给予规律血液透析治疗，术后2周行移植肾穿刺活检术（病例14图1），病理结

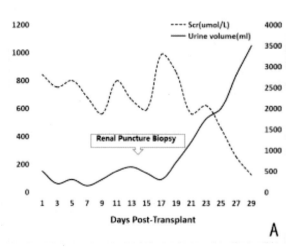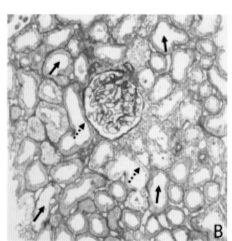

病例14图1　肾移植术后肌酐、尿量变化及穿刺病理

A. 肾移植术后肌酐和尿量变化趋势图；B. 肾移植术后2周行肾穿刺病理（HE×40）示肾小球系膜区、基膜、内皮细胞无明显异常。肾小管上皮细胞颗粒变性（实线线箭头），弥漫刷状缘脱落（虚线箭头），多灶状等立方空泡变性，未见小管炎及萎缩，管腔内少量蛋白管型

果为急性肾小管损伤，考虑与术中低血压有关，调整免疫抑制剂［他克莫司减为0.05 mg/（kg·d）］、规律血液透析、维持血压、利尿、改善微循环、抗感染等治疗，术后3周尿量明显增多，血肌酐逐渐下降，术后1个月移植肾功能及尿量逐渐恢复正常，随访时间大于3个月，移植肾功能稳定。

二、病例分析

本病例是活体肾移植受者术中突发的血管麻痹综合征，分析本例患者发生VS的可能与肾移植手术创伤应激、基础疾病、降压药物（如卡维地洛、硝苯地平）、肝素、缺血缺氧代谢物质等有关。术中心动超声和血管超声检查提示心排血量增高，左心收缩功能基本正常，外周血管阻力及充盈压降低，综合上述监测指标、临床表现和超声检查结果，本病例符合血管麻痹综合征的诊断。出现VS后我们首先进行儿茶酚胺类药物升压治疗，包括去氧肾上腺素、肾上腺素、去甲肾上腺素和多巴胺等；其次是进行补液扩容治疗，但考虑患者系肾衰竭无尿状态，补液速度及补液量应当谨慎，以防出现液体的循环负荷过重，导致心律失常、心力衰竭及肺水肿等。关于出现VS是否需要切除移植肾进行二次灌注后再移植并无定论，我们建议应根据移植肾质地、颜色、术中超声、受者血管条件等情况定夺。本研究中移植肾未做二次灌注，主要原因是移植肾虽然质地偏软，但颜色逐渐变红润，术中超声血管树主干尚清晰，所以未做二次灌注。二次灌注意味着二次缺血再灌注损伤，若受者髂动脉硬化、斑块、分层等比较严重，二次吻合可能增加夹层、狭窄、动脉瘤等血管并发症的风险，进一步加重肾脏损害。此外，该患者移植肾功能恢复时间较长的原因是术中低血压持续时间长引起急性肾损伤，术后出现DGF，尿量<400ml/d，给予规律血液透析治疗，期间尿量仍未明显增加，于是我们决定术后2周行移植肾穿刺活检术了解肾脏病理情况，病理结果为急性肾小管损伤，考虑与术中长时间低血压导致急性肾损伤有关，这也提示我们移植肾功能恢复的可能性比较大，遂将他克莫司减为0.05mg/（kg·d）减少药物肾毒性，并规律血液透析、维持血压、利尿、改善微循环、抗感染等治疗，术后3周尿量开始明显增多，术后1个月肌酐降至120μmol/L，随访时间3个月，移植肾功能稳定。

三、疾病介绍

肾脏移植是目前公认的治疗终末期肾病的最有效方法。近年来，随着供受体评估标准、器官获取和保存、肾脏移植手术、免疫抑制药物等不断进步，移植肾1年存活率已提高至95%以上[1]，肾移植相关并发症的整体发病率亦有所下降。血管麻痹综合征（vasoplegic syndrome，VS）是一种病理性低全身血管阻力综合征，其主要临床特征是心输出量正常或升高时血压降低，具有无法预测、起病隐匿、进展迅猛、破坏严重等特点[2, 3]。VS发生后血管扩张不能回缩，外周血管阻力及充盈压降低，而心排出量高或正常，对血管活性药物和补液后症状无改善或改善不明显，需要多种血管活性药物维持循环稳定。然而对于大部分移植医生来说并不熟悉和了解，治疗的难点在于如何及时明确诊断并做出有效处理，否则可能影响移植肾功能，严重者危及生命[4]。

VS是一种以血管反应性障碍为主要特点的复杂现象，通过一系列不同的途径介导的，这些途径结合并促进了血管麻痹的产生。VS和感染性休克的发病机制存在相似之处，炎症反应、巨噬细胞活化和细胞因子释放都存在于两种病理状态中。关于VS的发病包括内部和外部机制的调控[5, 6]。内部机制包括：①内皮细胞分泌物（一氧化氮、前列环素、内皮素等）；②血管活性代谢物（酸中毒、缺氧、过氧化氢等）；③自身活性物质（血清素、前列腺素、血栓素A_2）。外部调节主要由交感神经控制和血管活性激素介导，其中包括肾上腺素、血管紧张素Ⅱ和抗利尿激素。多项研究表明VS发生的危险因素包括脓毒血症、心功能不全、糖尿病、器官移植、体外循环、贫血、缺血缺氧、输血、创伤、低温、药物因素（如血管紧张素抑制剂、β受体阻滞剂、钙离子拮抗剂、肝素、鱼精蛋白）等[7]。

目前国内外没有普遍接受的VS定义，大部分诊断标准主要包括MAP、系统血管阻力和对升压药的反应性三方面[8, 9]，即：①严重的不明原因的低血压，MAP<50mmHg，且传统儿茶酚胺类药物治疗无效［去甲肾上腺素>0.15μg/（kg·min）］；②低系统血管阻力<800dyn/（s·cm^5）或全身血管阻力指数<1400dyn/（s·cm^5·m^2）；③正常或高CI［CI>2.2L/（min·m^2）］。在本研究中患者开放动脉循环后突然出现严重低血压50/30mmHg，MAP<50mmHg，心率130～140次/分，中心静脉压（CVP）10cmH$_2$O，联合应用多巴胺＋去甲肾上腺素＋肾上腺素升压，补液扩容，血压仍不稳定，CI 3.6L/（min·m^2），全身血管阻力指数1350dyn/（s·cm^5·m^2）。

VS治疗的关键点是针对发病机制采取相应措施来尽快恢复血管的回缩能力[10]。大多数VS患者最初接受液体复苏和传统血管活性药物治疗，如果不成功，则使用亚甲蓝、羟钴胺或血管加压素等，亦起到良好的疗效，但在使用剂量、疗效和安全性等方面仍存在诸多争议，如病例14表1。亚甲蓝（MB）是iNOS和GC的直接抑制剂，已被用作心胸外科术后VS的有效治疗方法，对于类固醇、液体复苏、高剂量儿茶酚胺治疗无反应或反应较弱的血管麻痹性休克患者，MB是一种潜在的治疗选择，对于大多数患者而言，单剂量MB已被证明是治疗体外循环后去甲肾上腺素难治性VS的好方法，不良反应较小[8]，同时MB（1.5mg/kg）可显著降低VS相关的发病率和死亡率[11]。在高危患者中预防性使用MB可能会降低VS的发生率和严重程度，Ozal将100例计划进行冠脉搭桥术的VS高风险患者分为MB组（50例）和对照组（50例），MB组在术前30分钟内输注MB（2mg/kg），结果显示MB组VS的发生率为0%，而对照组为26%[12]。但MB是否应该用作儿茶酚胺耐药VS的一线选择仍存在争论。Sandy An等报道一名66岁男性肝移植患者合并VS，血压降至60~70/30~40mmHg（MAP<45mmHg），予以液体复苏、静脉注射大剂量去甲肾上腺素和血管加压素，血压改善不明显，随后给予5g羟钴胺后，患者的动脉血压有显著改善，随后停用血管加压素，去甲肾上腺素从20μg/min减少到2μg/min，术后恢复良好，血压维持平稳[13]。Masetti等研究血管加压素（0.1~1.0U/min）对16名VS患者的疗效，发现血管加压素可有效治疗体外循环心脏手术后的VS，在体外循环期间和随后的4小时内连续静脉输注血管加压素有利于减少血流动力学改变，降低儿茶酚胺的剂量需求，并有助于预防低EF的发生[14, 15]。

病例14表1　国内外肾移植并发血管麻痹综合征（VS）的病例概述

序号	国家/发表时间（年）	患者信息	移植类型	发病时间	最低血压	主要治疗方案	二次灌注	围术期并发症	移植物功能恢复时间（天）	预后
1	中国/2021	男35岁	活体肾移植	动脉开放后	85/32mmHg	升压药物、补液	否	无	14天	存活
2	美国/2020	男63岁	肝肾联合移植	无肝期	MAP 40~50mmHg	升压药物、补液、羟钴胺素	否	DGF	1个月	存活
3	土耳其/2016	女51岁	活体肾移植	动脉开放后	70/40mmHg	升压药物、补液	是	不详	不详	存活
4	美国/2015	男69岁	尸体肾移植	注射rATG后	收缩压<80mmHg	升压药物、补液、亚甲蓝	否	细胞因子释放综合征	不详	死亡（术后7个月）
5	以色列/2015	女19岁	尸体肾移植	手术结束后	80/45mmHg	升压药物、补液、亚甲蓝	否	无	不详	存活

四、病例点评

肾移植并发VS的研究现在多为个案报道，整体发病率较低，诊断和治疗尚未统一，但是严重的术中血流动力学波动对移植医生和麻醉师来说仍然是非常具有挑战性的问题。本研究中可能由于我们对VS的认识不足，诊断和治疗的响应不够及时，且治疗手段还仅限于使用升压药物、液体复苏等，如果尝试其他疗法可能会缩短低血压持续的时间，减少对移植肾的影响。因此移植医生和麻醉师应提高对VS的认识，制定应对预案，一旦遇到能迅速处理。希望本报告对同道有所帮助。

（病例提供者：张江伟　西安交通大学第一附属医院）

（点评专家：丁小明　薛武军　西安交通大学第一附属医院）

参考文献

[1]Haberal M，Boyvat F，Akdur A，et al. Surgical complications after kidney transplantation[J]. Exp Clin Transplant，2016，14（6）：587–595.

[2]Weinberg D，Running K，Kalarickal PL，et al. Use of intravenous hydroxocobalamin for vasoplegic syndrome in simultaneous liver–kidney transplant：a case report[J]. Transplant Proc，2021，53（4）：1300–1302.

[3]Brennan KA，Bhutiani M，Kingeter MA，et al. Updates in the management of perioperative vasoplegic syndrome[J]. Adv Anesth，2022，40（1）：71–92.

[4]Hershman E，Hadash A，Attias O，et al. Methylene blue treatment for resistant shock following renal transplantation[J]. Paediatr Anaesth，2015，25（11）：1168–1169.

[5]石屹崴，于洪丽，张桂诚，等. 亲体肾移植术肾动脉开放后血管麻痹综合征1例[J]. 江苏医药，2021，47（8）：860–862.

[6]Levy B，Fritz C，Tahon E，et al. Vasoplegia treatments：the past，the present，and the future[J]. Crit Care，2018，22（1）：52.

[7]Liu H，Yu L，Yang L，et al. Vasoplegic syndrome：an update on perioperative considerations[J]. J Clin Anesth，2017，40：63–71.

[8]陈诗雨，周新民. 心脏手术后血管麻痹综合征的研究现状[J]. 国际心血管病杂志，2012，39（4）：213–216.

[9]Denny JT，Burr AT，Balzer F，et al. Methylene blue treatment for cytokine release syndrome–associated vasoplegia following a renal transplant with rATG infusion：a case report and literature review[J]. Exp Ther Med，2015，9（5）：1915–1920.

[10]Busse LW，Barker N，Petersen C. Vasoplegic syndrome following cardiothoracic surgery–review of pathophysiology and update of treatment options[J]. Crit Care，2020，24（1）：36.

[11]Leyh RG，Kofidis T，Strüber M，et al. Methylene blue：the drug of choice for catecholamine-refractory vasoplegia after cardiopulmonary bypass？［J］J Thorac Cardiovasc Surg，2003，125（6）：1426-1431.

[12]Ozal E，Kuralay E，Yildirim V，et al. Preoperative methylene blue administration in patients at high risk for vasoplegic syndrome during cardiac surgery[J]. Ann Thorac Surg，2005，79（5）：1615-1619.

[13]An SS，Henson CP，Freundlich RE，et al. Case report of high-dose hydroxocobalamin in the treatment of vasoplegic syndrome during liver transplantation[J]. Am J Transplant，2018，18（6）：1552-1555.

[14]Masetti P，Murphy SF，Kouchoukos NT. Vasopressin therapy for vasoplegic syndrome following cardiopulmonary bypass[J]. J Card Surg，2002，17（6）：485-489.

[15]Papadopoulos G，Sintou E，Siminelakis S，et al. Perioperative infusion of low-dose of vasopressin for prevention and management of vasodilatory vasoplegic syndrome in patients undergoing coronary artery bypass grafting-A double-blind randomized study[J]. J Cardiothorac Surg，2010，5：17.

病例15　一例罕见的成人第五次肾移植

一、病历摘要

（一）基本信息

受者男性，55岁，身高172cm，体重80kg，血型AB。因"慢性肾小球肾炎、尿毒症"分别于2002年3月、2003年3月、2012年2月和2015年9月在我院接受初次、再次、三次和四次肾移植。移植部位均为髂窝，第一和第三次移植部位为右髂窝，第二及第四次移植部位为左髂窝。第三次和第四次移植的过程中分别先切除手术部位原失功的移植肾。前四次移植肾的存活时间分别为7天、8年5个月、3年4个月和1年10个月。移植肾失功的原因依次是可疑的加速排斥反应、慢性移植肾功能丧失、慢性活动性排斥反应（伴进行性加重的蛋白尿）及慢性移植肾功能减退（伴大量蛋白尿及全身水肿）。整个过程中受者未中断服用环孢素或他克莫司，前四次移植与供者人类白细胞抗原（HLA）A、B、DR、DQ位点的错配数分别为6、6、4和6个。除第三次移植前群体反应性抗体（PRA）Ⅱ类轻度升高（17%）外，其余移植前PRA均为阴性（<10%）。历次肾移植术前的淋巴细胞毒交叉配合试验（CDC）均为阴性（<10%）。第三次和第四次移植前给予兔抗人胸腺细胞免疫球蛋白（rATG）诱导治疗。2017年7月患者在我院登记等待第五次肾移植，PRA-Ⅰ类为8%，PRA-Ⅱ类为28%。核磁共振成像显示双侧髂总动脉未见明显异常，双侧髂内和髂外动脉部分显示，左侧髂内动脉起始部略狭窄。其他系统病史包括移植后新发糖尿病（口服三种降糖药控制）、先天性房间隔缺损、阵发性心房颤动3年、真菌性鼻窦炎1年（伏立康唑抗真菌治疗3个月）和带状疱疹等。

（二）诊断

1. 慢性肾脏病5期，异体肾移植状态，移植肾功能不全，血液透析状态。

2. 移植后新发糖尿病。

3. 先天性房间隔缺损（继发孔型 左向右为主，双房扩大，慢性心功能不全）。

（三）治疗经过

患者于2017年10月等到合适供肾。供者为47岁男性，A型血，原发病为缺氧性脑病。供肾为左肾，零点穿刺快速石蜡切片见12个肾小球中1个球性硬化，小动脉未见明显病变。患者术前复查PRA-Ⅰ类22%，PRA-Ⅱ类86%，但供受者配型较理想：HLA错配数仅为2/8（供者A2，11；B38，60；DR15，-；DQ5，-；受者A2，-；B38，75；

DR15，-；DQ5，6），并且Luminex单抗原微珠法显示无预存供者特异性抗体（DSA）存在，CDC和Flow-CDC也均为阴性（＜10%），故未行血浆置换等脱敏预处理。诱导治疗采用rATG，首剂50mg在开放前静脉滴注，术后25mg/d，连用2天。同时静脉滴注免疫球蛋白（IVIG）10g/d，连用1周后减为5g/d，持续3天。维持免疫抑制方案为他克莫司＋吗替麦考酚酯＋泼尼松。移植后2周、1个月和1年常规采用Luminex监测DSA变化。

　　手术方式选择腹膜外高位肾移植：经第三次肾移植的右下腹原切口切开腹壁直至已失功的移植肾表面，从肾包膜内游离并切除萎缩的肾脏（病例15图1A），双重缝扎受者体内的肾动、静脉残端。贴近切口的外侧壁切开肾窝残留增厚的胶原纤维组织壁，分离腹膜并推向内侧。先显露及游离右髂总动脉，然后游离分叉处平面以上的一小段下腔静脉侧壁（病例15图1B）。将移植肾的肾动、静脉分别与受者的右髂总动脉及下腔静脉行端侧吻合（病例15图1C），试开放无吻合口出血后（病例15图1D），依次开放肾静脉、动脉血流，可见移植肾颜色鲜红且质地良好（病例15图1E）。仔细止血后将移植肾放置于腹膜后高位。经导尿管滴注无菌生理盐水约200ml充盈膀胱，充分显露膀胱右侧顶壁。避开前两次的输尿管膀胱吻合处，将新肾的输尿管保留适宜长度后内置双"J"

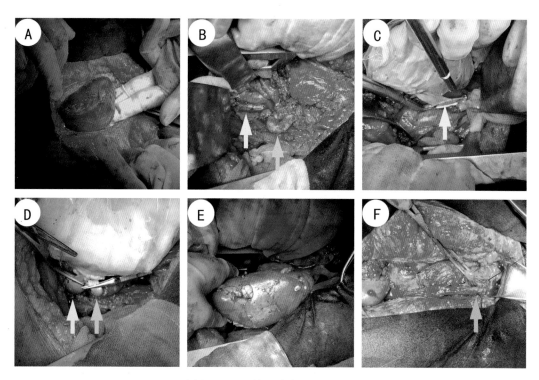

病例15图1　第五次肾移植手术图

A. 从包膜内游离拟行切除的萎缩移植肾；B. 黄色箭头代表下腔静脉、蓝色箭头代表右髂外动脉；C. 黄色箭头代表肾静脉的端-侧吻合；D. 黄、蓝色箭头分别代表肾静、动脉吻合后的试开放；E. 新植入的移植肾开放血流灌注后颜色红润；F. 绿色箭头指示移植肾输尿管

管，输尿管末端与膀胱黏膜间断吻合（5-0 PDS可吸收线），然后行膀胱肌层隧道包埋（病例15图1F）。分离输尿管走行处的粘连组织，确保输尿管从原移植肾肾窝的底部平整通过，避免骑跨后带来的并发症。于肾上极及膀胱吻合口附近分别放置一根橡皮引流管后逐层关闭切口。供肾冷缺血时间11小时30分，手术时长4小时50分。

术后受者即刻来尿，第1天尿量4250ml，血肌酐稳步下降。术后第3天发生快心室率房颤伴室内差异性传导，同时彩超示移植肾内血流减少，立即给予胺碘酮持续静脉泵入，8小时后成功复律。另给予前列地尔20μg/d静脉滴注以改善微循环，连用3天后患者的凝血时间显著延长（PT 25秒，PTA 34%，INR 2.2，KPTT 44秒），伴血红蛋白从124g/L下降至84g/L，右侧腹部出现大片皮下淤血。立即停用前列地尔并输注冷沉淀和凝血酶原复合物纠正凝血功能至正常。术后第8天彩超示肾周出现16.8cm×6cm液性暗区，提示血肿，遂在彩超定位下穿刺抽吸出暗红色陈旧性积血约300ml。术后第13天超声造影示移植肾内血流丰富，各级动脉阻力指数0.72～0.88。之后患者血肌酐继续下降至118μmol/L，复查彩超血肿逐渐变小，于移植后20天好转出院。

至今随访5年10个月，患者的血肌酐保持正常（120μmol/L左右），无新生DSA、急性排斥反应及感染，有轻度蛋白尿（500～800mg/d），通过口服雷公藤多甙片和舒洛地特控制。

二、病例分析

本例第五次肾移植的外科难点在于左右两侧髂窝部位均已经历两次肾脏移植手术，原移植肾与周围组织粘连严重，游离肾脏及血管较为困难，创面大且渗血较常规肾移植显著增多。本例患者也在术后一周（拔出肾周引流管后2天）并发移植肾周血肿，与手术创面大、引流不充分、引流管拔出偏早、血小板水平较低和使用抗凝血治疗等有关，经积极改善凝血功能和粗针穿刺引流积血后治愈。本例的临床过程提示在第五次肾移植中采用右侧腹膜外高位移植方式是安全可行的，但须密切注意监测凝血功能和血小板变化、避免抗凝过度及引流管拔出过早导致肾周血肿形成。由于创面较大，渗血较多（尤其是凝血机制较差时），引流管的放置部位要合理，术后放置时间需要适当延长，最好在患者下床活动后仍引流量少时再考虑拔出。

本例患者在第五次肾移植前HLA高度致敏，未给予脱敏处理和大剂量的免疫诱导治疗，但移植后随访5年10个月均未发生急性排斥反应，主要得益于此次移植前良好的供受者配型。在现有脱敏治疗效果较为有限的情况下，重视多次肾移植的供受者配型，选择HLA位点尽量多配并避免致敏位点存在的供者，是减少移植后免疫风险的最直接有效的措施。

三、疾病介绍

因肾脏移植后患者的生理状态和生活质量显著优于维持性透析状态，而单次移植肾的长期存活时间又相对有限，使近年要求行再次和多次肾移植的患者数量与日俱增，其中多数为再次肾移植，少数为三次肾移植，个别为四次肾移植，五次肾移植即使在国际上都罕有报道且效果不佳[1]。三次及四次肾移植往往需要在左侧或右侧髂窝切除原失功的移植肾，不仅手术难度加大，而且术后各种并发症风险也较初次或再次移植增加，属于困难肾移植。五次肾移植在手术技术上更具挑战性，移植部位的选择也尚无定论。

多次肾移植的手术方式可概括为四种[2]，①经腹异位肾移植：优点是可将肾脏植入到腹腔内而不切除原失功的移植肾，减少切肾及分离粘连导致的出血，降低手术难度，缩短手术时间。采用右侧腹直肌切口，打开侧腹膜，沿结肠旁沟游离髂血管。供肾动脉与髂总动脉或腹主动脉做端-侧吻合，肾静脉与下腔静脉做端-侧吻合。也可采用下腹正中切口，推移盲肠后暴露髂血管与移植肾血管进行吻合；②腹膜外异位肾移植（端-侧吻合式）：供肾置于髂窝高位，供肾动脉吻合在髂总动脉上，供肾静脉吻合在髂外静脉近心端或下腔静脉上；③腹膜外异位肾移植（端-端吻合式）：切除原移植肾，但保留原移植肾的动脉和静脉，用于与新植入供肾的动、静脉吻合；④腹膜外原位肾移植：采用右侧经12肋切口，切除部分12肋，游离并切除左侧自体肾，保留肾静脉尽可能长，甚至解剖至肾实质内；保留左肾的肾盂和输尿管；供肾动脉与受者的肾动脉或脾动脉端-端吻合，供肾静脉与受者的肾静脉或脾静脉端-端吻合，受者上述血管条件不佳时，供肾动、静脉分别与受者腹主动脉及下腔静脉端-侧吻合。此外，供肾肾盂与自体肾肾盂吻合或受者输尿管-供肾肾盂吻合或供受者输尿管-输尿管吻合。因原位肾移植手术视野深、暴露困难，手术操作有较大的难度，且原肾的动、静脉多已萎缩，因此近些年国际上一般不采用原位肾移植方法。无论选择上述哪种方式，三次以上肾移植的外科并发症概率都较初次和二次肾移植为高。腹膜外异位肾移植术式的常见并发症包括血肿、血栓、尿路梗阻、尿漏、淋巴漏和切口感染等，发生率达28%～50%[3]。原位肾移植的手术并发症包括尿漏、肾动脉狭窄、血栓和尿路梗阻等，总体发生率约16%[4]。

多次肾移植的另一个难题是反复接触外来移植抗原导致的HLA致敏，使移植后T细胞介导排斥反应（TCMR）和抗体介导排斥反应（AMR）的发生率都显著增高（达30%～68.8%），这是导致多次肾移植后1年移植物存活率普遍下降（71%～87.5%）的重要因素[5]。例如Ooms等[6]报道同侧髂窝内再次肾移植99例，其中16例在术后1年内切除移植肾，而有6例为急性排斥反应所致。Barnes等[7]报道23例三次和四次肾移植，其中5例患者直接由急性排斥反应导致移植肾失功。

四、病例点评

本病例的重点和难点是成人受者的第五次肾移植，面临免疫学挑战、外科技术挑战和内科并发症挑战。首先通过移植前理想的供者配型筛选避免了预存DSA的存在，降低了早期急性排斥反应风险；其次供受者错配位点少也大大减少了后期产生新生DSA的风险。移植方式上，在前期积极的影像学检查基础上，根据患者的具体情况提前设计好移植肾植入和血管吻合部位。采用切除原髂窝失功移植肾，供肾动、静脉分别与受者髂总动脉及下腔静脉端-侧吻合的腹膜外高位移植方式，是第五次肾移植可行的手术方式。围术期管理上，通过密切关注相关指标变化，及时发现异常和多学科辅诊协助，成功将心血管并发症化险为夷，同时也通过穿刺引流解决了移植肾周血肿问题。这些经验可对将来国内其他中心实施单个病人的五次肾移植提供重要的参考。

（病例提供者：朱　兰　华中科技大学同济医学院附属同济医院）

（点评专家：陈　刚　华中科技大学同济医学院附属同济医院）

参考文献

[1]Lledó-García E，González J，Martínez-Holguín E，et al. Beyond the limits：how to avoid a surgical nightmare in the third and subsequent renal transplantation procedures[J]. Curr Urol Rep，2020，21（2）：13.

[2]Halawa A. The third and fourth renal transplant；technically challenging，but still a valid option[J]. Ann Transpl，2012，17（4）：125-132.

[3]Friedersdorff F，Patabendhi S，Busch J，et al. Outcome of patients after third and fourth kidney transplantation[J]. Urol Int，2016，97（4）：445-449.

[4]Musquera M，Peri LL，Alvarez-Vijande R，et al. Orthotopic kidney transplantation：an alternative surgical technique in selected patients[J]. Eur Urol，2010，58（6）：927-933.

[5]Dabare D，Kassimatis T，Hodson J，et al. Outcomes in third and fourth kidney transplants based on the type of donor[J]. Transplantation，2019，103（7）：1494-1503.

[6]Ooms LS，Roodnat JI，Dor FJ，et al. Kidney retransplantation in the ipsilateral iliac fossa：a surgical challenge[J]. Am J transplant，2015，15（11）：2947-2954.

[7]Barnes JCH，Goodyear SJ，Imray CEA，et al. Kidney retransplantation from HLA-incompatible living donors：a single-center study of 3rd/4th transplants[J]. Clin Transplant，2017，31（11）：10. 1111/ctr. 13104.

病例16　脾照射辅助治疗肾移植术后顽固性急性抗体介导排异反应

一、病历摘要

（一）基本信息

患者男性，54岁，身高172cm，体重79kg，血型O。曾于2000年因"慢性肾小球肾炎、尿毒症"在外院行初次肾移植术，术后口服"他克莫司＋吗替麦考酚酯（骁悉）＋泼尼松"预防排斥治疗，2010年因移植肾慢性失功而恢复血液透析（具体失功原因不详），2011年行移植肾切除术后患者自行停服所有免疫抑制剂，在当地医院登记肾移植，因群体反应性抗体（PRA）高而一直未得到移植机会。2018年3月来我院行二次肾移植登记，检测PRA结果显示：HLA-Ⅰ类为97%，HLA-Ⅱ类为92%。在等待肾脏移植期间，恢复口服免疫抑制剂治疗：他克莫司谷浓度维持在5~7ng/ml，吗替麦考酚酯（骁悉）0.5g，1次/12小时。

（二）诊断

1. 慢性肾脏病5期，血液透析状态。

2. 初次肾移植失功，高致敏状态。

（三）治疗经过

2019年1月通过中国人体器官计算机分配系统分配给患者一个肾脏。供者为42岁男性，死亡原因为脑外伤。供者、受者间共有4个错配位点，分别为A24、A11、B54及DQ7（病例16图1）。既往患者抗体检测结果（10个月前）显示A24、A11、B54及DQ7这4个错配位点均存在针对此次供者的特异性抗体（DSA），平均荧光强度值（MFI）分别为7779、4719、6071和9383（病例16图1）。在此次入院准备接受二次移植时，复测患者HLA抗体水平，结果显示针对A24及B54的DSA已自行转阴，但仍预存两个DSA，分别为A11-DSA（MFI：2570）和DQ7-DSA（MFI：12471）（病例16图1）。由于移植机会较为难得，还是决定为其实施肾移植。

在等待供者达到脑死亡标准并实施捐献期间，给予患者脱敏治疗，脱敏方案为血浆置换（PP）联合静脉注射免疫球蛋白（IVIG），PP/IVIG频次为隔日一次，每次使用冰冻血浆1200ml，人血白蛋白60g（稀释到5%，共1500ml），血浆置换后补充IVIG 20g。

经过3次PP/IVIG治疗后，患者A11-DSA转阴，DQ7-DSA的MFI值降为8361（病例16图1）。捐献当天流式淋巴毒检测结果为阴性，因此为患者实施了二次肾移植手术。

DCD	HLA-A	HLA-B	HLA-DR	HLA-DQ	MM
供者	11, 24	38, 54	4, 8	6, 7	4/8
受者	2, -	38, 27	4, 8	4, 6	

病例16图1　患者移植配型及手术前预存DSA变化

PP 为血浆置换，IVIG 为静脉注射免疫球蛋白

手术前一天给予抗CD20单抗200mg，手术中免疫诱导方案采用兔抗人胸腺细胞免疫球蛋白（rATG）50mg，术后继续使用rATG，25mg/d，连续4天。甲泼尼龙500mg/d（手术当天至第2天）。术后第一周内使用IVIG 20g/d，第2周内使用IVIG 10g/d。手术当天停用口服免疫抑制剂，术后第2天开始恢复口服他克莫司和吗替麦考酚酯（骁悉），他克莫司谷浓度维持在7~10ng/ml，骁悉0.75g/12h。术后第3天开始口服泼尼松50mg，每2天减量10mg，直至10mg/d维持。

患者术前血肌酐为782μmol/L，移植后稳步下降。术后第7天监测HLA抗体结果显示DSA保持在低水平（DQ7-DSA MFI降至2394，A11-DSA MFI轻度上升至2069），到术后第11天血肌酐降至129μmol/L，尿量每日均超过2000ml。在术后第13天，血肌酐升高至180μmol/L，紧急送检血清标本检测DSA，结果显示抗A11、B54和DQ7的DSA均出现反弹现象。术后第17天血肌酐上升至222μmol/L，DSA检测结果提示A24、A11、B54及DQ7的DSA均升高，其中B54-DSA及DQ7-DSA的MFI值＞10 000。因患者术前高致敏状态及术后血肌酐恢复后的反跳情况，考虑发生急性AMR（AAMR）可能性较大，于术后第18天开始启动PP/IVIG治疗，每周3次，每次PP结束后给予IVIG 20g，同时给予rATG治疗，25mg/d，连用3天。

治疗后患者移植肾功能未见明显好转，遂于术后第22天行移植肾穿刺活检以明确诊断，病理结果提示未见明显急性排斥反应表现，可见少许肾小球炎和管周毛细血管

炎（g1、ptc1），C4d阴性（Banff 2017 Schema，i0、t0、g1、v0、ptc1、ci0、ct0、cg0、cv0、g+ptc=2，病例16图2）。由于DSA仍较高，术后第23天开始加用硼替佐米治疗3天（2.4mg/d）。术后第25天因尿少及体重增加开始启用血液透析辅助治疗。

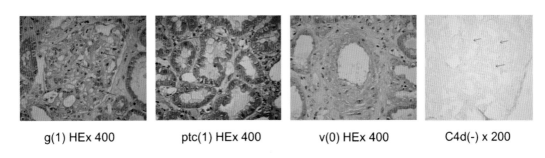

g(1) HEx 400　　ptc(1) HEx 400　　v(0) HEx 400　　C4d(-) x 200

病例16图2　术后第22天移植肾穿刺结果

g 代表肾小球炎；ptc 代表管周毛细血管炎；C4d 代表补体片段 C4d 沉积

术后第35天，因DSA仍未降低且移植肾功能仍不恢复，予以再次肾穿刺评估移植肾情况，穿刺结果提示较为明显的AAMR表现：活检组织内部分肾小球炎（g1）表现和较多管周毛细血管炎表现（ptc2，g+ptc=3），移植肾活检组织内明显微血管炎表现及动脉血管内皮炎，同时伴有轻微纤维素样坏死（Banff 2017 Schema，i0、t0、g1、v2、ci0、ct0、cg0、cv2、ah0、mm0、g+ptc=3，C4d-，病例16图3）。鉴于AAMR持续加重，在坚持每周3次PP/IVIG治疗的基础上，于术后第36天开始加用卡非佐米共2天（30mg/d），但患者DSA持续波动在较高水平且移植肾功能仍未恢复。考虑本例患者AAMR较为顽固，对常规治疗手段具有抵抗性，于术后第43天开始增加脾照射辅助治疗，总次数为10次（50Gy/次），前6次为密集治疗（在2周内完成），后4次为补充治疗。在增加脾照射治疗后，患者DSA稳步下降而无明显反跳，且移植肾功能逐渐恢复并在术后第50天脱离血液透析（病例16图4）。经过123天的积极治疗，此例高致敏患者术后顽固性AAMR最终治愈出院，出院时血肌酐98μmol/L，预存DSA的MFI值均降至2000以内。

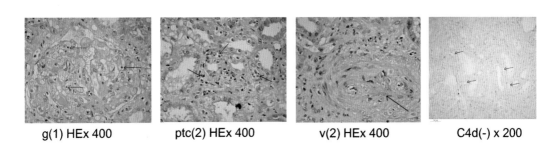

g(1) HEx 400　　ptc(2) HEx 400　　v(2) HEx 400　　C4d(-) x 200

病例16图3　术后第35天移植肾穿刺结果

g 代表肾小球炎；ptc 代表管周毛细血管炎；C4d 代表补体片段 C4d 沉积

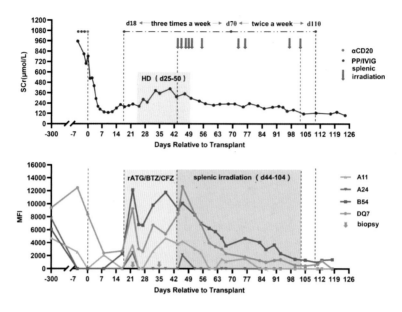

病例16图4　术后治疗经过及临床结果

HD：血液透析；PP＋IVIG：血浆置换联合静脉注射免疫球蛋白；rATG：兔抗人胸腺细胞免疫球蛋白；BTZ：硼替佐米；CFZ：卡非佐米

（四）术后随访

目前患者已随访4年8个月，各方面情况良好。出院后DSA无反跳并在术后第2年随访时已全部转阴。血肌酐一直稳定在90～110μmol/L，尿蛋白0.2～0.5g/24h。

二、病例分析

本例患者主要考虑为因既往移植事件导致HLA致敏，体内既存在预存DSA，也存在记忆性B淋巴细胞。尽管术前仅存在针对一个供者HLA位点的预存DSA，但是在大约移植后2周，既往出现过但是术前已自行转阴的其他位点DSA开始显著升高，其免疫学机制考虑是记忆性B细胞再次接触相同抗原所发生的再次免疫应答所致。这个案例提示我们在致敏肾移植过程中，不仅需要关注移植时的致敏状态及致敏位点，还需要重视预致敏患者历史的HLA致敏程度及致敏位点。

AAMR的早期临床表现为肌酐升高、尿量减少、体重增加、血压升高及移植肾质地变硬等，患者可诉移植肾区胀痛。主要损伤机制为受者体内特异性抗体（主要包括预存DSA、诱生DSA、新生DSA和非HLA抗体）与移植物组织抗原相结合，通过激活补体直接杀伤靶细胞，亦可以通过激活的补体片段造成血管通透性增高，淋巴细胞、巨噬细胞和中性粒细胞浸润，从而导致血管内皮损伤及血小板聚集，进而造成移植物内微血栓形成，使移植物发生不可逆性损伤[1]。

目前AAMR的常规治疗方案为血浆置换（PP）、静脉注射免疫球蛋白（IVIG）和利妥昔单抗（RTX）联合治疗[2-4]。PP主要用于多种免疫性疾病的治疗，通过物理方法去除血浆中的大分子物质，包括抗体、免疫复合物、补体复合物和凝血因子等[5]。尽管PP可以快速降低患者体内抗体水平，但是治疗后抗体水平容易反跳。IVIG广泛用于炎症反应及自身免疫性疾病的治疗，也用于致敏肾移植的脱敏及AAMR治疗。IVIG用于致敏肾移植主要是基于其较强的免疫调节能力，其可以抑制补体活化、与免疫细胞表面Fc受体结合从而诱导浆细胞凋亡，大剂量输注IVIG还可以抑制循环中DSA反弹[6]。目前国际上采用的IVIG方案各不相同，单次使用剂量范围100mg/kg至2g/kg[7]。RTX是一种抗CD20单克隆抗体，主要用于治疗B细胞淋巴瘤和风湿性疾病，通过与表达CD20分子的B淋巴细胞相结合，通过细胞毒作用杀伤B淋巴细胞，或者直接诱导B淋巴细胞凋亡[8]。在移植领域，RTX通过杀伤B淋巴细胞，从而减少浆细胞来源，进而降低体内DSA的产生能力[9]。

尽管PP/IVIG＋RTX在治疗肾移植术后AAMR取得一定成功，但是对于某些顽固性AAMR患者的治疗效果有限。本病例中患者移植术后AAMR经过11次PP/IVIG及加用蛋白酶体抑制剂治疗后DSA仍然居高不下，移植肾功能恢复仍不满意，治疗期间病理穿刺结果提示移植肾AAMR损伤持续进展，如果继续维持现有治疗手段，患者很有可能因AAMR导致此次移植预后不佳。因此，对于这类顽固性AAMR患者，需要寻找新的治疗手段辅助清除DSA并防止清除后的抗体反跳。我们在本病例尝试使用脾脏照射取得了满意的临床治疗效果。

三、疾病介绍（脾照射在肾移植术后AMR中的应用）

脾脏是机体最大的淋巴器官，其与B细胞免疫应答关系密切。脾切除手术曾主要用于早年ABO血型不相容肾移植及致敏肾移植术后严重AAMR的治疗，显示出明确的效果[10]。但脾切除手术本身就存在手术创伤、出血、切口感染等相关风险，而且脾切除术后所带来的全身感染风险也值得重视[11]，因此脾切除并未在近些年的致敏肾移植中推广。

Orandi等在2016年首次报道将脾照射用于治疗致敏肾移植受者术后早期AAMR，两例受者的移植肾均在术后1周发生了严重的AAMR。在PP/IVIG、RTX及依库珠单抗治疗的基础上，分别在术后第8天和第9天开始加用脾照射治疗，第一例接受11次脾照射治疗（每次50Gy），第2例接受4次脾照射治疗（每次50Gy），治疗后AAMR均得到成功逆转且DSA显著降低或转阴[12]。Glasow等通过动物实验研究表明，脾照射可以改变循环中浆细胞的数量，具体治疗效果与辐射剂量及疗程有关[13]。Helbig等报道脾照射用于干细胞移植前治疗时，使用的中位总辐射剂量为1000Gy，无明显不良反应[14]。作者的临床团队首次报道将脾照射用于治疗肾移植术后慢性活动性AMR，结果表明在PP/IVIG基础上增加脾照射治疗可以在一定程度降低循环中的DSA水平，减轻肾小球炎和管周毛细血管炎，有助于延缓慢性活动性AMR的进展，但下降的DSA均在一年内出现显著的反弹[15]。

目前采用脾照射治疗肾移植术后AAMR的报道非常有限。在本病例中，患者经过11次血浆置换治疗后抗体仍处于高位水平，且移植肾功能未见好转，在经过增加脾照射治疗后，DSA持续下降且未见反弹，移植肾功能也逐渐恢复正常，由此进一步验证了脾照射方案治疗肾移植术后早期AAMR的有效性。

四、病例点评

致敏肾移植因为抗HLA抗体的存在，导致移植术后AAMR发生率明显高于普通肾移植患者，文献报道发生率可达39%～70%。部分程度相对较轻的AAMR经过常规治疗（RTX＋PP/IVIG）有效，但是仍有部分患者对上述常规治疗效果不佳，在花费较大的经济代价治疗后最终仍导致移植失败。而低剂量、重复性脾照射治疗可作为治疗肾移植后早期顽固性AAMR的补充方案，具有较好的有效性及安全性，治疗费用较低且效果显著。此外，我们有限的尝试经验提示，相比于慢性活动性AMR的治疗，脾照射对肾移植早期急性AMR的治疗效果可能更好，更容易达到完全清除DSA的目的。

本例患者初次肾移植失功后停用免疫抑制剂达数年之久，这可能是造成免疫记忆性强且持久的重要原因，给再次移植带来更多困难。因此既往移植失功后但有再次移植计划时，即使已经致敏也不建议停用所有免疫抑制剂。此外，由于移植前高致敏，再次移植前的供者免疫学筛选尤为重要，原则上应该尽量避开致敏或曾经致敏的HLA位点。本例在供受者配型筛选方面并不理想，虽然相配了一半的位点，但不相配的4个位点均为曾经致敏位点，给移植带来了更大的AMR发生风险及治疗难度。因此，未来的临床致敏肾移植中应该选择免疫学风险相对更低的供者实施移植。

（病例提供者：郭志良　华中科技大学同济医学院附属同济医院）

（点评专家：陈　刚　华中科技大学同济医学院附属同济医院）

参考文献

[1]Chong AS. Mechanisms of organ transplant injury mediated by B cells and antibodies：Implications for antibody-mediated rejection[J]. Am J Transplant，2020，20（4）：23-32.

[2]Wan SS，Ying TD，Wyburn K，et al. The Treatment of Antibody-Mediated rejection in kidney transplantation：an updated systematic review and Meta-Analysis[J]. Transplantation，

2018，102（4）：557-568.

[3]Loupy A，Lefaucheur C. Antibody-Mediated rejection of Solid-Organ allografts[J]. N Engl J Med，2018，379（12）：1150-1160.

[4]Rodriguez-Ramirez S，Al Jurdi A，Konvalinka A，et al. Antibody-mediated rejection：prevention，monitoring and treatment dilemmas[J]. Curr Opin Organ Transplant，2022，27（5）：405-414.

[5]Cervantes CE，Bloch EM，Sperati CJ. Therapeutic plasma exchange：core curriculum 2023[J]. Am J Kidney Dis，2023，81（4）：475-492.

[6]Jordan SC，Toyoda M，Vo AA. Intravenous immunoglobulin a natural regulator of immunity and inflammation[J]. Transplantation，2009，88（1）：1-6.

[7]Tedla FM，Roche-Recinos A，Brar A. Intravenous immunoglobulin in kidney transplantation[J]. Curr Opin Organ Transplant，2015，20（6）：630-7.

[8]Leandro M，Isenberg DA. Rituximab-The first twenty years[J]. Lupus，2021，30（3）：371-377.

[9]Macklin PS，Morris PJ，Knight SR. A systematic review of the use of rituximab for the treatment of antibody-mediated renal transplant rejection[J]. Transplant Rev（Orlando），2017，31（2）：87-95.

[10]Takahashi K，Saito K. ABO-incompatible kidney transplantation[J]. Transplant Rev（Orlando），2013，27（1）：1-8.

[11]Siu M，Levin D，Christiansen R，et al. Prophylactic splenectomy and hyposplenism in spaceflight[J]. Aerosp Med Hum Perform，2022，93（12）：877-881.

[12]Orandi BJ，Lonze BE，Jackson A，et al. Splenic irradiation for the treatment of severe Antibody-Mediated rejection[J]. Am J Transplant，2016，16（10）：3041-3045.

[13]Glasow A，Patties I，Priest ND，et al. Dose and dose Rate-Dependent effects of Low-Dose irradiation on inflammatory parameters in ApoE-Deficient and wild type mice[J]. Cells，2021，10（11）：3251.

[14]Helbig G，Wieczorkiewicz-Kabut A，Markiewicz M，et al. Splenic irradiation before allogeneic stem cell transplantation for myelofibrosis[J]. Med Oncol，2019，36（2）：16.

[15]Zhu L，Guo Z，Sa R，et al. Case Report：splenic irradiation for the treatment of chronic active Antibody-Mediated rejection in kidney allograft recipients with de novo Donor-Specific antibodies[J]. Front Immunol，2021，12：661614.

病例17　肾移植及肠道膀胱扩大术治疗神经源性膀胱伴尿毒症

一、病历摘要

（一）基本信息

患者男性，31岁，自幼尿失禁，先天性骶骨处一质中4cm×3cm大小包块，体表超声提示隐性脊柱裂，脊膜膨出，内含马尾、终丝、脂肪组织，与周围组织粘连（病例17图1）。诊断为"隐性脊柱裂，神经源性膀胱"。15年前行膀胱颈汽化电切术治疗，尿失禁稍缓解。5年前，患者尿失禁加重，肌酐362μmol/L。SPECT肾显像示左肾肾小球滤过率（GFR）为27.61ml/min，右肾GFR为27.61ml/min。尿动力学检查提示尿流率偏低；膀胱功能容量尚可，感觉功能存在，顺应性低，膀胱相对安全容量约370ml，储尿期未见逼尿肌无抑制性收缩，排尿期未见逼尿肌收缩，小便未解出，结合尿失禁病史，考虑充溢性尿失禁可能性大；最大尿道压偏低。静脉肾盂造影提示双肾积水，双侧输尿管上段扩张。行经尿道膀胱镜下膀胱颈肉毒素注射术，术后尿失禁较前缓解。3个月后，肌酐进行性增高至700+μmol/L，患者出现视物模糊，血压高达220/140mmHg，口腔异味，予经腹右侧输尿管再植＋右侧输尿管支架置入术治疗。术后排尿困难及尿失禁有所好转，夜间无遗尿，仍排尿费力，射程短，尿量少。4年前患者肾功能急剧下降，无尿，左肾GFR为12.62ml/min，右肾GFR为4.2ml/min，开始规律血液透析至今。

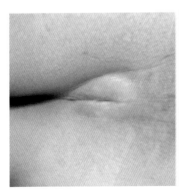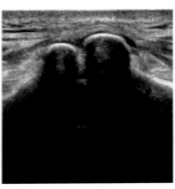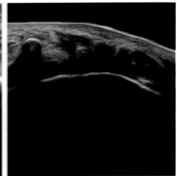

病例17图1　体表包块和体表彩超结果

（二）体格检查

脊柱末端可触及一质中包块，大小约4cm×3cm。左前臂可见血液透析通道。

（三）辅助检查

SPECT肾显像：左肾GFR为12.62ml/min，右肾GFR为4.2ml/min。

尿流动力学：最大尿道压偏低，膀胱容量约100ml。

（四）诊断

1. 尿毒症。

2. 隐形脊柱裂。

3. 神经源性膀胱。

（五）治疗经过

手术过程：实施亲属捐献的ABO血型相合同种异体肾移植同期回肠膀胱扩大术（病例17图2）。手术取脐下至耻骨联合上方腹正中切口，将移植肾静脉和肾动脉分别与左髂外静脉和左髂外动脉端侧吻合，血流开放后输尿管口有尿液喷出；见膀胱挛缩成梨形，容积约50ml，将膀胱于正中线矢状打开，内壁可见散在滤泡样增生；打开腹膜，见乙状结肠与周围腹膜轻度粘连，距回盲部15cm处截取20cm长的带蒂回肠，纵向剖开

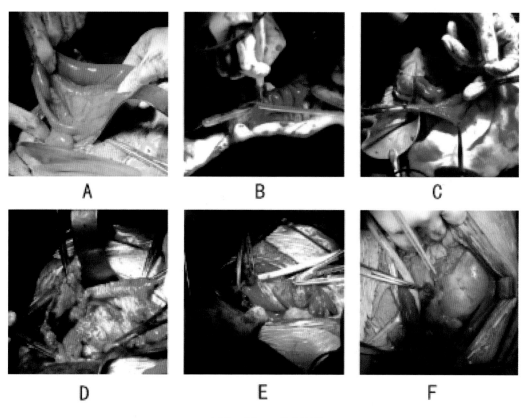

病例17图2　手术步骤

A. 选取 20cm 左右回肠；B. 回肠去肠管化；C. 回肠 U 形侧侧吻合扩大宽度；D. 回肠膀胱吻合；E. 输尿管吻合于新膀胱肠管壁上；F. 吻合完成

回肠，清洁肠腔，行"U"形侧侧吻合扩大宽度，再将准备好的回肠与膀胱切口连续缝合，使之成为新膀胱顶壁，膀胱内留置蕈形引流管，通过膀胱前壁、腹壁引出体外，用于术后膀胱冲洗及引流。输尿管穿过腹膜缝合于腹膜内新膀胱的回肠上，留置输尿管支架管。将近、远端回肠断端用吻合器侧侧吻合后封闭吻合口并加固，留置腹腔和盆腔引流管，逐层关腹。

免疫抑制方案：术前用兔抗人胸腺细胞免疫球蛋白（ATG）作为诱导。术中使用500mg甲强龙。术后静脉注射甲强龙200mg、1次/日×3天，后改为口服泼尼松：初始剂量60mg、1次/日，逐渐减量至10mg、1次/日，后根据肌酐水平进行调整。麦考酚钠肠溶片自术前一晚开始使用：540mg、2次/日；他克莫司自术后第二天开始使用：1.5mg、2次/日，在后期随访中根据血药浓度进行调整。

术后随访：术后第4天肾功能即恢复正常；尿量可，约2500ml/d；术后第2天下床活动；术后第5天排黑便，至术后2周黑便消失；术后第6天拔除腹腔及盆腔引流管。术后3周行膀胱造影提示膀胱容量可，无漏尿、反流，遂拔除尿管及蕈形膀胱造瘘管。伤口愈合可，于术后1个月出院。术后2个月拔除移植肾输尿管支架管。术后4个月因肺部感染住院一次，肌酐升至172μmol/L。予盐酸莫西沙星抗感染治疗，调整免疫抑制剂用量（麦考酚钠肠溶片减量至360mg、2次/日，泼尼松增至30mg、1次/日），住院2周复查胸部CT见感染灶基本消失，肌酐降至140μmol/L以下，好转出院。定期门诊随访。现术后4年，肾功能稳定，肌酐100~130μmol/L，他克莫司（FK506）浓度4.8~9.9ng/ml。目前无残余尿，无排斥反应、结石发生。

二、病例分析

本例患者有明确的马尾损伤影像学诊断，同时有清晰的膀胱排尿和储尿功能障碍发展进程。在接受ABO血型相合同种异体肾移植同期回肠膀胱扩大术后，肾功能基本恢复，使用回肠扩大膀胱后，储尿功能显著提升。术后原计划行自我清洁间歇导尿，多次尝试均无尿液导出，彩超均提示残余尿小于50ml，表明尿液能自行完全排空。定期随访，目前肾功能正常。

三、疾病介绍

神经源性膀胱是由于神经系统疾病或损伤导致的膀胱储尿或排尿功能障碍，其发病原因多样，如脊髓损伤、脑血管疾病、帕金森病、先天神经脊柱闭合不全、糖尿病等[1, 2]。由神经脊柱闭合不全（包括隐性脊柱裂）导致的神经源性膀胱，通常婴幼儿时期即可发现，若3岁以上未及时诊断、治疗的患者，92%在进行尿流动力学检查时都会发现上、下运动神经元损伤的表现。神经脊柱闭合不全致神经源性膀胱临床表现多样，主要表现为尿潴留、膀胱输尿管反流、尿失禁等，后期以尿失禁及双侧上尿路积水常见，甚至发展为尿毒症。体格检查通常会发现背部正中体表肿物、浅凹、毛发、皮下脂肪瘤、皮肤血管畸形等，影像学检查低位脊柱的侧位X线片或磁共振可发现脊柱、脊髓异常，尿动力学检查可明确排尿异常是由膀胱功能异常或尿道功能异常或两者共同异常引起。神经脊柱闭合不全若在出生早期诊断及手术闭合，约3.2%的患儿神经功能会有变化[3]。自我清洁间歇导尿、药物治疗、外科手术治疗、神经调节和电刺激等治疗手段是神经源性膀胱较成熟的治疗方法[4,5]。

神经源性膀胱的手术方式多样，国内外已报道的有胃肠道代膀胱术、膀胱自体扩大术、胃肠道膀胱扩大术、输尿管膀胱扩大术等。各种手术方式各有利弊：膀胱自体扩大术可避免胃肠道黏液及代谢物的产生或再吸收，无癌变的危险且手术操作简单，但并不能有效增加膀胱容量及降低逼尿肌压力[6]。输尿管膀胱扩大术可避免胃肠道膀胱扩大术的相关并发症，但其应用局限，仅限于输尿管扩张迂曲的患者[7]。Bartani和Taghizade报道了一例肾移植患者行输尿管膀胱扩大术，获得了满意的膀胱储尿功能和肾功能[8]。接受胃肠道代膀胱或胃肠道膀胱扩大术的患者膀胱容量及顺应性较好，但术后尿路感染、电解质及代谢紊乱、胃肠道黏液所致结石等风险较高[9]。罗敏等[10]报道了18例行肠道膀胱扩大术的神经源性膀胱病例，结果提示回肠或乙状结肠膀胱扩大术可有效增加膀胱容量及其顺应性，降低膀胱内压，获得良好的膀胱储尿功能。张帆等[11]也报道了77例相似的治疗效果。但Wang等[12]报道乙状结肠膀胱扩大术后，患者结石发生率增高，同时为减少术后感染，术前需更加严格的肠道准备[10]。

中华医学会泌尿外科学分会2009年《神经源性膀胱诊断治疗指南》推荐，肠管的选择可以采用回肠、回盲肠、乙状结肠等，空肠因会造成严重代谢紊乱（低钠、高钙及酸中毒等）而禁忌使用。现有文献使用回肠最为常见。Abbas Basiri等报道了44例神经源性膀胱合并尿毒症患儿，10例采用乙状结肠、33例采用回肠、2例采用胃扩大膀胱[13]。在Nahas WC等的研究中，23例患者有16例采用回肠，5例采用乙状结肠，2例采用回盲肠[14]。Power RE等报道10例患者中，9例采用回肠，1例采用输尿管[15]。本例患者，术中根据患者的肠管、膀胱周围粘连情况选用了回肠扩大膀胱。

神经源性膀胱后期若发生肾衰竭（尿毒症期），可根据患者的情况选择相应的肾脏替代治疗方法，其中肾脏移植是目前公认的最佳治疗方式。对神经源性膀胱导致的尿毒症，若不能正确处理下尿路功能障碍，即使移植也会再次失功。既往有中心采用移植肾输尿管皮肤造口或者肠道代膀胱，尿液出口均在腹壁，导致患者生活极为不便且远期效果欠佳，现已基本不用。肾移植加膀胱扩大成为目前此类患者的主流手术方式，但两种手术的先后顺序并无定论。多数中心先处理神经源性膀胱，再二期肾移植手术，主要考虑的是分期手术风险小，否则移植后使用免疫抑制剂，将增加术后吻合口感染、尿漏或出血等风险[16]。Basiri等在治疗神经源性膀胱合并尿毒症的21例患者时，对19例患者先实施回肠代膀胱术，2个月后再进行二期肾移植，只有2例患者实施了同期手术，术后所有患者均未发生相关的并发症，获得了良好的移植物存活率[17]。在进一步的研究中，儿童患者被分为三组：移植前行膀胱扩大组（组1，N=21），移植后行膀胱扩大组（组2，N=23），正常膀胱行肾移植对照组（组3，N=45），结果显示虽然组1和组2患者术后尿路感染发生率显著高于组3，但三组患者急性排斥反应无显著差异，组1和组2有相似的移植物存活率且均高于组3[13]。因此，膀胱扩大术和肾移植手术先后实施或者同期进行，均未见其对移植物功能有影响，但同期手术样本量较少，仍需观察。国内文献目前只检索到2例肾移植同期行回肠代膀胱的病例[18]，而本例肾移植同期肠道膀胱扩大术，国内未见报道。

对于神经源性膀胱合并尿毒症的患者，移植肾输尿管的吻合方式也多种多样。Nahas WC等报道了25例患者，其中供肾输尿管吻合于受者原膀胱有16例，吻合于新膀胱肠管的6例，吻合于受者输尿管的3例[14]。Power RE等报道的10位患者中，2例患者实施了输尿管肠管吻合，1例实施了抗反流输尿管肠管吻合，3例患者实施了输尿管膀胱吻合，1例患者实施了输尿管肾盂吻合，3例患者实施了输尿管-输尿管吻合[15]。因此，目前对移植肾输尿管的吻合方式并没有统一的标准，需要根据患者的情况实施个体化方案。本报道中患者实施的是输尿管肠管吻合术。

指南推荐自我清洁间歇导尿作为神经源性膀胱的非手术治疗手段[19]，接受膀胱扩大手术后患者神经源性膀胱功能评分（NBSS）有明显好转，清洁导尿次数明显减少[20]，但绝大多数仍然需要该治疗。类似，对于神经源性膀胱合并尿毒症的患者，肾移植联合膀胱扩大术后多数仍需自我清洁间歇导尿[21]，个别能够完全排空膀胱而无需导尿，如本例患者。

四、病例点评

本报道中患者均因神经发育异常，长期逼尿肌收缩无力、排尿功能障碍，导致输尿管反流及充溢性尿失禁，最终导致肾衰竭。患者肾移植成功的关键在于保证膀胱储尿和排尿功能，防止反流影响肾功能及预防尿路感染。肠道膀胱扩大术中的新膀胱取自自体肠管，不存在排斥反应问题，但可能发生尿液残留、泌尿系感染、膀胱结石及胃肠道功能障碍。本例患者术后定期随访，肾功能正常，且膀胱能完全排空。相对于输尿管造口、肠代膀胱造口，接受该术式的患者生活质量明显提高。但患者仍需长期随访，定期复查膀胱残余尿。

（病例提供者：宋涂润　四川大学华西医院）

（点评专家：林　涛　四川大学华西医院）

参考文献

[1]Wein AJ，Kavoussi LR，Partin AW，et al. Campbell-Walsh urology[M]. 9th ed. Philadelphia：Saunders，2006.

[2]杨伟东，双卫兵. 神经源性膀胱的病因学研究进展[J]. 中西医结合心脑血管病杂志，2013，11（12）：1507-1510.

[3]Kroovand RL，Bell W，Hart LJ，et al. The effect of back closure on detrusor function in neonates with myelodysplasia[J]. J Urol，1990，144（2）：423-425.

[4]廖利民. 神经源性膀胱的诊断与治疗现状和进展[C]. 北京：第三届北京国际康复论坛文集，2008，297-301.

[5]Çetinel B，Kocjancic E，Demirdağ Ç. Augmentation cystoplasty in neurogenic bladder[J]. Investigative and Clinical Urology，2016，57（5）：316-323.

[6]MacNeily AE，Afshar K，Coleman GU，et al. Autoaugmentation by detrusor myotomy：its lack of effectiveness in management of congenital neuropathic bladder[J]. J Urol，2003，170（4 pt 2）：1643-1646.

[7]毕允力，阮双岁，陆毅群，等. 输尿管膀胱扩大成形术治疗神经源性膀胱[J]. 临床小儿外科杂志，2007，6（5）：21-23.

[8]Bartani Z，Taghizade AA. Bilateral ureterocystoplasty：a new technique for augmentation of bladder in transplant patients[J]. Saudi J Kidney Dis Transpl，2013，24（3）：602-604.

[9]孙小兵，李殿国，罗添华，等. 膀胱自体扩大术在神经性膀胱患儿中的应用评价[J]. 临床小儿外科杂志，2016，15（4）：371-373.

[10]罗敏，沈鹏飞，朱玲，等. 肠道膀胱扩大术治疗神经源性膀胱的护理[J]. 护理进修杂志，2010，25（19）：1760-1762.

[11]张帆，廖利民，付光，等. 肠道膀胱扩大术治疗神经源性膀胱77例疗效观察[J]. 中华泌尿外科杂志，2012，33（9）：655-659.

[12]Wang K，Yamataka A，Morioka A，et al. Complications after sigmoidocolocystoplasty：review of 100 cases at one institution[J]. Journal of pediatric surgery，1999，34（11）：1672-1677.

[13]Basiri A，Otookesh H，Hosseini R，et al. Kidney transplantation before or after

augmentation cystoplasty in children with high-pressure neurogenic bladder[J]. BJU Int, 2009, 103（1）: 86-88.

[14]Nahas WC, Mazzucchi E, Arap MA, et al. Augmentation cystoplasty in renal transplantation: a good and safe option--experience with 25 cases[J]. Urology, 2002, 60（5）: 770-774.

[15]Power RE, O'Malley KJ, Khan MS, et al. Renal transplantation in patients with an augmentation cystoplasty[J]. BJU Int, 2000, 86（1）: 28-31.

[16]Delis S, Filippou DK, Dervenis C, et al. Kidney transplantation with two donor ureters in patient with previous ileogastric conduit[J]. Transplant International, 2005, 18（7）: 884-886.

[17]Basiri A, Shakhssalim N, Hosseini-Moghddam SM, et al. Renal transplant in patients with spinal cord injuries[J]. Experimental and Clinical Transplantation, 2009, 1: 28-32.

[18]邱江，陈中立，王长希，等. 肾移植及回肠代膀胱术治疗神经原性膀胱伴尿毒症二例报告[J]. 中华泌尿外科杂志, 2005, 26（10）: 711.

[19]Ginsberg DA, Boone TB, Cameron AP, et al. The AUA/SUFU guideline on adult neurogenic lower urinary tract dysfunction: treatment and follow-up[J]. J Urol, 2021, 206（5）: 1106-1113.

[20]Myers JB, Lenherr SM, Stoffel JT, , et al. Neurogenic bladder research group（NBRG. org）. The effects of augmentation cystoplasty and botulinum toxin injection on patient-reported bladder function and quality of life among individuals with spinal cord injury performing clean intermittent catheterization[J]. Neurourol Urodyn, 2019, 38（1）: 285-294.

[21]Mishra SK, Muthu V, Rajapurkar MM, et al. Kidney transplantation in abnormal bladder[J]. Indian J Urol, 2007, 23（3）: 299-304.

病例18　肾移植术后急性活动性抗体介导排斥反应

一、病历摘要

（一）基本信息

患者女性，37岁。

主诉：亲属肾移植术后1个月，肌酐升高2天。

现病史：患者于1个月前行同种异体肾移植术（亲属供肾），术前检查示患者存在弱阳性预存供者特异性抗体（donor specific antibody，DSA）。术前予行血浆置换、利妥昔单抗脱敏治疗，术后予抗人胸腺细胞免疫球蛋白诱导联合静脉注射免疫球蛋白（intravenous immunoglobulin，IVIG）治疗，移植肾功能逐渐恢复，未发生急性排斥反应。术后维持免疫抑制方案：他克莫司＋吗替麦考酚酯＋西罗莫司＋泼尼松四联免疫抑制方案，门诊定期复查血肌酐基线维持在200μmol/L。入院2天前患者无明显诱因出现血肌酐升高至350μmol/L，合并白细胞降低入院。移植肾超声未见异常，伴尿蛋白（++），入院行进一步治疗及完善超声超引导下移植肾穿刺活检。

既往史：肾性高血压病史11年，肾移植术后1个月，8年前曾行单侧卵巢囊肿切除术。发现双肾多发囊肿11年，6个月前进展至慢性肾功能不全尿毒症期，开始行规律血液透析治疗。

（二）体格检查

体温36.5℃，脉搏85次/分，呼吸18次/分，血压135/77mmHg。神志清楚，皮肤、巩膜无黄染，全身浅表淋巴结未扪及肿大。腹部外形正常，全腹软，无压痛及反跳痛，腹部未触及包块，移动性浊音阴性。肝脾肋下未触及，双侧肾脏未触及。右下腹移植肾区无压痛，移植肾韧，双下肢水肿，无其余明显阳性体征。

（三）辅助检查

实验室检查：HLA抗体（－），非HLA抗体：PRKCZ强阳性，荧光值：15000MFI。血液检查：白细胞（WBC）0.83×10⁹/L，淋巴细胞（L）0.17×10⁹/L，血红蛋白（Hb）89g/L，血小板（PLT）74×10⁹/L。血肌酐（Scr）273μmol/L，尿素氮（BUN）24.36mmol/L。他克莫司血药浓度2.4ng/ml，雷帕霉素血药浓度3.0ng/ml，抗群体反应性抗体（－）。TB淋巴细胞亚群：B细胞0.1%，CD4/CD8比值0.39。尿常规：蛋白1.0g/L（2+），潜血1+，比重1.013，pH 6.5。BK病毒检测提示血、尿BK病毒载量为阴性。

移植肾超声：移植肾血流充盈丰富，呈树枝状分布，血流达皮质被膜边缘下，肾动脉吻合口流速PSV 318cm/s，EDV 27cm/s，RI 0.82，主干流速PSV 104cm/s，EDV 24cm/s，RI 0.77。肾静脉血流充盈，流速57cm/s。

移植肾穿刺病理（病例18图1），①光镜：移植肾穿刺组织可见23个肾小球，其中6个肾小球球性硬化。其余肾小球固有细胞轻度增生（mm0），可见空泡样变性，可见小球炎（g3），未见基膜双轨形成（cg0）。肾小管上皮细胞轻度空泡变性，可见少量蛋白管型，少数肾小管管腔扩张，上皮细胞脱落，刷毛缘消失，可见轻度小管炎（t1），灶状小管萎缩（10%，ct1）。肾间质灶状纤维化伴炎症细胞浸润（ci1），非纤维化区域可见小灶状炎症细胞浸润（i0）。局灶管周毛细血管轻度扩张，其内见5～8个淋巴细胞

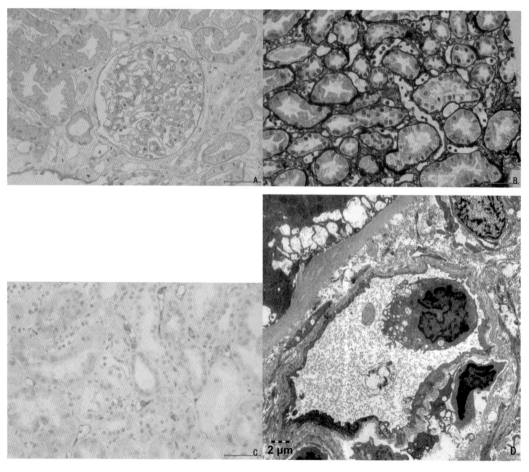

病例18图1　移植肾穿刺病理

肾小球毛细血管襻腔内可见淋巴细胞（图A），ptc扩张，其内可见数个淋巴细胞（图B），免疫组化显示部分ptc阳性（图C），电镜下ptc内见炎症细胞，节段性分层（约3层）。（A：PAS，×400；B：PASM，×400；C：IHC，×400；D：电镜，×5000）

（ptc2）。肾小动脉内膜纤维性增厚（cv2），未见动脉内膜炎（v0），细动脉无明显透明变性（ah0）。②免疫组化：肾小管上皮细胞SV40-T阴性，C4d管周毛细血管壁阳性比例：约30%。免疫荧光：未见确切免疫复合物沉积。③电镜超微：肾小球毛细血管襻基膜无明显增厚，足突节段性融合，部分融合明显，未见确切电子致密物沉积，少数ptc节段性增厚、分层（约1~3层），部分ptc管腔内可见1~7个炎症细胞。

（四）诊断

移植肾活动性抗体介导排斥反应（active antibody-mediated rejection，aAMR）。

（五）治疗经过

根据患者临床表现、非HLA抗体PRKCZ强阳性及移植肾穿刺病理结果，考虑该为早期移植肾活动性抗体介导排斥反应。治疗方面，首先予行血浆置换清除非HLA抗体，共计8次，同时予丙种球蛋白（IVIG）100mg/（kg·d），总量1g/kg阻断抗体及补体介导的免疫损伤，辅以甲强龙240mg冲击治疗连续3天。治疗后期给予硼替佐米，在第1、4、8、11天单次给药剂量为1.3mg/m^2，进一步抑制浆细胞的增生与激活，阻断抗体的再产生。同时优化患者基线口服免疫抑制方案，增加他克莫司用量提高他克莫司血药浓度，停用吗替麦考酚酯以缓解骨髓移植，维持西罗莫司与泼尼松用量。治疗过程中患者血肌酐呈逐渐下降，出院时稳定在210μmol/L，尿蛋白减少为（+）。

诊疗过程中，主要与下列疾病相鉴别：

1. 钙调磷酸酶抑制剂（calcineurin inhibitor，CNI）药物毒性反应 CNI肾毒性可发生在肾移植术后的任何阶段，损伤移植肾导致急性或慢性肾功能减退。CNI可促进血管收缩物质的释放，包括内皮素，导致缺血性损伤。入球小动脉血管收缩可导致功能性CNI肾毒性，无形态学变化。CNI也可直接损伤血管内皮、血管平滑肌细胞和肾小管上皮。虽然CNI肾毒性并非呈剂量依赖性，但血清CNI水平升高有助于确诊。此例患者无他克莫司血药浓度升高情况，并且结合移植肾穿刺病理可排除该诊断。

2. 急性T细胞介导排斥反应（T cell-mediated rejection，TCMR） 可表现为移植肾功能急剧恶化，可有移植肾区肿胀，尿量减少，伴发热、血压升高等表现，超声提示叶间动脉阻力指数升高，但有时临床表现不明显，可发生于同种异体肾移植患者术后任何阶段。结合辅助检查，该患者移植肾超声动脉阻力指数正常，白细胞减低，CD4/CD8比值较低，可基本排除该诊断。

3. 病毒性移植肾间质性肾炎 免疫抑制治疗患者易并发病毒感染，特别是BK病毒感染导致的病毒性移植肾间质性肾炎可表现为移植肾功能不良，多有病毒感染史。结合患者BK病毒检测阴性，可排除此原因。

4. 复发性肾脏疾病 如局灶性肾小球硬化、IgA肾病等，可表现为移植肾功能不良，伴有蛋白尿等表现，该患者既往无肾小球、肾小管间质相关疾病史，故暂不考虑此类病因。

二、病例分析

关于AMR的主要治疗原则：①清除抗体；②阻断抗体与补体介导的组织损伤（抗体依赖细胞毒性（antibody dependent cellular cytotoxicity，ADCC）和补体依赖细胞毒性（complement dependent cytotoxicity，CDC）；③阻断产生抗体的B细胞与浆细胞的增生与激活[1]。目前针对AMR国内外标准的治疗方案为：血浆置换/免疫吸附清除抗体联合小剂量IVIG阻断抗体与补体介导的组织损伤，同时辅以利妥昔单抗或硼替佐米阻断B细胞及浆细胞的增生与激活治疗[2]。本例患者由于移植前已应用利妥昔单抗，为避免后期产生严重的感染风险，在治疗上首选血浆置换清除抗体、IVIG阻断ADCC与CDC介导的免疫损伤，同时进一步使用硼替佐米抑制浆细胞的增生与激活，强化阻断抗体的再产生。此外，本例患者为临床少见的因非HLA抗体介导引起的aAMR，本次治疗后监测患者非HLA抗体PRKCZ荧光值降低至弱阳性，伴随患者血肌酐下降、尿量逐渐恢复，骨髓抑制情况好转，显示出该治疗方案对因非HLA抗体引起的aAMR同样有较好的治疗效果。

三、疾病介绍

1. 移植肾抗体介导排斥反应的概述、病因、临床表现及分类　抗体介导的排斥反应亦称体液性排斥反应，是肾移植术后常见的排斥反应类型，严重影响移植肾远期预后，约60%的移植肾失功与aAMR有关[1]。AMR在早期可无特征性临床表现，随着病情发展，可出现肌酐升高、肌酐清除率下降，少量蛋白尿、血尿，尿量减少和体重增加；局部可出现移植肾的肿胀、疼痛、伴随全身低热、乏力、关节疼痛等；晚期出现移植肾功能减退、蛋白尿增多，直至移植肾失功[3]。

AMR在发病机制上是由抗体、补体等多种体液免疫效应因子参与所致的排斥反应免疫损伤，其在超急性排斥反应、急性排斥反应及慢性排斥反应中均发挥了重要的致病作用[4]。AMR中由体液免疫介导的免疫损伤有两种发病机制，一为过敏性排斥反应，即患者体内因先前输血、妊娠或移植等原因而形成了预存抗体，这种预存抗体在移植术后与移植器官内的移植抗原结合后激活补体，释放缓激肽等多种血管活性物质，损伤移植器官的血管内皮细胞，形成动脉内膜炎、血栓并导致移植器官缺血坏死；二为移植术后移植器官内的移植抗原逐渐刺激患者免疫系统的B细胞产生抗供者移植抗原的新生抗体，又称为新生DSA（de novo DSA，dnDSA），这些抗体不仅可以通过激活补体，而且可以通过ADCC破坏移植器官而形成AMR免疫损伤。AMR中除B细胞、浆细胞产生抗体外，也有巨噬细胞、自然杀伤细胞及嗜酸性粒细胞等多种细胞参与。

目前，AMR的诊断及治疗相对棘手，其明确诊断必须借助移植肾穿刺活检的病理学诊断和精确的抗体检测分析[4]。既往由于AMR病变表现程度不一、抗体检测技术水平局限、C4d染色方法的稳定性等因素，AMR的免疫损伤机制在很长时间内无法得以揭示。2005年Banff移植病理学诊断标准（Banff标准）首次明确提出了AMR这一移植肾独立的并发症类型，并将AMR分为急性AMR和慢性活动性AMR（chronic active AMR，caAMR），2017年Banff标准在AMR的诊断类别命名上做了更新，取消了急性的冠名，而采用活动性（active）这一命名，即活动性AMR（active AMR，aAMR）和caAMR[5]。2019年Banff标准在AMR的病理类别中增加慢性（非活动性）AMR（chronic AMR，cAMR）的类别，即病变已经进展为caAMR的终末阶段，出现了慢性移植肾肾小球病和（或）肾小管周毛细血管基膜多层，在既往的活检病理学诊断中曾经出现过aAMR或caAMR及供者特异性抗体阳性。为了预防aAMR和caAMR进展到终末期阶段，应密切结合病理学诊断及其病变评分予以积极治疗和早期干预。

2. 抗体介导排斥反应的诊断标准　基于Banff 2019移植肾活检诊断及分类标准，AMR分为三种类型：aAMR、caAMR、cAMR。这里主要介绍aAMR的诊断标准，需满足以下三项标准[6]。

（1）移植物损伤的组织病理学证据，需具备以下病变中的1项或多项：①微血管炎症（microvascular inflammation，MVI），aAMR在移植肾中的主要组织病理学表现是以肾小球炎（g）和肾小管周围毛细血管炎（ptc）为代表的MVI，其中Banff评分中需g>0和/或ptc>0（即g+ptc>0），除外复发性或新发性肾小球肾炎。如果存在急性TCMR、临界性变化或感染，单独的ptc≥1不足以诊断MVI，必须具备肾小球炎计分g1。②动脉内膜炎或透壁性动脉炎（V>0）。③排除了其他原因的急性血栓性微血管（thrombotic microangiopathy，TMA）病变。④排除了其他明显诱因的急性肾小管损伤。

（2）抗体与血管内皮细胞相互作用的组织学证据，包括以下表现中的1项或多项：①肾小管周毛细血管内皮的线性C4d染色阳性（冷冻切片免疫荧光染色计分C4d2或C4d3，或石蜡切片免疫组织化学染色计分C4d>0）。②至少有中度的MVI［（g+ptc）≥2］，除外复发性或新发性肾小球肾炎。如果存在急性TCMR、临界性变化或感染，单独的ptc≥2不足以诊断中度MVI，需具备肾小球炎症计分g≥1。③活检组织中可检测与AMR强烈相关的内皮细胞损伤的基因转录表达增强。

（3）存在DSA的血清学证据（抗HLA或其他抗原）。

上述标准（2）中提到的C4d染色或基因转录表达增强可以替代DSA；无论标准

（1）和（2）是否符合，均强烈建议进行DSA检测，包括检测非HLA抗体（如果HLA抗体检测为阴性）。

3. 抗体介导排斥反应的治疗原则　迄今为止，还没有哪种治疗方法被一致性的临床数据证明对AMR有效，各中心大多根据患者的不同病情给予个体化治疗，主要包括以下三个方面[6]。

（1）优化免疫抑制治疗方案：TCMR是dnDSA形成的预测因素，在细胞性排斥期间的肾脏微循环炎症可能促进dnDSA的产生。后期AMR常合并TCMR，可予以激素冲击治疗。TCMR活动明显时可予以T细胞清除剂治疗，宜采用小剂量方案，同时不用或减少类固醇激素冲击剂量，并且尽量避免联合使用B细胞清除剂。

有效的T_h细胞抑制对于防止dnDSA的产生至关重要。CNI可不同程度地抑制T_h细胞所依赖的活化T细胞核因子（nuclear factor of activated T，NFAT）信号，抑制B细胞分化为产生抗体的浆细胞。有报道使用环孢素的dnDSA发生率是他克莫司的2.7倍，表明其对T_h细胞的抑制作用比他克莫司弱[7]。西罗莫司是一种mTOR抑制剂，可能比他克莫司更有效地抑制循环T_h细胞的数量，但临床发现使用西罗莫司时比他克莫司更可能出现dnDSA[8]。尽管传统的免疫抑制剂和正规的免疫抑制维持治疗不能完全避免排斥反应，不依从或减少免疫抑制剂而导致的免疫抑制不足仍是导致AMR的主要原因。因此，优化基线免疫抑制和加强患者的随诊健康教育，提高服药依从性是减缓和阻止AMR病程发展的必要举措。

（2）DSA的针对性治疗：虽然由AMR导致的慢性组织病理学改变（caAMR或cAMR阶段）难以经过治疗发生逆转，但对于以活动性病变为主的aAMR进行治疗，可以控制急性病变，减缓慢性病变的进展。方法主要围绕清除循环DSA和减少DSA的产生两个方面。尽管临床证据等级较弱，仍推荐将血浆置换和IVIG作为aAMR的标准基础治疗。每个中心可以根据各自的经验，在此基础上增加一些其他的手段[2, 3]。

1）血浆置换联合IVIG：是目前临床应用最为广泛的治疗AMR的基础方案。免疫吸附和双重血浆滤过是可以替换血浆置换的治疗方式。可以血浆置换3～5次，每次间隔1～2天，复查HLA抗体和DSA，判断血浆置换效果。如抗体出现明显下降，可增加血浆置换次数。如抗体下降不明显，可推断抗体滴度过高，检测时出现过饱和现象，继续行血浆置换治疗较难达到治疗目标。每次血浆置换后予以小剂量IVIG 100mg/kg补充。血浆置换全疗程结束后予以大剂量IVIG，可采用0.4g/（kg·d）连续3～5天。

2）B淋巴细胞清除剂：可给予利妥昔单抗200～500mg，使用前必须权衡感染与AMR的相对风险。如与血浆置换/IVIG的方案联合，需要注意治疗的先后时间安排，避免在单抗使用后的短时间内进行血浆置换。注意预防感染，复方磺胺甲噁唑和更昔洛韦或缬更昔洛韦可预防使用。注意监测患者B淋巴细胞及整体免疫状态的变化。

3）蛋白酶体抑制剂：如AMR以活动性表现为主，经TCMR治疗和血浆置换联合IVIG后，移植肾功能仍表现出快速减退，可按照单次剂量1.3mg/m²，在第1、4、8、11天皮下或静脉注射硼替佐米。如效果不佳，不推荐进行第二个疗程治疗。

现有的临床研究并未表明利妥昔单抗和硼替佐米在caAMR中的疗效。最近有三类单抗药物在探索应用中显示了一定的效果，分别为IL-6阻滞剂，包括托珠单抗或克拉扎珠单抗，共刺激信号B7阻断剂贝拉西普，以及抗CD38单抗达雷木单抗[1]。这些药物在早期的临床试验中显示具有降低DSA、稳定MVI或慢性病变、降低排斥相关的基因表达或改善估算肾小球滤过率的作用。

（3）支持治疗：包括对患者的血压、血糖和血脂等多方面的医疗管理。如患者存在大量蛋白尿，可采用血管紧张素受体阻滞剂（angiotensin receptor blocker，ARB）或血管紧张素转换酶抑制剂（angiotensin-convertingenzyme inhibitors，ACEI）类药物控制血压和减少尿蛋白，采用患者可耐受的剂量。一些中成药如雷公藤制剂、双白片、黄葵胶囊及川芎、丹参制剂等在部分患者有助于控制蛋白尿和血肌酐升高。

后期AMR的肾移植患者病情多样，DSA的抗体强度、移植肾病变的慢性化程度和患者的身体状态各不相同，而DSA针对性治疗的费用昂贵、疗效不确定，且增加感染风险。因此应该对每位患者进行具体分析，全面衡量，充分告知并知情同意。选择DSA针对性治疗的患者在治疗后应予以密切随诊，医患配合，减少并发症。对于部分经活检病理学诊断和临床检查证实为显著cAMR病变的患者，优化基础免疫抑制方案和支持治疗而不进行DSA针对性治疗，也是合理的选择。

四、病例点评

大多数情况下，肾移植术后AMR是由HLA抗体介导引起，而近年来越来越多的研究发现非HLA抗体也可导致AMR的发生，引起学界对非HLA抗体介导AMR的重视[9]。本案例的重点和难点是AMR由非HLA抗体导致的诊断过程和针对AMR的治疗。该患者在肾移植术前存在弱阳性预存HLA-DSA，因此在术后患者出现肌酐升高时，首先会考虑HLA-DSA介导引起的AMR可能性大。但是完善检查后发现患者HLA抗体阴性，而非HLA抗体PRKCZ强阳性，结合AMR诊断的金标准，移植肾穿刺病理结果考虑为由非HLA抗体PRKCZ导致的aAMR。

而在治疗方面，虽然目前临床对于肾移植后AMR，特别是晚期AMR的治疗方式及药物选择非常有限，许多研究的证据等级偏低，尚未达到令人信服的疗效。但是针对AMR发生的体液同种免疫应答的各个环节均有新型药物不断涌现。本例患者通过多次血浆置换清除非HLA抗体，联合IVIG阻断ADCC与CDC介导的免疫损伤和硼替佐米进一步抑制浆细胞的增殖与激活，阻断抗体再产生的综合治疗措施取得了良好的临床疗效。

综上所述，对于AMR的诊治，应及时全面地筛查HLA及非HLA抗体，早期进行移植肾穿刺病理活检对于AMR的诊断至关重要。新近发展的无创诊断方法，如供体来源游离DNA的检测对于AMR的诊断也有十分重要的参考价值[10]。鉴于AMR发病及DSA产生机制的多样性，AMR的治疗无法依靠单一疗法或者药物能够实现，往往需要采用清除/中和循环DSA，防治ADCC、CDC及阻断免疫细胞增生与激活导致DSA反弹的多靶点协同，联合治疗的综合治疗策略才能达到一定的治疗效果。同时，由于目前多数新型药物并未在国内上市，因此，进一步优化基线免疫抑制方案，重在预防AMR的发生也是AMR治疗中不容忽视的重要环节。

（病例提供者：杨　洋　首都医科大学附属北京友谊医院）

（点评专家：朱一辰　首都医科大学附属北京友谊医院）

参考文献

[1]杨洋，王志鹏，张健，等. 肾移植抗体介导排斥反应新型药物治疗的研究进展[J]. 中华泌尿外科杂志，2022，43（12）：948-952.

[2]Schinstock CA，Mannon RB，Budde K，et al. Recommended treatment for antibody-mediated rejection after kidney transplantation：the 2019 expert consensus from the transplantion society working group[J]. Transplantation，2020，104（5）：911-922.

[3]中华医学会器官移植学分会. 肾移植排斥反应临床诊疗技术规范（2019版）[J]. 器官移植，2019，（5）：10.

[4]崔瑜，张雷，吴建永. 肾移植抗体介导排斥反应的预防及诊疗要点[J]. 中华医学杂志，2022，102（26）：2041-2044.

[5]郭晖. 移植肾抗体介导的排斥反应的病理学[J]. 器官移植，2021，12（3）：10.

[6]中国医药生物技术协会移植技术分会，上海市肾脏移植质控中心专家委员会. 肾移植后期抗体介导排斥反应防治专家共识[J]. 中华医学杂志，2022，102（26）：1973-1981.

[7]Wiebe C，Rush DN，Nevins TE，et al. Class Ⅱ eplet mismatch modulates tacrolimus trough levels required to prevent donor-specific antibody development[J]. J Am Soc Nephrol，2017，28（11）：3353-3362.

[8]Cano-Romero FL，Laguna Goya R，Utrero-Rico A，et al. Longitudinal profile of circulating T follicular helper lymphocytes parallels anti-HLA sensitization in renal transplant recipients[J]. Am J Transplant，2019，19（1）：89-97.

[9]Lefaucheur C，Viglietti D，Bouatou Y，et al. Non-HLA agonistic anti-angiotensin Ⅱ type 1 receptor antibodies induce a distinctive phenotype of antibody-mediated rejection in kidney transplant recipients[J]. Kidney Int，2019，96（1）：189-201.

[10]杨洋，张健，林俊. 供者来源性细胞游离DNA在肾移植诊疗中的研究进展与应用[J]. 器官移植，2022，13（4）：8.

病例19 抗CD38抗体用于等待肾移植的高致敏患者的术前脱敏

一、病历摘要

（一）基本信息

患者男性，31岁，身高168cm，体重50kg。2013年11月在外院行首次"同种异体肾移植术"，移植肾置于右侧髂窝。2016年因大量蛋白尿，移植肾失功，恢复血液透析。2019年8月在外院行二次肾移植，移植肾置于左侧髂窝。二次肾移植为"ABO血型不合亲属活体肾移植"（母亲供肾），术后因抗体介导的排斥反应，移植肾功能未恢复，患者继续维持规律血液透析，透析6个月后停用口服免疫抑制剂。二次移植失败的原因考虑是首次移植后患者出现HLA抗体（具体HLA致敏情况不详），在HLA抗体和ABO血型抗体双重免疫损伤下，移植肾功能未能恢复，围术期即出现移植肾失功。2021年6月，患者来我院就诊登记第三次肾移植。就诊时，患者无尿，血清肌酐（Scr）1457μmolg/L，血红蛋白（Hb）113g/L。HLA抗体检测提示患者存在22个HLA-Ⅰ类抗体和14个HLA-Ⅱ类抗体阳性，其中4个HLA-Ⅰ类抗体和7个HLA-Ⅱ类抗体MFI＞10 000，估算群体反应性抗体（cPRA）可达99.55%。其他术前检查无肾移植绝对禁忌证。

（二）诊断

1. 尿毒症。

2. 二次肾移植术后，高致敏状态。

（三）治疗经过

1. **肾移植术前脱敏** 依据患者病史及实验室检查，确诊为"尿毒症，二次肾移植术后移植肾失功，伴HLA高致敏状态"。为行第三次肾移植，必须首先对患者进行脱敏治疗。经患者及家属知情同意，制订脱敏治疗方案为：恢复口服免疫抑制剂他克莫司和吗替麦考酚酯（骁悉）治疗，他克莫司谷浓度维持在4~6ng/ml，骁悉0.5g，12小时/次，出现低白细胞血症时减少骁悉用量。同时，患者开始接受以抗CD38单克隆抗体（Daratumumab，达雷妥尤单抗）为基础的联合脱敏治疗。脱敏治疗分两个阶段，强化治疗阶段（Ⅰ）和维持治疗阶段（Ⅱ）。阶段Ⅰ以静脉注射抗CD20单克隆抗体（Rituximab，利妥昔单抗）200mg开始，5天后，接受达雷妥尤单抗联合血浆置换/静脉注射免疫球蛋白（PP/IVIG）治疗，每周一次，连续19次。PP每次置换2000ml左右（使用1200~1600ml同型血浆，不足部分采用5%人血白蛋白补充）。IVIG在每次PP后当天输注，剂量为15~20g/次。达雷妥尤单抗在每次PP/IVIG后次日输注，剂量为400mg/次（病例19图1A）。经过阶段Ⅰ的强化治疗，患者部分HLA-Ⅰ类抗体水平显著下降，尤其是MFI基础值在5000~10 000的9个HLA-Ⅰ类抗体，治疗后MFI值降低到1401~4827（病例19图1B）。HLA-Ⅱ类抗体普遍下降且更显著：MFI基础值>10 000的7个HLA-Ⅱ类抗体均降低到<3000；剩余其他7个MFI值相对较低者在治疗后转阴（MFI<1000）（病例19图1B）。以MFI值5000为阈值（cutoff）计算，患者总的cPRA从99.6%下降到65.3%（病例19图1C），HLA-Ⅱ类cPRA从98.7%下降到0（病例19图1D）。

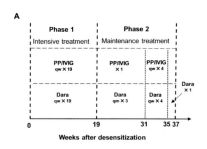
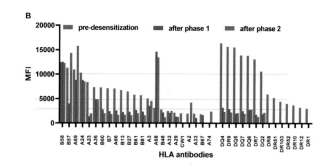

Total cPRA	MFI cut-off		
	1000	3000	5000
Before desensitization	99.9%	99.9%	99.6%
After phase 1 treatment	99.9%	93.6%	65.3%
After phase 2 treatment	99.9%	81.7%	35.7%

cPRA (class Ⅰ/Ⅱ)	MFI cut-off					
	1000		3000		5000	
	Ⅰ	Ⅱ	Ⅰ	Ⅱ	Ⅰ	Ⅱ
Before desensitization	94.3%	98.7%	89.8%	98.7%	69.9%	98.7%
After phase 1 treatment	94.0%	98.6%	78.2%	74.4%	65.3%	0
After phase 2 treatment	93.3%	98.6%	81.7%	0	35.7%	0

病例19图1 患者脱敏方案及HLA抗体水平和cPRA水平变化

经过阶段Ⅰ的强化脱敏治疗，患者cPRA水平有显著下降，但仍然处于等待移植状态。为了防止患者在等待移植期间cPRA水平出现显著反跳，患者开始接受维持脱敏治疗（阶段Ⅱ）。具体方案为（病例19图1A）每月接受达雷妥尤单抗400mg。维持治疗3个月期间，患者cPRA水平出现轻度反弹，因而加用PP/IVIG治疗一次。第4个月开始给予阶段Ⅰ的强化脱敏方案维持一个月，患者cPRA水平反跳得到有效控制。计划4个月后，给予达雷妥尤单抗400mg，每2周一次。

2. 达雷妥尤单抗治疗相关不良反应的预防 患者在接受达雷妥尤单抗治疗期间，总体耐受性良好。首次输注达雷妥尤单抗时，患者出现感冒样症状，包括流涕、干咳、乏力。在后续治疗时，输注前给予5mg地塞米松可有效预防这些症状发生。强化治疗阶段后期，患者出现一过性骨髓抑制，表现为低白细胞血症，在维持治疗阶段减少输注达雷妥尤单抗频次后可得到有效缓解。整个脱敏疗程中未见达雷妥尤单抗对患者视力、外周神经及肝功能带来明显毒性损害，患者未发生感染事件。

3. 肾移植术　患者在阶段Ⅱ维持治疗第18周时，等到中国人体器官分配与共享计算机系统（COTRS）分配来的一个死亡捐献（DD）供肾。供者52岁，中国Ⅰ类捐献，ABO血型与受者相同，供、受者HLA 8位点（A-，B-，DR-，DQ-）中4个位点相配（病例19表1）。此时，患者总cPRA从Ⅰ阶段治疗后的65.3%下降到35.7%，HLA-Ⅱ类cPRA仍维持在0（MFI cuff：5000）（病例19图1C～D）。在仍然存在的HLA抗体中，包含了两个较低水平的供体特异性抗体（DSA），分别为针对HLA-DRβ10901和HLA-B2704的抗体，MFI值分别为2253和1673，而这两个DSA在脱敏治疗之前的MFI基础值分别为15 684和6513（病例19图2）。淋巴毒试验（CDC）为阴性。基于患者此时的脱敏状态及配型方面的评估，患者在知情风险后同意接受分配到的供肾移植。

患者右下腹髂窝内的首次移植肾脏已经萎缩，而左侧髂窝内二次移植的ABO血型不相容肾脏体积仍然较大。此次三次移植的手术方式采用包膜下切除二次移植肾，然后将新肾移植到左侧髂窝。免疫诱导采用200mg利妥昔单抗（第1天）、25mg/d即复宁（手术当日至术后第5天）及500mg/d甲强龙（手术当日至术后第2天）。手术当天停用口服免疫抑制剂，术后第2天开始恢复口服他克莫司和骁悉，他克莫司谷浓度维持在7～10ng/ml，骁悉750mg/12h。术后第3天开始口服泼尼松10mg/d维持。患者术后早期每日接受IVIG治疗以预防DSA反弹，术后第1～5天给予IVIG 20g/d，第6～13天给予IVIG 15g/d。患者术后恢复顺利，无排斥事件发生。术后第14天，两个DSA均转阴（病例19图2）。术后第30天，患者血肌酐为162μmol/L，顺利出院。

病例19表1　供、受体HLA配型

HLA	A	B	DRB1	DQB1
Donor	11：01，11：02	27：04，46：01	04：06，09：01	03：02，03：03
Recipient	11：01，11：02	15：01，15：18	04：04，04：06	03：02，03：02

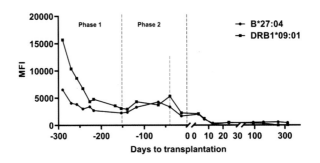

病例19图2　DSA水平变化

4．术后随访　患者移植后3个月内，每3天口服复方磺胺甲噁唑片和盐酸缬更昔洛韦各1粒预防感染。至今已随访1年余，移植肾功能稳定，无排斥事件发生（病例19图3）。术后3个月时移植肾程序性活检未见抗体或细胞介导的排斥反应，仅可见一定程度的慢性基础病变（与供肾移植前评估时的病理表现类似）。术后1年时移植肾程序性活检同术后3个月时活检结果类似，但可见轻度的管周毛细血管内C4d沉积（病例19图4）。随访期间，患者DSA持续为阴性（病例19图2）。同时，几乎所有的术前处于高水平的非DSA抗体水平在术后随访的1年内均有显著下降，并且那些经过脱敏治疗后处于低水平的HLA抗体也无一出现反弹。

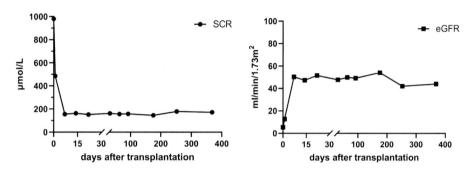

病例19图3　术后血清肌酐Scr和估算肾小球滤过率（eGFR）变化

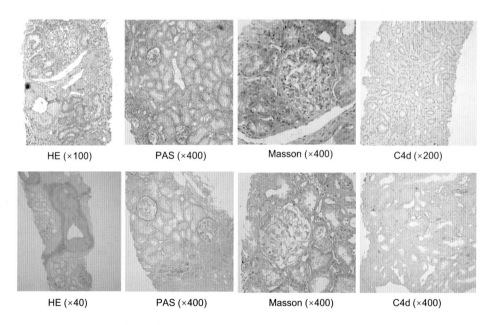

HE（×100）　PAS（×400）　Masson（×400）　C4d（×200）

HE（×40）　PAS（×400）　Masson（×400）　C4d（×400）

病例19图4　术后3个月（上排）和1年（下排）时移植肾程序性活检病理

术后3个月banff评分为i0, t0, g0, v0, ptc0, MVI = 0, ci2, ct1, cg0, cv2, ah2, mm0, Ti0, i-IFTA0, t-IFTA0, C4d0（Banff 2019）；术后1年banff评分为i0, t0, g0, v0, ptc0, MVI = 0, ci0, ct0, cg0, cv2, ah2, mm0, Ti0, i-IFTA0, t-IFTA0, C4d1（Banff 2019）

二、病例分析

本例患者是一个明确的HLA高致敏患者，cPRA＞99%。这类患者的特点是移植前预存的HLA抗体广，个数多，抗体强度高。该患者致敏的原因考虑是既往两次肾脏移植所导致，尤其是第二次移植失败后患者停用了所有口服免疫抑制剂，这可能是导致患者HLA高致敏状态形成的主要原因。因此，对既往移植肾失功的患者，如仍有再次移植的计划，应该避免停用免疫抑制剂并定期监测PRA的水平。

HLA致敏的患者若移植前DSA不能完全避免或DSA水平未降低到相对安全范围（如MFI＜3000～5000），术后发生急性抗体介导的排斥反应（AAMR）可能性较高，有直接导致移植肾短期内失功而移植失败的高风险。对这类患者，成功脱敏，降低移植前HLA抗体水平，并避免移植以后HLA抗体水平反弹是患者移植成功的保障。

对常规脱敏策略反应欠佳的高HLA致敏患者，新的脱敏策略可能为这类患者获得移植机会提供新的路径。免疫球蛋白G（IgG）裂解药物 Imlifidase（IdeS）为这类患者提供了一个途径[1, 2]，但该药物昂贵，在很多国家和地区尚未上市，来源困难。其它新的有应用前景的脱敏方案值得进行尝试为这类患者进行移植前脱敏治疗。

三、疾病介绍及CD38抗体在移植脱敏中的应用

HLA致敏增加肾移植术后排斥风险，降低患者获得肾移植的机会。导致HLA致敏的主要因素依次为移植、输血和妊娠。HLA高致敏患者的成功移植依赖于术前的有效脱敏治疗和良好的配型。目前，最常用的HLA脱敏策略是PP/免疫吸附（IA）联合IVIG或者美罗华[3-7]。但这些手段对HLA高致敏患者的脱敏治疗效果十分有限[8]。

抗CD38单克隆抗体，可作用于浆细胞表面的CD38分子，通过抗体依赖的细胞介导的细胞毒作用（ADCC）、抗体依赖的细胞介导的细胞吞噬效应（ADCP）及补体依赖的细胞毒效应（CDC）机制清除分泌抗体的浆细胞，从而可能对移植前HLA致敏的患者起到降低抗体水平的脱敏治疗效果。抗CD38单克隆抗体目前被批准的适应证仅为多发性骨髓瘤，但因其对浆细胞的杀伤作用而有望应用于器官移植领域[9, 10]。国外已有两个注册的临床试验正在研究观察抗CD38单克隆抗体用于肾移植前HLA致敏患者的脱敏治疗效果。一个是COMBAT试验，纳入cPRA＞99%的高致敏患者，首先给予贝拉西普治疗，若无效，给予4次血浆置换后采用抗CD38单克隆抗体治疗（临床试验ID：NCT05145296）。另一个临床试验是DARDAR试验，观察不同剂量抗CD38单克隆抗体的脱敏治疗效果及其安全性。分两个阶段，第一阶段采用抗CD38单克隆抗体4mg/（kg·w）～8mg/（kg·w）～16mg/（kg·w），剂量依次增加，每个剂量各用4周，1次/周；第二

阶段直接采用16mg/（kg·w），用8次，1次/周（临床试验ID：NCT04204980）。这些临床试验结果尚未正式发表，值得期待。已发表的抗CD38单克隆抗体应用于移植前HLA致敏患者脱敏治疗的病例报道仅见于心脏、肺和造血干细胞移植，部分报道尚局限于会议论文摘要的形式[11-15]。抗CD38单克隆抗体应用于高致敏肾移植患者术前的脱敏治疗在本病例之前尚未见病例报道。

四、病例点评

常规的脱敏策略（PP/IVIG/利妥昔单抗）对高致敏患者的术前脱敏治疗效果欠佳，主要表现在以下两个方面：一是治疗期间HLA抗体强度下降有限，二是治疗后下降的HLA抗体容易出现反弹。导致这一现象的可能原因是这些措施对产生HLA抗体的浆细胞没有直接作用，抗体的产生从源头上未能得到有效控制。本例病例的脱敏治疗方案设计中，考虑将抗CD38抗体与利妥昔单抗/PP/IVIG联用，以期对HLA高致敏的脱敏治疗起到一定的协同效应：利妥昔单抗可清除尚未分化为浆细胞的表达CD20的早期B细胞；PP可去除循环中预存的HLA抗体以快速降低其水平；IVIG对抑制HLA抗体反弹有效并有免疫调理作用；抗CD38抗体可清除产生HLA抗体的浆细胞。经过这些联合治疗，本例高HLA致敏患者在术前获得了较为显著的脱敏效果，提示对这类患者的成功脱敏治疗需要考虑从降低HLA抗体的多个环节着手，一方面要去除预存的抗体，另一方面要兼顾如何减少抗体的产生。

本例患者接受脱敏治疗虽然并未达到完全的脱敏，但显著减少了HLA抗体个数并降低了其强度，因而显著增加了避开高水平DSA而获得移植的概率。由于等待的是DD供肾，需要一段时间的维持治疗来等待配型合适的供者，因此设计一个能维持强化治疗所取得的脱敏效果的维持治疗方案也很重要。本病例起初期待抗CD38抗体每月一次的治疗能维持前期所取得的脱敏效果，但实际情况是抗HLA抗体在维持期有所反跳，可能需要增加抗CD38抗体的使用频率（如每2周一次）才能达到目的，这需要在以后的病例中进行验证。

在筛选合适供者的过程中，通过对比供者HLA配型结果而避开相对高水平的DSA也十分重要。本例供受者HLA配型结果为半配，不相配的4个供者位点中有2个为致敏位点。脱敏前针对这两个位点的DSA水平较高，但移植前降为低水平，这也充分体现了是脱敏治疗给了该患者此次移植机会。此外，本例患者移植后未出现DSA的反跳，甚至非DSA抗体也均在移植后的随访期显著下降，提示抗CD38抗体为基础的脱敏治疗因其显著减少了浆细胞而具备较持久的抑制抗体产生能力。本例患者的成功移植，首先得益于成功的术前脱敏治疗和脱敏状态的维持，其次得益于供受者HLA的良好配型。本例所报道的脱敏方案，为等待肾移植的HLA高致敏患者的术前脱敏提供了重要经验。虽然在治疗费用和疗程上对患者有较高要求，但仍然为条件允许的患者提供了一种可供选择的方案。

（病例提供者：赵大强　华中科技大学同济医学院附属同济医院）

（点评专家：陈　　刚　华中科技大学同济医学院附属同济医院）

参考文献

[1]Jordan SC，Legendre C，Desai NM，et al. Imlifidase desensitization in crossmatch-positive，highly sensitized kidney transplant recipients：results of an international phase 2 trial（Highdes）[J]. Transplantation，2021，105（8）：1808–1817.

[2]Jordan SC，Lorant T，Choi J，et al. IgG endopeptidase in highly sensitized patients undergoing transplantation[J]. N Engl J Med，2017，377（5）：442–453.

[3]Schinstock C，Tambur A，Stegall M. Current approaches to desensitization in solid organ transplantation[J]. Front Immunol，2021，12：686271.

[4]Abbes S，Metjian A，Gray A，et al. Human leukocyte antigen sensitization in solid organ transplantation：a primer on terminology，testing，and clinical significance for the apheresis practitioner[J]. Ther Apher Dial，2017，21（5）：441–450.

[5]Montgomery RA，Lonze BE，King KE，et al. Desensitization in HLA-incompatible kidney recipients and survival[J]. N Engl J Med，2011，365（4）：318–326.

[6]Vo AA，Lukovsky M，Toyoda M，et al. Rituximab and intravenous immune globulin for desensitization during renal transplantation[J]. N Engl J Med，2008，359（3）：242–251.

[7]Mamode N，Bestard O，Claas F，et al. European guideline for the management of kidney transplant patients with HLA antibodies：by the european society for organ transplantation working group[J]. Transpl Int，2022，35：10511.

[8]Kozlowski T，Andreoni K. Limitations of rituximab/IVIg desensitization protocol in kidney transplantation；is this better than a tincture of time[J]？Ann Transplant，2011，16（2）：19–25.

[9]Hill E，Morrison C，Kazandjian D. Daratumumab：a review of current indications and future directions[J]. Semin Oncol，2022，49（1）：48–59.

[10]Joher N，Matignon M，Grimbert P. HLA Desensitization in solid organ transplantation：Anti-CD38 to Across the Immunological Barriers[J]. Front Immunol，2021，12：688301.

[11]Kwun J，Matignon M，Manook M，et al. Daratumumab in sensitized kidney

transplantation：potentials and limitations of experimental and clinical use[J]. J Am Soc Nephrol，2019，30（7）：1206-1219.

[12]Jordan S，Vescio R，Ammerman N，et al. Daratumumab for desensitization and antibody mediated rejection treatment in Highly-HLA sensitized patients[J]. Am J Transplant，2020，20（suppl 3）.

[13]Curtis A，Guha A，Bhimaraj A，et al. Use of daratumumab for desensitization prior to cardiac transplantation：a case report[J]. J Heart Lung Transpl，2021，40（4）：S493.

[14]Magda G，Ramsey AL，Saggar R，et al. Daratumumab for desensitization therapy in lung transplant candidates[J]. J Heart Lung Transplant，2021，40（4）：S335.

[15]Ibrahim U，Keyzner A. Daratumumab for donor-specific anti-HLA antibody desensitization in a case of HLA-mismatched allogeneic stem cell transplantation[J]. Hematol Transfus Cell Ther，2023，45（4）：510-512.

病例20　肾移植术后IgA肾病复发

一、病历摘要

（一）基本信息

患者女性，29岁。

主诉：肾移植术后16个月余，发现蛋白尿、血尿3个月余。

现病史：患者3年前因肾衰竭于我院行肾脏移植手术，免疫诱导治疗应用兔抗人胸腺细胞免疫球蛋白（rATG），手术中、术后第1天分别使用rATG（50mg，1次/日），术后第2天、第3天分别使用rATG（25mg，1次/日）和甲强龙（术中500mg，术后第1天250mg、第2天120mg、第3天80mg）。初始免疫抑制剂方案为他克莫司（Tac）、吗替麦考酚酯（MMF）、泼尼松（Pred）。术后第7天患者肾功能恢复正常，第10天出院，出院时血肌酐110μmol/L。患者移植后至此次发病，肾功能波动于103～117μmol/L，未见血尿、蛋白尿。患者自肾移植术后第16个月开始，近3个月来出现血肌酐逐渐升高，由115μmol/L升高至242μmol/L，伴有进行性加重的镜下血尿（+～+++）和蛋白尿（+～+++）。服用厄贝沙坦（150mg，2次/日）、倍他乐克（25mg，2次/日）控制血压在140～160mmHg/80～90mmHg。

（二）体格检查

体温36.3℃，脉搏87次/分，呼吸18次/分，血压145/90mmHg，身高155cm，体重47kg，BMI 19.6。双肺呼吸音未闻及干湿性啰音。腹软，未及明显包块及反跳痛。移植肾触诊质韧，大小正常，未及压痛。双下肢未见明显水肿。

（三）辅助检查

实验室检查，①血常规：血红蛋白（Hb）90g/L；②尿常规：尿蛋白1.93g/24h，尿隐血（+++）；尿红细胞位相：5～10个/HP，正常红细胞15%，棘形红细胞30%，小红细胞20%，皱缩红细胞25%，圈型红细胞10%；③群体反应性抗体（PRA）：（-）；④尿BKV核酸检测：＜1.0×10^3copies/ml；⑤血BKV核酸检测：＜1.0×10^3copies/ml。

自体肾病理活检：肾小球系膜弥漫中至重度增生、灶状肾小管萎缩及间质纤维化，Masson染色在系膜区出现团块状嗜复红蛋白沉积，免疫荧光染色显示肾小球系膜区有高强度IgA团块状沉积。

供肾移植前活检病理：肾小球未见系膜增生、基底膜不厚、部分肾小管上皮细胞刷状缘脱落、间质未见炎细胞浸润及纤维化、小动脉大致正常。免疫荧光染色（IgA、IgG、IgM、C3、C1q、FRA）均为阴性（病例20图1）。

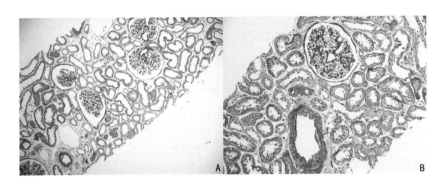

病例20图1　供肾移植前穿刺活检病理

A．PAS×100；B．PAS×200；Bar＝100μm

移植肾穿刺病理活检：肾小球系膜弥漫轻度增生、局灶肾小管萎缩及间质纤维化，Masson染色在系膜区出现块状嗜复红蛋白沉积，免疫荧光染色显示肾小球系膜区有中高强度IgA团块状沉积，电镜观察示肾小球系膜区有高电子致密物沉积（病例20图2）。

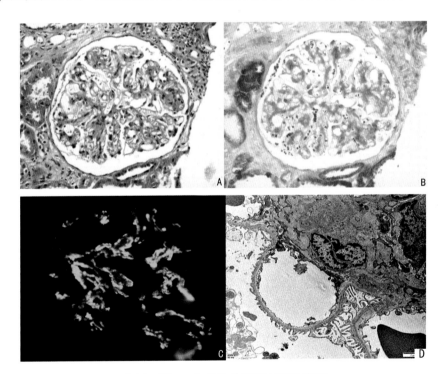

病例20图2　患者移植肾穿刺活检病理

A．肾小球系膜弥漫轻度增生，HE×400；B．系膜区出现块状嗜复红蛋白沉积，Masson×400；C．免疫荧光染色显示肾小球系膜区有中高强度IgA团块状沉积；D．电镜观察示肾小球系膜区有高电子致密物沉积。光镜及荧光Bar＝100μm，电镜Bar＝2μm

（四）诊断与鉴别诊断

1. 诊断　移植肾IgA肾病复发，移植肾功能不全。

2. 诊断依据　根据患者血尿和蛋白尿、血肌酐升高等临床症状，结合实验室检查及原发病病理诊断为IgA肾病，怀疑移植肾IgA肾病复发。移植肾病理学主要表现为肾小球系膜弥漫轻度增生、局灶肾小管萎缩及间质纤维化，Masson染色在系膜区出现块状嗜复红蛋白沉积，免疫荧光染色显示肾小球系膜区有中高强度IgA团块状沉积，电镜观察示肾小球系膜区有高电子致密物沉积。综上，患者移植肾IgA肾病复发诊断成立。

（五）治疗经过

患者术后免疫抑制方案为MMF＋FK506＋Pred方案，霉酚酸药物浓度曲线下面积（MPA AUC）术后1周检测为48mg/（ml·min），FK506药物浓度波动在5～7ng/ml，Pred术后从20mg/d逐渐调整至10mg/d。肾移植术后16个月，发现血尿、蛋白尿，血肌酐在发病初始1个月余相对稳定，根据原发病为IgA肾病，怀疑移植肾IgA肾病复发，免疫抑制剂方案未做调整，Pred从10mg/d增至15mg/d，继续口服厄贝沙坦、倍他乐克降压治疗，将血压控制在130/85mmHg以下，加用雷公藤多甙片（20mg，3次/日）治疗，效果不佳，血肌酐缓慢上升，患者入院进一步诊疗。移植肾穿刺活检明确诊断为移植肾IgA肾病复发。在上述治疗的基础上给予抗CD20单抗200mg治疗，随后尿蛋白定量逐渐降低至0.5g/24h，血肌酐缓慢减低至145μmol/L，但尿隐血持续阳性，随后进行扁桃体切除术，3个月后尿隐血转阴，尿蛋白定量进一步下降至0.2g/24h，继续维持原治疗方案，1年后肾功能血肌酐恢复至131μmol/L，定期随访。

二、病例分析

本例患者肾移植术后1年多发现蛋白尿、血尿，血肌酐逐渐爬升。根据患者血尿和蛋白尿、血肌酐升高等临床症状，考虑到患者自体肾原病为IgA肾病，高度怀疑IgA肾病复发。移植肾病理学主要表现为肾小球系膜弥漫轻度增生、局灶肾小管萎缩及间质纤维化，Masson染色在系膜区出现块状嗜复红蛋白沉积，免疫荧光染色显示肾小球系膜区有中高强度IgA团块状沉积，电镜观察示肾小球系膜区有高电子致密物沉积，结合实验室检查及原发病病理诊断为IgA肾病复发诊断明确。治疗方面在原有免疫抑制剂方案基础上，增加Pred用量，控制血压，给予抗CD20单抗，扁桃体切除术等治疗。治疗后3个月血肌酐和蛋白尿逐渐降低，之后规律门诊随访，密切监测尿蛋白及肌酐水平变化，必要时再次行移植肾穿刺。

三、疾病介绍

IgA肾病是一种由循环中含有IgA的免疫复合物介导的全身性疾病[1]。尽管肾移植术后服用大量免疫抑制剂，但是患者产生免疫复合物的倾向仍然存在。循环免疫复合物是否沉积在肾小球系膜中，免疫抑制如何改变这一点，以及随后的系膜细胞和招募的炎症细胞的反应可能决定IgA肾病是否复发和复发的结果。IgA肾病发病机制非常复杂，目前仍未完全了解。移植肾IgA肾病复发的危险因素包括供肾IgA沉积、亲属供者、受者年龄较小、原发病病程短、蛋白尿、具有IgA肾病代表性的发病基因、术后过早停用激素、供者HLA错配位点多等。至少部分IgA肾病患者存在遗传易感性，尽管这种易感性如何表现尚不清楚。目前关于IgA肾病发病机制的研究领域包括在遗传关联研究中发现的与IgA肾病相关的患者特定的HLA类型，以及在患者及其未受影响的家庭成员血清中发现的高IgA浓度。潜在遗传缺陷的差异可能是造成IgA肾病中常见的一些人口统计学和临床变异的部分原因[2, 3]。

移植肾IgA肾病的确诊需要活检证实在移植肾中存在IgA沉积的组织学证据[4-6]。虽然临床实践中偶尔使用临床标准如血尿、蛋白尿进行诊断，但并不可靠，导致误诊或肾病分类错误。而确诊移植肾IgA肾病复发距离肾移植手术的时间各家报道也不一致，Lionaki等总结了1995至2015年32篇国外文献，确诊时间由3～67.7个月不等[7]，国内季曙明等报道的一组病例中肾移植受者组织学上的IgA肾病复发的时间为术后（9.3±3.6）个月，这是因为部分患者未出现临床症状或者在移植后仅表现为轻度蛋白尿或镜下血尿时，往往不肯接受肾活检，所以早期移植肾IgA肾病的诊断还依赖于术后程序化肾活检[8]。

目前国际上尚未达成对移植肾复发IgA肾病的防治共识，近年来报道在肾移植应用抗人胸腺细胞免疫球蛋白、低剂量类固醇、扁桃体切除可以有效减少IgA肾病的复发率。治疗方法依然同非移植患者原发性IgA肾病类似，包括减轻蛋白尿、RASS抑制剂控制血压、控制炎症反应等对症治疗及采用环孢霉素、他克莫司或强的松等免疫抑制治疗[9]。对于难治性的移植后IgA肾病患者，建议血浆置换，抗CD20单抗治疗[10]。2017年Lancet上发表的靶向释放布地奈德（TRF-布地奈德）的2期临床研究发现，TRF-布地奈德治疗有利于移植肾IgA肾病患者尿蛋白肌酐比值（UPCR）的下降和eGFR的提高[11]。

关于移植肾的存活率，文献报道术后伴有IgA肾病组和非伴发组10年移植肾的存活率相似；但10年以后，伴有IgA肾病组的移植肾存活率逐渐低于非伴发组。同时研究显示肾小球硬化、间质纤维化、系膜细胞增生、新月体形成等病理损害都与移植肾失功有关，特别伴新月体的复发IgA肾病患者移植物失功率达为88.8%[12]。

四、病例点评

IgA肾病是最常见的原发性肾小球疾病。肾移植术后IgA肾病复发率为4.5%～70.5%。随着近年来研究深入，人们认识到IgA肾病复发是影响移植肾长期存活的重要因素之一，造成移植物功能衰竭的风险为1.6%～19.1%。移植肾IgA肾病复发时间为3～67.7个月，其诊断主要依据患者原肾、供肾和移植肾病理结合临床表现综合诊断。目前推荐的移植肾IgA肾病治疗方案包括控制蛋白尿、免疫抑制剂调整、抗CD20单抗、依库珠单抗等治疗。移植肾IgA肾病复发的早期诊断和治疗依赖于术前和术后程序化肾活检及临床、检验、病理等多学科合作，目前仍需开展大型、随机化研究，以期达成诊疗共识，进一步改善患者预后。

（病例提供者：郑　瑾　张敏月　丁晨光　李　杨　田晓辉

冯新顺　项和立　西安交通大学第一附属医院）

（点评专家：丁小明　西安交通大学第一附属医院）

参考文献

[1]Shabaka A，Pérez-Flores I，Cortés JA，et al. De novo IgA nephropathy in a renal allograft[J]. Exp Clin Transplant，2019，17（4）：550-553.

[2]Abbas F，El Kossi M，Jin JK，et al. Recurrence of primary glomerulonephritis：review of the current evidence[J]. World J Transplant，2017，7（6）：301-316.

[3]Wyld ML，Chadban SJ. Recurrent IgA nephropathy after kidney transplantation[J]. Transplantation，2016，100（9）：1827-1832.

[4]Working Group of the International IgA Nephropathy Networkand the Renal Pathology Society，Roberts IS，Cook HT，et al. The oxford classification of IgA nephropathy：pathology definitions，correlations，and reproducibility[J]. Kidney Int，2009，6（5）：546-556.

[5]Haas M，Sis B，Racusen L C，et al. Banff 2013 meeting report：inclusion of c4d-negative antibody-mediated rejection and antibody-associated arterial lesions[J]. Am J Transplant，2014，14（2）：272-283.

[6]Soares MFS，Roberts ISD. Histologic classification of IgA nephropathy：past，present，and Future[J]. Semin Nephrol，2018，38（5）：477-484.

[7]Lionaki S，Panagiotellis K，Melexopoulou C，et al. The clinical course of IgA nephropathy

after kidney transplantation and its management[J]. Transplant Rev（Orlando）, 2017, 31
（2）: 106-114.

[8]季曙明，倪雪峰，谢轲楠，等. 肾移植术后IgA肾病复发并非总是良性预后[J]. 器官移植杂志，2016，7（2）: 94-99.

[9]Coppo R, Troyanov S, Bellur S, et al. Validation of the oxford classification of IgA nephropathy in cohorts with different presentations and treatments[J]. Kidney Int, 2014, 86（4）: 828-836.

[10]Magistroni R, D'Agati VD, Appel GB, et al. New development in the genetics, pathogenesis, and therapy of IgA nephropathy[J]. Kidney Int, 2015, 88（5）: 974-989.

[11]Fellström BC, Barratt J, Cook H, et al. Targeted-release budesonide versus placebo in patients with IgA nephropathy（NEFIGAN）: a double-blind, randomised, placebo-controlled phase 2b trial[J]. Lancet, 2017, 389（10084）: 2117-2127.

[12]Moroni G, Longhi S, Quaglini S, et al. The long-term outcome of renal transplantation of IgA nephropathy and the impact of recurrence on graft survival[J]. Nephrol Dial Transplant, 2013, 28（5）: 1305-1314.

病例21 肾移植术后非HLA抗体介导排斥反应合并FSGS

一、病历摘要

（一）基本信息

患者男性，32岁。

主诉：肾移植术后5年9个月，发现血肌酐升高5个月。

现病史：患者于5年9个月前因慢性肾脏疾病，肾功能5期，在我院行同种异体肾移植术，术中及术后应用兔抗人胸腺细胞免疫球蛋白（rATG）和甲泼尼龙（MP）免疫诱导治疗，方案如下：手术当天（rATG 50mg＋MP 250mg）；术后第1天、第2天、第3天分别给予（ATG 50mg＋MP 250mg）；术后第4天（MP 250mg）治疗，免疫维持方案为：环孢素＋吗替麦考酚酯（骁悉）＋泼尼松，术后恢复良好，血肌酐维持在100μmol/L左右，并于门诊定期复查。5个月前患者发现血肌酐上升，并出现蛋白尿，给予观察，后血肌酐持续上升至204μmol/L，尿酸505μmol/L。现为进一步检查肌酐上升及蛋白尿原因收入院，发病以来每日尿量2000～3000ml，体重未见明显变化。

既往史：高血压病史3年，口服硝苯地平缓释片联合厄贝沙坦降压，血压控制良好；余既往史无特殊。

（二）体格检查

体温36.8℃，脉搏80次/分，呼吸20次/分，血压130/90mmHg，身高170cm，体重57kg，BMI 19.7。心律齐，双肺呼吸音清，未闻及干湿性啰音及胸膜摩擦音；腹部（－）；移植肾区无肿胀、压痛，质韧、界清；神经系统（－）。

（三）辅助检查

1. 供者情况　男性，39岁，原发病为脑外伤，捐献前血肌酐49μmol/L，尿蛋白（－）。

2. 配型：

（1）ABO血型配型供、受者血型均为A（＋），RhD（＋）。

（2）HLA配型（血清型）（病例21表1），氨基酸残基：2错配。

（3）淋巴细胞毒交叉配型试验：阴性。

病例21表1　供受者HLA位点

	A	B	DR
受者	2, 24	60, 51	8, 14
供者	2, 23	35, 44	7, 15

3. 实验室检查　血常规：血红蛋白（Hb）85g/L；尿常规：蛋白尿（3+）；肝肾功电解质：肌酐（Scr）204μmol/L，尿素氮（BUN）12.39mmol/L，尿酸（UA）505μmol/L，氯108.6mmol/L，二氧化碳结合率17.3mmol/L，eGFR（CKD-EPI）39.84 ml/（min·1.73m^2）；环孢素浓度117.4ng/ml；尿BKV核酸检测：<1.0×10^{3}copies/ml；血BKV核酸检测：<1.0×10^{3}copies/ml；群体反应性抗体（-）；HLA抗体检测（-）；MICA抗体检测（-）；非HLA抗体：血管紧张素Ⅱ1型受体（AT1R）抗体18.54U/ml，谷胱甘肽S-转移酶θ1（GSTT1）抗体MFI值14667。

4. 移植肾超声　移植肾大小114mm×51mm×50mm，包膜光滑，实质光点分布均匀，皮质厚约14mm，肾窦回声排列整齐，未见分离。移植肾周围未见液性暗区，DGFI：移植肾血流灌注良好。

5. 自体肾病理活检　诊断为IgA肾病。

6. 供肾移植前病理活检　诊断大致正常肾脏。

7. 移植肾穿刺病理活检（病例21图1）　光镜："移植肾穿刺"镜下可9个肾小球，1个球性硬化，2个节段性硬化，其余肾小球系膜细胞和基质轻-中度增生伴双轨形成（Cg2）；肾小管上皮细胞颗粒变性伴局灶轻度肾小管炎（t1），肾小管轻度萎缩（Ct1），可见蛋白管型，轻度管周毛细血管炎（ptc1）；间质轻度纤维化（ci1）伴灶状单核细胞及淋巴细胞浸润（Ti1）；间质局部小动脉轻度内膜炎（V1），局灶玻璃样变（aah1）。片内结构结合免组染色及免疫荧光染色提示：慢性/活动性抗体介导排斥反应，不除外FSGS，请结合临床考虑。

（四）诊断与鉴别诊断

1. 诊断　非HLA抗体介导排斥反应（caAMR）合并局灶性节段性肾小球硬化（FSGS）。

2. 诊断依据

（1）患者术后24个月开始出现蛋白尿、血肌酐升高等临床症状，不伴有尿量迅速减少、发热、移植肾区不适等。

（2）移植肾血流灌注良好，阻力指数正常。

（3）HLA抗体检测（-），MICA抗体检测（-），血管紧张素Ⅱ1型受体（AT1R）抗体18.54U/ml，谷胱甘肽S-转移酶θ1（GSTT1）抗体MFI值14667。

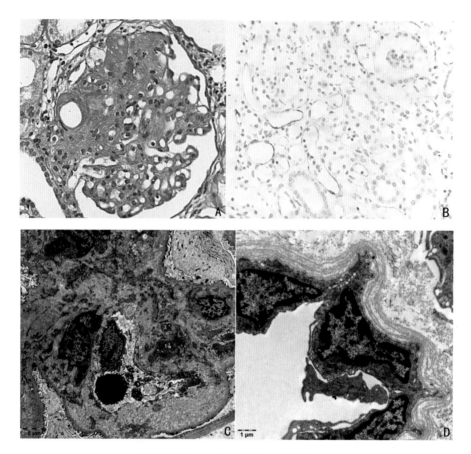

病例21图1　患者移植肾穿刺活检病理

A. 肾小球节段硬化，基底膜节段双轨征，PAS×400；B. 管周毛细血管襻 C4d 沉积，免疫组织化学染色 ×200；C. 电镜观察示肾小球内皮细胞下间隙增宽，足突广泛融合；D. 电镜观察示管周毛细血管多层 ptcml > 7。光镜 Bar = 100μm，电镜 Bar = 1μm。

（4）移植肾病理提示：慢性/活动性抗体介导排斥反应，不除外FSGS。

（五）治疗经过

患者术后免疫抑制方案为环孢素＋吗替麦考酚酯（骁悉）＋泼尼松，恢复良好，血肌酐维持在100μmol/L左右，肾移植术后2年，发现蛋白尿，血肌酐逐渐升高，予以观察，之后血肌酐持续上升至204μmol/L，伴尿蛋白进行性加重，蛋白尿（+～+++），故入院进一步诊疗。移植肾穿刺活检回报：慢性/活动性抗体介导排斥反应，不除外FSGS；群体反应性抗体检测（-），HLA抗体检测（-），MICA抗体检测（-），非HLA抗体：血管紧张素Ⅱ1型受体（AT1R）抗体18.54U/ml，谷胱甘肽S-转移酶θ1（GSTT1）抗体MFI值14667。结合患者临床表现，明确诊断为非HLA抗体介导排斥反应合并FSGS。给予血浆置换3次，抗CD20单抗200mg治疗，治疗后非HLA抗体MFI值下降至5000以下，尿蛋白定量进一步下降至0.15g/24h，继续维持原治疗方案，1年后肾功能恢复至154μmol/L，随访至今，肌酐波动在140~188μmol/L，尿蛋白（－~＋）。

二、病例分析

本例患者术后24个月开始出现蛋白尿、血肌酐升高，不伴有尿量迅速减少、发热、移植肾区不适等临床症状。实验室检测抗HLA供者特异性抗体（DSA）阴性，非HLA抗体AT1R抗体和GSTT1抗体显著升高。移植肾病理表现：①肾小球节段硬化，足突广泛融合，符合FSGS诊断；②管周毛细血管襻C4d沉积，肾小球内皮细胞下间隙增宽，符合活动性ABMR表现；③基底膜节段双轨征，管周毛细血管多层ptcml＞7，符合慢性ABMR表现。由于FSGS也有可能是免疫因素诱导产生，因此结合患者病史、实验室检查结果及移植肾穿刺病理结果，考虑本病例为非HLA抗体导致的慢性/活动性抗体介导排斥反应，合并FSGS。治疗方面通过给予血浆置换联合抗CD20单抗治疗，治疗后非HLA抗体MFI值和尿蛋白水平较前明显下降。之后继续维持原免疫抑制治疗方案，调整免疫抑制剂药物浓度至理想范围，规律门诊随访，密切监测尿蛋白及肌酐水平变化，必要时再次行移植肾穿刺。

三、疾病介绍

1. 非HLA抗体介导排斥反应　肾移植术后抗体介导排斥反应是影响移植肾功能，导致移植肾失功的主要原因。近年来随着临床检验技术的发展和治疗方案的不断攻克，大大减少了HLA介导的排斥反应的发生。但临床发现在缺乏抗HLA抗体时仍可发生排斥反应，非HLA抗体介导排斥反应相关研究逐渐得到重视，目前已成为移植界研究的热点[1]。非HLA抗体的种类繁多，主要包含两大类：识别自身抗原的自身抗原抗体和针对供者和受者间次要组织相容性抗原（minor histocompatibilityantigen，mHA）多态性产生的抗体。自身抗原抗体包括：AT1R-抗体、VIM抗体、LG3抗体等；针对MHA的抗体包括H-Y抗原抗体、MICA抗体、GSTT1抗体。自身抗原抗体抗AT1R-抗体是最为熟知的非HLA抗体之一。非HLA抗体是由于移植过程中的缺氧、缺血再灌注、炎症等损伤，导致同种异体移植物自身抗原大量释放，使机体免疫系统的自我耐受被破坏，刺激产生非HLA抗体。肾移植手术前后抗AT1R抗体阳性会影响排斥反应的发生[2]。移植前AT1R抗体阳性是急性排斥反应和移植物长期存活的独立风险因素[3,4]。研究发现：抗AT1R抗体与恶性高血压、类固醇难治性血管排斥反应及移植肾功能下降有关。针对MHA的抗体GSTT1位于细胞质是催化还原型谷胱甘肽与多种亲电和疏水化合物结合的蛋白质超家族的成员，主要在肝脏和肾脏中表达。文献报道肾移植后抗GSTT1抗体阳性受者排斥反应发生率明显高于阴性的受者。较标准的排斥反应治疗方案，非HLA抗体阳性的患者应用血浆置换、静脉注射人免疫球蛋白可明显提高移植物存活率。目前在肾移植领域并未建立完善的非HLA抗体检测体系，对于器官移植受者发生的非HLA抗体介导的排斥反应，明确免疫反应的类型从而制定针对性的策略，可显著提高移植物存活率。

2. 移植肾FSGS　FSGS描述了一种与足细胞损伤和耗尽相关的具有不同病因和致病因素的肾脏组织学病变，最初病变局限于有限数量的肾小球，本质上是节段性的。多种病理性疾病均可导致FSGS的发生。原发性FSGS是由原发性足细胞病引起的，而继发性FSGS是指在肾单位体积减少、药物或病毒感染的直接毒性或内皮损伤愈合后发生的一种适应性现象[5, 6]。移植肾FSGS是在患者长期使用免疫抑制剂、机体处于免疫抑制状态下发生的，因此其临床病程、肾功能损害程度与自体肾FSGS有所不同[7]。主要表现为移植肾活检光镜下病变肾小球节段硬化，其余肾小球基本正常，免疫荧光染色显示：肾小球节段硬化区有IgM团块状沉积，电镜下足突节段或广泛融合[8]。新发FSGS的患者较复发相应症状和体征出现较晚，蛋白尿一般在移植后3个月甚至更晚出现，蛋白尿相对少。临床表现不同程度的高血压、蛋白尿及移植肾功能下降，通常通过移植肾活检发现。治疗主要是：消除可能的引发移植肾FSGS的致病因素（如CNI或mTOR、保持血压稳定、降低血脂、免疫抑制剂减量、治疗糖尿病、预防排斥反应等）从而降低蛋白尿。移植肾原发FSGS患者的预后较差，尤其是伴有肾小管萎缩和间质纤维化的患者。原发性FSGS的一个主要问题是确认诊断的复杂性，因为它可能与其他变异或继发形式的FSGS以及其他肾小球疾病（如微小病变疾病）混淆。

原发性FSGS常与其他继发形式的FSGS或其他变异以及其他肾小球疾病如微小病变疾病难以区分，确认诊断具有一定复杂性。移植肾FSGS复发和新发的早期诊断和治疗依赖于术前和术后程序化肾活检及临床、检验、病理等多学科合作。

四、病例点评

移植肾局灶性节段性肾小球硬化性肾病以移植后蛋白尿为主要表现，在临床中需与多种疾病进行鉴别HLA供者特异性抗体是参与抗体介导排斥反应（ABMR）病理生理的主要因素。然而，在没有抗HLA抗体的情况下仍然有排斥反应的发生，使人们逐渐认识到非HLA抗体的重要性。非HLA抗体可以在肾移植术后导致移植肾发生排斥反应，并影响移植肾长期存活。FSGS可分为原发性（特发性）和继发性，其中特发性FSGS预后不良，年轻患者占相当高的比例（15%）；继发性FSGS是指自体肾无FSGS，而移植肾发生了与免疫因素、免疫抑制药物因素以及感染等因素相关的FSGS。特发性和继发性FSGS均会导致移植肾功能减退及移植物丢失。

肾移植术后患者临床表现结合实验室检测和移植肾穿刺活检是诊断术后并发症的基

石。在供者特异性抗体阴性的情况下，非常有必要进行非HLA抗体的检测，以判断移植肾病理学改变的诱因。对肾移植术后FSGS患者的临床及病理特征进行分析，有利于明确病因，从而制定个体化的诊疗方案，及时改善移植肾功能和延长存活时间。

（病例提供者：郑　瑾　张敏月　李美和　张　颖　张　静

李　丹　西安交通大学第一附属医院）

（点评专家：丁小明　薛武军　西安交通大学第一附属医院）

参考文献

[1]Zhang X，Reinsmoen NL. Impact and production of non-HLA-specific antibodies in solid organ transplantation[J]. Int J Immunogenet，2020，47（3）：235-242.

[2]Sorohan BM，Ismail G，Berechet A，et al. The early impact of preformed angiotensin Ⅱ type 1 receptor antibodies on graft function in a low immunological risk cohort of kidney transplant recipients[J]. Transpl Immunol，2021，66：101389.

[3]Giral M，Foucher Y Dufay A，et al. Pretransplant sensitization against angiotensin Ⅱ type 1 receptor is a risk factor for acute rejection and graft loss[J]. American Journal of Transplantation，2013，13（10），2567-2576.

[4]Banasik M，Boratynska M，Koscielska-Kasprzak K，et al. Non-HLA antibodies：angiotensin Ⅱ type 1 receptor（Anti-AT1R）and endothelin-1 type A receptor（Anti-ETAR）are associated with renal allograft injury and graft loss[J]. Transplantation Proceedings，2014，46（8）：2618-2621.

[5]Ponticelli C，Moroni G，Glassock RJ. De novo glomerular diseases after renal transplantation[J]. Clin J Am Soc Nephrol，2014，9（8）：1479-1487.

[6]Kitiyakara C，Kopp JB，Eggers P. Trends in the epidemiology of focal segmental glomerulosclerosis[J]. Semin Nephrol，2003，23（2）：172-182.

[7]De Vriese AS，Sethi S，Nath KA，et al. Differentiating primary，genetic，and secondary FSGS in adults：a clinicopathologic approach[J]. J Am Soc Nephrol，2018，29（3）：759-774.

[8]郭晖.移植肾抗体介导的排斥反应的病理学[J]. 器官移植，2021，12（3）：262-271.

病例22　肾移植后多瘤BK病毒性肾病

一、病历摘要

（一）基本信息

患者男性，51岁。

主诉：肾移植术后5个月，血肌酐升高1个月。

现病史：患者于5个月前行同种异体肾移植手术（尸体供肾），移植肾功能恢复顺利，诱导方案采用巴利昔单抗，维持免疫抑制方案采用他克莫司＋麦考酚钠＋泼尼松，血肌酐下降并维持在125μmol/L左右，尿蛋白阴性，围术期未发生排斥、感染等并发症。1个月前无明显诱因出现血肌酐逐渐升高至188μmol/L，尿蛋白仍阴性，进一步检查发现尿BKV阳性，患者无发热，无移植肾区胀痛，无肉眼血尿，无头晕、头痛，无胸闷、憋气，无恶心、呕吐，无腹痛、腹泻等不适，尿量正常，为行进一步治疗收入院。入院时免疫抑制方案为他克莫司6mg/d＋麦考酚钠720mg/d＋泼尼松15mg/d。

既往史：高血压病史30余年，血压最高200/100mmHg，目前服用倍他乐克25mg/d＋盐酸特拉唑嗪2mg/d，血压控制良好。其他无特殊。

（二）体格检查

体温36.4℃，脉搏90次/分，呼吸20次/分，血压154/96mmHg。神清，正常面容，皮肤黏膜色泽正常，全身浅表淋巴结未触及肿大。双肺呼吸音正常，叩诊呈清音，未闻及干湿性啰音及胸膜摩擦音。腹软，无压痛、反跳痛、肌紧张，腹部未触及包块，肠鸣音正常。双肾未触及，肾区无叩击痛。双输尿管走形区无压痛，未触及包块。膀胱区无隆起，无压痛。双下肢无水肿。右下腹可见长约15cm弧形手术瘢痕，移植肾大小正常，未触及肿胀，移植肾区无压痛，未闻及血管杂音。

（三）辅助检查

血常规：白细胞（WBC）7.82×10⁹/L，淋巴细胞（L）0.48×10⁹/L，血红蛋白（Hb）112g/L，血小板（PLT）169×10⁹/L。血液生化：血肌酐（Scr）188μmol/L，尿素氮（BUN）11.6mmol/L。FK506血药浓度10.4ng/ml。抗群体反应性抗体（－）。尿常规：隐血（＋－），蛋白（－）。CMV-DNA、EBV-DNA、JCV-DNA：（－）。BKV-DNA：尿液4.27×10⁹copies/ml，血液阴性。

移植肾B超：移植肾彩色血流充盈良好，呈树枝状分布，血流达皮质边缘被膜下，移植肾动脉吻合口未见狭窄，动脉流速及阻力指数正常，肾静脉血流充盈，流速正常。

移植肾穿刺病理（病例22图1）：移植肾多瘤病毒相关性肾病，Stage A。

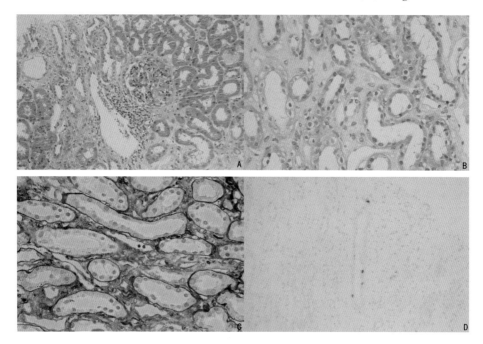

病例22图1　移植肾穿刺病理检查

A. 肾间质小灶状以淋巴细胞、单核细胞为主的炎症细胞浸润；B. 髓质区肾小管上皮细胞核增（A：HE×200，B：HE×400）；C. 局灶管周毛细血管襻轻度扩张，其内可见 2 个淋巴细胞（PASM×400）；D. 免疫组化可见病毒感染的肾小管上皮细胞核体积增大，呈褐色（SV40 抗原免疫组化，×200）

（四）诊断与鉴别诊断

1. 诊断　经全科讨论会诊，临床诊断为BK多瘤病毒性肾病（BKVN）。

诊断依据：患者肾移植术后1年内，持续低免疫状态，临床上无明显诱因出现血肌酐进行性升高，无明显蛋白尿。经实验室及辅助检查显示：①尿液BKV-DNA载量为4.27×10⁹copies/ml；②移植肾功能损害，血肌酐升高；③移植肾穿刺提示移植肾多瘤病毒相关性肾病，Stage A。综合以上，患者BKVN诊断明确。

2. 主要鉴别诊断

（1）急性排斥反应：分为急性T细胞介导的排斥反应（TCMR）和急性抗体介导的排斥反应（ABMR）。其中，TCMR是急性排斥反应中最常见的临床类型，多发生在移植术后的前3个月内，临床可表现为尿量减少、体重增加、移植肾肿胀及压痛、血压升高、发热、血尿等不适，伴有血肌酐进行性升高，可出现蛋白尿。移植肾B超提示移植肾增大，肾血管阻力指数升高。移植肾穿刺病理表现为移植肾组织间质内单个核炎性细胞浸润，肾小管上皮炎和（或）血管内皮炎。值得注意的是，TCMR病理表现有时与

BKVN相似，通过细胞核内包涵体和SV-40染色可鉴别。急性ABMR也可表现出移植肾功能减退。患者外周血通常可检测到供者特异性抗体。病理表现为微血管炎，典型病理改变包括肾小球炎和管周毛细血管炎，严重者可出现动脉内膜炎甚至动脉管壁纤维素样坏死。免疫荧光或免疫组化染色可见管周毛细血管内皮线样的C4d阳性沉积。本病例患者血肌酐升高，无明显蛋白尿，PRA阴性，B超未见移植肾肿胀及血管阻力指数升高，移植肾穿刺病理虽然存在移植肾间质炎性细胞浸润，但是未见肾小管上皮炎或血管内皮炎，也无微血管炎表现，C4d染色阴性。综上，可排除急性排斥反应。

（2）钙调蛋白磷酸酶抑制剂（CNI）类免疫抑制剂导致的急性肾损伤：需结合免疫抑制剂剂量、血药浓度检测和病理学检查综合诊断，临床可表现为尿量减少、体重增加、血压升高等不适，伴有血肌酐升高，病理表现为肾小管上皮细胞胞质内细小等大的空泡，电镜显示主要为多数扩张的线粒体结构。本病例患者他克莫司血药浓度存在波动，降低浓度后血肌酐短期未见明显下降，病理未见CNI中毒典型表现。综上，可排除CNI类免疫抑制剂导致的急性肾损伤。

（3）其他病毒感染导致的急性间质性肾炎（AIN）：肾移植患者处于低免疫状态，是病毒感染高发人群，除BK病毒（BKV）外，很多病毒（如巨细胞病毒、JC病毒、EB病毒、腺病毒等）也可导致AIN，临床可表现为移植肾功能减退及感染相关症状，通过病原学检查及组织病理学检查可鉴别。本病例患者未检测出其他病毒感染，故排除其他病毒感染导致的AIN。

（五）治疗过程

首先调整免疫抑制方案，减少他克莫司剂量以降低他克莫司血药浓度，同时将麦考酚钠更换为低剂量咪唑立宾；其次，应用静脉注射用免疫球蛋白治疗。经治疗后，患者尿BKV-DNA载量显著下降，同时血肌酐逐渐下降，稳定在140μmol/L左右。

二、病例分析

本例患者肾移植术后1年内，为BKV感染高发时期。临床表现为血肌酐进行性升高，无明显蛋白尿，实验室检查提示尿BKV-DNA载量为4.27×10^9copies/ml，移植肾穿刺病理提示移植肾多瘤病毒相关性肾病，Stage A。综合以上，患者BKVN诊断明确。

该患者治疗的关键是调整免疫抑制方案，通过药物减量或药物转换达到降低免疫抑制强度的目的，同时可给予免疫球蛋白等治疗，定期复查移植肾功能、免疫抑制剂浓度及BKV复制水平。

三、疾病介绍

1. BK多瘤病毒性肾病（BKVN）的概述、病因及临床表现　　BKVN是肾移植术后较为常见的感染并发症之一，已成为移植肾功能丧失的重要原因之一。既往报道肾移植受者BKVN的发生率为1～10%[1]，大多数发生在移植后1年内[2]。在未经治疗的自然病程中，50%的BKVN最终进展至不可逆的移植肾功能衰竭[3, 4]。

BKVN的发生与供者因素（尸体供肾、供者BKV尿症、供者高BKV抗体滴度、女性、HLA错配）、受者因素（高龄、小儿、男性、高致敏状态、ABO血型不相容、血液透析而非腹膜透析、ANCA抗体、1，25-二羟基维生素D₃缺乏、γ-干扰素基因多态性、BKV特异性IgA或基因型特异性病毒中和抗体滴度低或缺失、BKV特异性T细胞应答低或缺失）及移植后局部和全身因素（输尿管支架、急性肾小管坏死、急性排斥反应和抗排斥治疗、糖皮质激素暴露、淋巴细胞耗竭性抗体、较高的免疫抑制药物水平、他克莫司药物水平、他克莫司代谢、他克莫司联合霉酚酸相较于环孢素联合霉酚酸或mTOR抑制剂联合方案、因BKVN致移植物失功后再次移植）相关[5]。其中，免疫抑制是最主要的危险因素。

BKV感染的临床表现常不典型，对于无症状病毒血症和病毒尿症仅能通过实验室检查做出诊断。一旦发展为BKVN，临床可表现为血肌酐升高、移植肾功能进行性减退。病毒激活后对肾移植患者的损害主要表现为出血性膀胱炎、输尿管狭窄和间质性肾炎，少数患者可出现低热、抑郁、肌痛、白细胞减少、贫血、血小板减少及其他的非特异性表现。

2. BK多瘤病毒性肾病（BKVN）的诊断及鉴别诊断　　BKVN的诊断依据患者的临床表现和实验室检查。实验室检查包括细胞学检查、血清学检查和病理学检查。BKVN的鉴别诊断如前所述，主要包括急性排斥反应、CNI类免疫抑制剂导致的急性肾损伤和其他病毒感染导致的AIN。

细胞学检查：尿液中出现"诱饵细胞"（decoy细胞）是BKV感染的特点之一。decoy细胞是受BKV感染而脱落的尿路上皮或肾小管上皮细胞，其细胞核内存在BKV包涵体。通过尿沉渣细胞学涂片寻找decoy细胞，对BKV感染进行筛查。该检查阳性仅表明体内存在BKV感染，对BKVN诊断的预测值仅为25%～30%，与肾功能减退无明显相关性。

血清学检查：通过聚合酶链式反应（PCR）法检测肾移植受者尿液、外周血中BKV DNA载量是临床早期监测BKV感染的重要方法。BKVN与尿液、血液中BKV DNA载量关系密切，当尿液BKV DNA载量＞1.0×10^{7}copies/ml且血液BKV DNA载量＞1.0×10^{4}copies/ml时，发展至BKVN的风险极高[5]。

病理学检查：病理学诊断是确诊BKVN的金标准。BKVN早期病变多局限于肾髓质区，间质炎症浸润不明显。在感染进展期，其病理学特征为受感染的肾小管上皮细胞核显著增大，核内存在病毒包涵体，受感染的肾小管上皮细胞灶性坏死溶解。病毒包涵体的明确诊断需SV40-T抗原免疫组化染色阳性。电镜中可见肾小管上皮细胞核内密集或分散存在的直径40～50nm呈晶格状整齐排列的、均一的病毒颗粒。肾间质内单个核细胞浸润或混合有中性粒细胞的炎症浸润，有时可见肾小管上皮炎；慢性病变期，间质广泛纤维化和大片肾小管显著萎缩。

目前公认的分期方法是根据组织学表现，将BKVN分为3期[6]：A期为病变早期，仅在细胞核内发现病毒包涵体，皮、髓质交界处细胞核内免疫组化或原位杂交阳性，无或轻微的间质炎性改变，间质纤维化和肾小管萎缩改变不超过活检样本的10%，此阶段一般无肾功能改变；B期病变程度和范围较前加重，肾小管基底膜受侵蚀、剥脱，间质炎性水肿、轻度至中度间质纤维化和肾小管萎缩，一般保持在50%以下，根据间质炎症和损伤程度可进一步细分为B1期（间质炎症11%～25%）、B2期（间质炎症26%～50%）和B3期（间质炎症>50%），此阶段出现移植肾功能减退，但经过积极治疗后部分患者可转为A期；C期病变程度和范围进一步加重，病理表现为不可逆的间质纤维化和肾小管萎缩，病变程度>50%，移植肾功能严重受损甚至衰竭。

3. BK多瘤病毒性肾病（BKVN）的治疗　BKVN的治疗较为困难，临床中尚缺乏特异性和强有力的抗病毒药物。长期以来，治疗BKVN的基本措施是降低免疫抑制强度，包括：①降低免疫抑制剂血药浓度和剂量（CNI、mTOR抑制剂、霉酚酸、口服激素等）。②药物转换，将他克莫司转换为低剂量环孢素，或将CNI转换为mTOR抑制剂，或将霉酚酸转换为低剂量mTOR抑制剂或来氟米特等方案。③在已经充分降低免疫抑制强度的情况下，可考虑加用抗病毒药物，如静脉注射用免疫球蛋白、来氟米特、西多福韦、氟喹诺酮类抗生素等，但这些药物尚需大型、前瞻、随机对照临床研究已证实其疗效及安全性[5]。

四、病例点评

肾移植患者长期处于低免疫状态，尤其是术后1年内，是BKV感染高发时期，若不能及时发现并干预，则可能发展至BKVN，影响移植物存活。由于缺乏典型的临床表现，BKV感染的早期诊断仍是临床面临的重大挑战，需要紧密结合分子生物学和病理学诊断技术，术后严密监测，做到早期确诊和干预，以阻止疾病进展，改善预后。

本案例的重点和难点是BKVN的诊断、鉴别诊断和治疗。临床上，当患者出现血肌酐进行性升高，不伴有蛋白尿，需要高度警惕BKVN的存在，同时应与急性排斥反应、

CNI类免疫抑制剂导致的急性肾损伤和其他病毒感染导致的AIN等相鉴别。对于已确诊的BKVN受者，降低免疫抑制强度为首选干预措施，包括降低免疫抑制剂血药浓度和剂量，以及免疫抑制剂的转换。免疫抑制剂的转换方案多种多样，目前尚无最优方案，应根据患者的具体情况决定。在已经充分降低免疫抑制强度的基础上，可以考虑加用抗病毒药物，但是这些药物的具体疗效及安全性尚需进一步研究证实。

（病例提供者：张　健　首都医科大学附属北京友谊医院）

（点评专家：朱一辰　首都医科大学附属北京友谊医院）

参考文献

[1]Hirsch HH，Brennan DC，Drachenberg CB，et al. Polyomavirus-associated nephropathy in renal transplantation：interdisciplinary analyses and recommendations[J]. Transplantation，2005，79（10）：1277-1286.

[2]Shen CL，Wu BS，Lien TJ，et al. BK polyomavirus nephropathy in kidney transplantation：balancing rejection and infection[J]. Viruses，2021，13（3）：487.

[3]Hirsch HH. Polyomavirus BK nephropathy：a （re-）emerging complication in renal transplantation[J]. Am J Transplant，2002，2（1）：25-30.

[4]Randhawa PS，Demetris AJ. Nephropathy due to polyomavirus type BK[J]. New Engl J Med，2000，342（18）：1361-1363.

[5]Hirsch HH，Randhawa PS，Practice AST IDCo. BK polyomavirus in solid organ transplantation-guidelines from the American society of transplantation infectious diseases community of practice[J]. Clin Transplant，2019，33（9）：e13528.

[6]Hirsch HH，Randhawa P，Practice AST IDCo. BK polyomavirus in solid organ transplantation[J]. Am J Transplant，2013，13（4）：179-188.

病例23　移植肾局灶性节段性肾小球硬化

一、病历摘要

（一）基本信息

患者女性，38岁。

主诉：肾移植术后19个月，尿蛋白阳性1周。

现病史：患者同种异体肾移植术后19个月余，原发病为系膜增生性肾小球肾炎，术后血肌酐维持在135~150μmol/L，尿常规示尿蛋白（-）。入院前1周复查尿常规示尿蛋白（+），规律口服他克莫司3mg/d（联用盐酸地尔硫䓬片60mg/d）+麦考酚钠肠溶片360mg/d+醋酸泼尼松片10mg/d抗排斥治疗。

既往史：高血压病史9年余，现口服CCB类药物控制。余无特殊。

（二）体格检查

生命体征平稳，神志清楚，全身浅表淋巴结未扪及肿大。双肺下叶叩诊呈浊音。双肺呼吸音清，未闻及干湿性啰音。腹部外形正常，全腹软，无压痛及反跳痛，移植肾质韧，双下肢无水肿。

（三）辅助检查

血液检查：白细胞（WBC）6.92×10^9/l，淋巴细胞（L）0.64×10^9/l，血红蛋白（Hb）134g/L，血小板（PLT）176×10^9/L。尿蛋白四项：微量白蛋白62.50mg/dl，α_1-微球蛋白（α_1-MG）6.01mg/dl，转铁蛋白2.07mg/dl，免疫球蛋白IgG 6.73mg/dl。肾功能：血肌酐（Scr）132.1μmol/L，尿素氮（BUN）10.38mmol/L。他克莫司血药浓度4.3ng/ml。PRA（+），Ⅰ类抗体阳性，Ⅱ类抗体（-）。尿常规：蛋白（2+），潜血（2+），尿比重1.014，pH 6.0。24小时尿蛋白定量0.61g。

移植肾超声：移植肾位于右髂窝，大小约10.6cm×5.3cm×4.4cm，移植肾血流充盈良好，呈树枝状分布，血流达皮质边缘，肾动脉吻合口PSV 63.9cm/s，EDV 14.1cm/s，RI 0.78，主干PSV 110.4cm/s，EDV 43.4cm/s，RI 0.61。移植肾主干2 PSV 72.1cm/s，EDV 25.4cm/s，RI 0.65。肾静脉血流充盈，流速42cm/s。

病理检查见病例23图1。

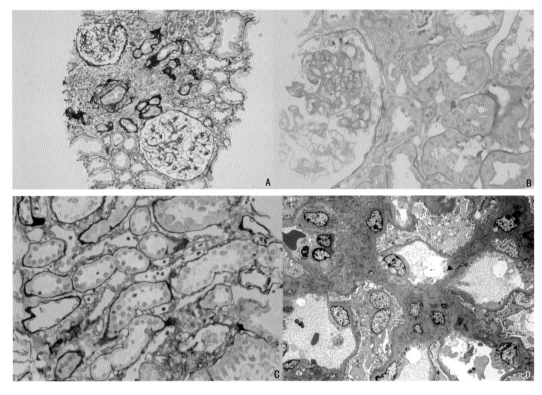

病例23图1　病理检查

肾小球体积大小不一（A），系膜细胞和基质轻度增生，节段性硬化（B），肾小管灶状萎缩（A），局灶 PTC 扩张，其内可见 1 ~ 4 个淋巴细胞（C），电镜下足突部分融合，基底膜尚可（D）（A：PASM×200，B：PAS×400，C：电镜，×2000）

（四）诊断

1. 病理诊断

（1）移植肾局灶性节段性肾小球硬化（FSGS）样改变伴缺血性损伤，请结合受体原发病综合考虑为复发或新发。

（2）移植肾轻度微血管炎，建议检查DSA。

2. 临床诊断　移植肾局灶性节段性肾小球硬化性肾病。

（五）治疗经过

根据病理结果，考虑予患者人免疫球蛋白7.5g/d×8天，共60g，第8天予以利妥昔单抗100mg，1年后复查血肌酐122.3μmol/L，尿素氮8.32mmol/L。尿常规示尿蛋白阴性（–）。尿蛋白四项示：微量白蛋白22.3mg/dl，α_1-微球蛋白1.76mg/dl，转铁蛋白0.79mg/dl，免疫球蛋白IgG 1.33mg/dl。

二、病例分析

本例患者以移植后尿蛋白阳性为主要临床表现，移植后血肌酐水平稳定。对于移植后出现尿蛋白阳性，应考虑是否出现移植肾排斥反应、原肾病复发、BK病毒相关性肾病等。移植肾穿刺活检是明确诊断的标准检查。本病例以移植后蛋白尿为主要表现，病理表现为典型的FSGS，电镜下可见足突部分融合。结合患者病史、实验室检查结果及移植肾穿刺病理结果，考虑移植肾局灶性节段性肾小球硬化性肾病诊断明确。治疗方面通过输注人免疫球蛋白吸附体内致病因子，并应用利妥昔单抗。治疗后1年复查血肌酐稳定，尿蛋白水平较前明显下降。但在治疗过程中，应密切监测尿蛋白及肌酐水平变化，必要时再次行移植肾穿刺。

三、疾病介绍

局灶性节段性肾小球硬化（focal segmental glomerular sclerosis，FSGS）典型的临床表现是蛋白尿，其他临床表现包括高血压及肾功能减退。FSGS的复发影响移植肾的长期存活，其预后不良将导致移植肾失功。根据发病时间的早晚，可将FSGS分为早期复发与晚期复发。早期复发的患者表现为超大量蛋白尿，可在肾移植后几小时至数天内复发；晚期复发的患者则在肾移植数月或者数年后呈隐匿性复发。

FSGS导致终末期肾病患者在接受第一次肾移植后有20%～30%出现复发[1]。FSGS复发的危险因素包括因FSGS复发导致首次移植肾失功的患者行二次肾移植、儿童FSGS、快速进展的FSGS、原肾诊断重度系膜增生、亲属肾移植及老年供肾等。而FSGS复发的保护性因素包括遗传性FSGS、某些基因变异引起的FSGS、既往无肾病综合征等[2]。FSGS的发病机制目前尚不清楚，其发病可能与体内存在的循环因子相关。病理上考虑FSGS是一种足细胞疾病，病理表现以肾小球病变为主：系膜增生，肾小球内可见节段硬化，部分有球囊粘连，部分患者足细胞肿胀，电镜下可见足细胞形态学改变（即足突融合、扁平）。

FSGS的治疗原则包括减少致病因子合成和清除循环中的致病因子两个方面。血浆置换与免疫吸附可以清除血浆中的致病因子。部分研究报道利妥昔单抗用于治疗FSGS复发。

四、病例点评

移植肾局灶性节段性肾小球硬化性肾病以移植后蛋白尿为主要表现，在临床中需与多种疾病进行鉴别。移植肾穿刺活检是诊断的金标准。在明确诊断后，可通过血浆置换等方式对患者进行治疗，可以尝试使用利妥昔单抗。早发现、早诊断、早治疗可以改善患者预后。治疗后应密切随访，监测肾功能变化及有无感染等并发症的发生。

（病例提供者：丁光璞　首都医科大学附属北京友谊医院）

（点评专家：朱一辰　首都医科大学附属北京友谊医院）

参考文献

[1]Couser W. Recurrent glomerulonephritis in the renal allograft：an update of selected areas[J]. Exp Clin Transplant，2005，3：283-288.

[2]Ponticelli C. Recurrence of focal segmental glomerular sclerosis（FSGS） after renal transplantation[J]. Nephrol Dial Transplant，2010，25：25-31.

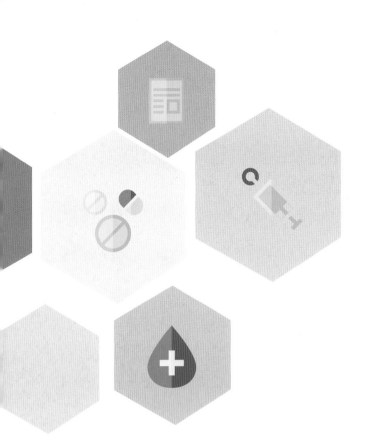

第三章

多器官联合移植及并发症处理

病例24　肝胰十二指肠腹部器官簇＋肾脏联合移植术诊治

一、病历摘要

（一）基本信息

患者男性，55岁。

主诉：肝肿瘤治疗术后近1年，伴神志异常2个月余。

现病史：患者于2000年体检发现乙肝表面抗原（HBsAg）阳性，未予特殊治疗。2012年2月逐渐出现腹腔积液、低白蛋白血症等肝硬化失代偿期症状，于当地医院保守治疗，效果一般，症状反复。体检时CT提示肝内小结节，考虑为小肝癌，于外院行肝脏消融手术，具体不详。2013年4月出现进食后谵妄、答非所问等肝性脑病症状，遂来我院就诊。

既往史：2006年体检时发现血糖升高，规律降糖治疗，入院时使用胰岛素治疗，每日用量在40~60U左右，血糖控制不佳。2012年肾功能检查血肌酐升高，最高为298μmol/L左右，后持续升高。

（二）入院查体

体温36.5℃，脉搏76次/分，呼吸20次/分，血压137/78mmHg。发育正常，营养良好，表情自如，检查合作，自动体位，神态清楚，肝病面容，皮肤、巩膜无明显黄染，眼结膜苍白，浅表淋巴结未触及肿大，双肺呼吸音清，未闻及干湿性啰音，心律齐，未闻及病理性杂音。腹部膨隆，未见腹壁静脉曲张，腹部无明显压痛、反跳痛、肌紧张，墨菲征（−），腹部未扪及明显包块，肝脾肋下未触及，肠鸣音正常（3次/分）。移动性浊音（＋），腹水Ⅱ度，双肾无叩击痛，双下肢无水肿，四肢活动正常，生理反射存在，病理反射未引出。

（三）辅助检查

血常规（2013-06-01）：白细胞（WBC）2.72×10^9/L，中性粒细胞（N）1.31×10^9/L，淋巴细胞（L）1.01×10^9/L，红细胞（RBC）2.32×10^{12}/L，血红蛋白（Hb）76.0g/L，血小板（PLT）77.0×10^9/L。

血生化（2013-06-01）：血氨69μmol/L，钾4.40mmol/L，钠143.20mmol/L，三

酰甘油（TG）1.72mmol/L，丙氨酸氨基转移酶（ALT）28U/L，天冬氨酸氨基转移酶（AST）57U/L，总胆红素（TBIL）19.8μmol/L，直接胆红素（DBIL）6.40μmol/L，白蛋白（ALB）27.2g/L，碱性磷酸酶（ALP）156U/L，谷氨酰转移酶（GGT）158U/L，尿素氮（BUN）17.54mmol/L，肌酐（Scr）235μmol/L，尿酸（UA）570.0μmol/L，葡萄糖11.22mmol/L，糖化血红蛋白7.2%。

凝血功能（2013-06-01）：凝血酶原时间（PT）14.6秒，国际标准化比值（INR）1.42。

尿常规（2013-06-01）：红细胞（隐血）（3+），尿蛋白（1+），尿糖（3+）。

肾脏、输尿管、膀胱彩超（2013-04-26）：①双肾实质回声稍增强；②右肾0.7cm×0.7cm结石。

肝、门静脉、胆、脾、胰彩超（2013-05-31）：①肝硬化；②肝内实质性异常回声（考虑治疗后改变）；③门静脉、肠系膜上静脉稍宽；④胆囊肿大，胆囊壁水肿，胆囊多发结石；⑤脾大；⑥腹腔、盆腔积液。

（四）诊断

1. 慢性乙型病毒性肝炎，肝炎后肝硬化失代偿期。

2. 肝恶性肿瘤。

3. 2型糖尿病。

4. 糖尿病肾病。

（五）治疗经过

完善术前准备，排除手术禁忌证后于2013年6月6日行肝胰十二指肠腹部器官簇＋肾脏联合移植术。患者取仰卧位，全麻下气管插管，静吸复合麻醉。采用腹部"人"字形手术切口。游离解剖出肝动脉、胆总管和门静脉，切断肝周韧带，解剖出肝上、肝下下腔静脉，分别阻断门静脉、下腔静脉。肝脏采用背驼式肝移植吻合方式（供体肝下下腔静脉封闭，肝上下腔静脉与受体肝上下腔静脉行端侧吻合）。供肝和胰腺十二指肠整体修整，保留门静脉、胆道的连续性。在门静脉后壁端侧吻合预置静脉血管用于和受体门静脉吻合。使用供体髂血管分叉分别和供体肝总动脉和肠系膜上动脉吻合，形成单一动脉开口和受体肝总动脉吻合。开放后可见器官簇动脉搏动良好，移植物颜色红润。供者十二指肠残端封闭包埋，与受者上段空肠Roux-en-Y侧侧吻合，受体胰腺予以保留。后右下腹切口行异位肾移植术，供肾植入患者右侧髂窝，供肾动静脉分别与受者右侧髂外动静脉端侧吻合，供肾输尿管与受者膀胱黏膜吻合，隧道包埋。

免疫抑制及药物治疗方案：使用ATG免疫诱导治疗，Tac（普乐可复）＋MMF（骁悉）＋糖皮质激素联合应用维持免疫抑制状态，并逐渐过渡至Tac（普乐可复）＋MMF

（骁悉）维持治疗。患者因Tac神经不良反应，更换为环孢素＋MMF（骁悉）维持方案。此外予以抑制胰酶、抗感染、护胃等治疗。

术后常规监测血常规、肝肾功能、凝血功能、血糖、血清胰岛素及C-肽水平、血/尿淀粉酶及脂肪酶、Tac药物浓度等，术后一周每日行移植物彩色多普勒超声检查示移植物功能恢复良好，生化检查示丙氨酸氨基转移酶（ALT）31U/L，天冬氨酸氨基转移酶（AST）19U/L，总胆红素（TBIL）31.0μmol/L，直接胆红素（DBIL）24.5μmol/L，肌酐（Scr）102μmol/L，尿素氮（BUN）6.54mmol/L，淀粉酶169U/L，脂肪酶224.1U/L。尿常规示葡萄糖（－），蛋白（－）。于2013年8月31日出院。

患者出院后定期门诊复查，移植术后2个月转换为CsA＋雷帕霉素免疫抑制方案，移植物功能良好。2018年12月20日因肺部感染、脓毒症休克、急性呼吸衰竭死亡。

二、病例分析

1. 哪些患者可以从肝胰十二指肠腹部器官簇＋肾脏联合移植术中获益

腹部器官簇移植是指腹腔内3个以上在解剖和功能上相互关联的脏器群体移植，如肝、胰、十二指肠移植等。全球首例临床腹部器官簇移植于1989进行报道[1]。最初，接受腹部器官簇移植的受者多数为腹部不可切除的恶性肿瘤患者[2]。但由于手术难度大、并发症多，器官移植的效果并不理想。随着手术技术的进步和受者围术期管理的精进，器官簇移植相关技术逐步得到改进，并被应用于治疗多种良性疾病。其中肝胰十二指肠腹部器官簇移植被证明是终末期肝病合并胰腺功能障碍患者的有效治疗方式[3-5]。肝胰十二指肠腹部器官簇＋肾脏联合移植可以用于治疗终末期肝病合并胰岛素依赖型糖尿病伴肾衰竭的患者。

2. 手术术式的比较

肝胰十二指肠腹部器官簇＋肾脏联合移植有两种可行的手术方式。除腹部器官簇移植联合异位肾移植外，还可以采用标准的原位肝脏移植联合标准的异位胰腺移植、肾移植方式。前者的优点是供者器官的切取和修整简单[6]，移植时体外重建和受体病肝切取手术同时进行，可以缩短手术时间。十二指肠远心端与受者空肠吻合，不需要胆道吻合；胆汁和胰液直接通过十二指肠进入受者的肠道，更符合器官的生理位置；移植后胰腺血供仍经过门静脉系统回流，胰岛素的代谢更加稳定[7]，但腹部器官簇的植入对腹腔空间需求较大，在术式选择上受到受者腹部空间限制。后者优点为可以减少单一移植器官出现并发症时对其他移植物的影响[8]。如受者出现胰腺移植相关并发症（如血管栓塞、胰腺炎或局部脓肿等）甚至需要进行再开腹手术时，可以减少对移植肝造成的损伤，同时该术式对受者造成的手术创伤较前者大。

3.腹部器官簇移植后应使用哪种免疫诱导方案

可用于腹部器官移植簇的免疫诱导方案包括ATG、巴利昔单抗、阿仑单抗等，虽然相关研究很多[9-11]，但目前没有明显证据表明其他方案优于ATG。本例患者使用ATG＋激素诱导，术后未出现排斥反应。

4.腹部器官簇移植后应如何应用免疫抑制药物

在单独的小肠移植或胰腺移植时，小肠和胰腺移植排斥反应发生率较高[12, 13]。肝胰十二指肠器官簇移植时，肝脏作为免疫特惠器官不仅可以降低免疫排斥的强度，而且这种保护作用还延伸到来自同一供体的其他同时移植的实体器官，可能使联合移植受者排斥反应的发生率降低[14]。由于器官簇移植总例数较少，国内外尚未有成熟的免疫抑制方案。常规免疫抑制维持治疗方案通常包括钙调磷酸酶抑制剂（CNI）、吗替麦考酚酯（MMF）和低剂量皮质类固醇。他克莫司是使用最频繁的钙调磷酸酶抑制剂药物，与环孢素相比，可能具有对涉及胰腺移植的受者存在提高胰腺存活率、降低胰腺移植物血栓形成的风险的优势[15]。吗替麦考酚酯是维持治疗最常用的吗替麦考酚酯类抗代谢药，可以在一定程度上降低急性细胞性排斥反应的发生率和严重程度，提高了移植物的存活率[16]。雷帕霉素靶蛋白抑制剂（mTOR抑制剂）西罗莫司曾是胰岛移植中免疫抑制方案的基石，目前是一种有价值的二线维持治疗药物。在涉及胰腺移植的受者中使用低于10%，主要用于CNI或MMF不耐受、CNI相关肾毒性或恶性肿瘤患者[17]。

考虑到激素的应用与术后血糖控制欠佳有关，本例患者于术后激素快速减量并早期撤除，目前还没有关于激素使用方案对胰腺移植后患者长期预后的影响的研究。本例患者初始使用Tac（普乐可复）＋MMF（骁悉）免疫抑制方案。由于Tac神经不良反应，后改用环孢素＋MMF（骁悉）二联免疫抑制维持方案。因患者既往肝恶性肿瘤病史，于术后2个月左右转换为CsA＋雷帕霉素免疫抑制方案。目前针对肝胰十二指肠＋肾脏联合移植受者的成熟的免疫抑制方案各不相同，受限于患者数量少，尚未对不同的免疫抑制方案进行效果对比。

5.肝胰十二指肠＋肾脏联合移植后排斥反应发生情况、临床表现和处理方法有哪些

单纯胰腺移植后受者急性排斥发生率高于单纯肾移植受者。单纯的胰腺或肾脏移植排斥反应临床上可能表现为发热和移植物压痛，对应的血清标志物水平出现异常。研究表示在同时接受肾脏/胰腺移植的患者中，胰腺排斥反应与移植肾排斥反应的同时发生率为60%，这一患者群体可能并不真正存在不伴有肾脏排斥反应的单纯胰腺排斥反应[18]。当患者接受肝胰十二指肠＋肾脏联合移植时，排斥反应的发生率应该较前述患者降低。

如果怀疑排斥反应，患者应立刻进行移植物超声多普勒检查以排除血管并发症，随

后可行CT和移植物穿刺活检。通过测定尿量、肝肾功能、空腹血糖、C肽、糖化血红蛋白等血清标志物可以初步评估移植物的功能。对于急性细胞性排斥的治疗通常是大剂量类固醇激素冲击治疗，多数病例可缓解。

三、疾病介绍

腹部多器官移植的适应证可分为良性疾病和恶性疾病。良性疾病包括多种因素导致的腹腔多个器官功能丧失或切除。目前临床上包括肠功能衰竭合并全肠外营养导致肝功能衰竭、门静脉和肠系膜静脉广泛血栓形成、终末期肝病合并胰岛素依赖型糖尿病及上腹部多器官严重创伤等。恶性疾病包括腹部多发或转移性肿瘤，特别是侵犯肠系膜血管根部和门静脉周围，肿瘤根治治疗需要切除两个以上的生命必需器官。如腹腔恶性肿瘤需要切除全肝、胰腺、十二指肠、胃、脾脏、网膜，同时需要行腔静脉、腹主动脉、胰头、结肠、肠系膜血管、肝动脉等位置的淋巴结清扫。

四、病例点评

肝脏、胰腺、肾脏等多个脏器同时出现慢性功能衰竭的患者较少，这一部分患者由于自身基础条件过差而难以耐受手术，适合进行手术治疗的患者数量亦较少。由于肝胰十二指肠腹部器官簇＋肾脏联合移植术对患者一般情况要求高、手术方式复杂、围术期移植物血流动力学不稳定、术中术后药物调整对治疗团队的要求高等原因增加了联合移植成功的难度，国内使用肝胰十二指肠腹部器官簇＋肾脏联合移植术治疗终末期肝病合并胰岛素依赖型糖尿病伴肾衰竭的总体例数偏少。该例患者接受肝胰十二指肠腹部器官簇＋肾脏联合移植术后总生存期超过5年，移植物功能正常，证实了这一治疗方案的有效性和可行性。但在术后5年出现严重的肺部感染，进而导致感染性休克，说明在免疫抑制剂的个体化运用方面还有待改进。特别是针对包含肝移植的多器官或器官簇移植，其免疫抑制强度是否可低于不含有肝移植的实体器官移植，值得探讨。

肝胰十二指肠腹部器官簇＋肾脏联合移植有两种可行的手术方式，其中腹部器官簇移植联合异位肾移植不仅对器官获取者的要求低，对受者而言，手术创伤小，手术时间短，最重要的是这一方式更符合腹部器官的生理位置。但该术式对受者腹腔空间要求较高、较大。故手术方式的选择，需要针对患者具体情况而定。

肝脏作为独特的免疫特惠器官，包括肝脏在内的多脏器联合移植可以减轻受者对其他移植器官的排斥反应。而胰腺正常的内外分泌功能对移植肝脏有保护作用。因此，对肝肾功能衰竭合并糖尿病的患者，可以考虑进行多器官联合移植手术，将患者的糖尿病、尿毒症及肝衰竭同时纠正。本中心依据既往经验使用ATG＋Tac（普乐可复）＋

MMF（骁悉）＋糖皮质激素四联方案，Tac（普乐可复）＋MMF（骁悉）维持免疫抑制方案。当患者不能耐受钙调磷酸酶抑制剂的不良反应时，更换为环孢素。依据恶性肿瘤病史，适时更换为CsA＋雷帕霉素联合方案。

（病例提供者：徐　静　张　波　陈　栋　魏　来

华中科技大学同济医学院附属同济医院）

（点评专家：陈知水　华中科技大学同济医学院附属同济医院）

参考文献

[1]Starzl TE，Todo S，Tzakis A，et al. Abdominal organ cluster transplantation for the treatment of upper abdominal malignancies[J]. Annals of Surgery，1989，210（3）：374-385，discussion 385-386.

[2]Alessiani M，Tzakis A，Todo S，et al. Assessment of five-year experience with abdominal organ cluster transplantation[J]. Journal of the American College of Surgeons，1995，180（1）：1-9.

[3]Pirenne J，Deloose K，Coosemans W，et al. Combined en bloc liver and pancreas transplantation in patients with liver disease and type 1 diabetes mellitus[J]. American Journal of Transplantation，2004，4（11）：1921-1927.

[4]Mekeel KL，Langham MR，Gonzalez-Perralta R，et al. Combined en bloc liver pancreas transplantation for children with CF[J]. Liver Transplantation，2007，13（3）：406-409.

[5]Kornberg A，Küpper B，Bärthel E，et al. Combined en-bloc liver-pancreas transplantation in patients with liver cirrhosis and insulin-dependent type 2 diabetes mellitus[J]. Transplantation，2009，87（4）：542-545.

[6]Nakazato PZ，Concepcion W，Bry W，et al. Total abdominal evisceration：an en bloc technique for abdominal organ harvesting[J]. Surgery，1992，111（1）：37-47.

[7]Samoylova ML，Borle D，Ravindra KV. Pancreas transplantation：indications，techniques，and outcomes[J]. The Surgical Clinics of North America，2019，99（1）：87-101.

[8]Trotter JF，Bak TE，Wachs ME，et al. Combined liver-pancreas transplantation in a patient with primary sclerosing cholangitis and insulin-dependent diabetes mellitus[J]. Transplantation，2000，70（10）：1469-1471.

[9]Farney AC，Doares W，Rogers J，et al. A randomized trial of alemtuzumab versus antithymocyte globulin induction in renal and pancreas transplantation[J]. Transplantation，2009，88（6）：810-819.

[10]Stratta RJ, Rogers J, Orlando G, et al. Depleting antibody induction in simultaneous pancreas-kidney transplantation: a prospective single-center comparison of alemtuzumab versus rabbit anti-thymocyte globulin[J]. Expert Opinion on Biological Therapy, 2014, 14 (12): 1723-1730.

[11]Fern á ndez-Burgos I, Montiel Casado MC, P é rez-Daga JA, et al. Induction therapy in simultaneous pancreas-kidney transplantation: thymoglobulin versus basiliximab[J]. Transplantation Proceedings, 2015, 47 (1): 120-122.

[12]Kesseli S, Sudan D. Small bowel transplantation[J]. The Surgical Clinics of North America, 2019, 99 (1): 103-116.

[13]Dean PG, Kukla A, Stegall MD, et al. Pancreas transplantation[J]. BMJ (Clinical research ed), 2017, 357: j1321.

[14]Abrol N, Jadlowiec CC, Taner T. Revisiting the liver's role in transplant alloimmunity[J]. World Journal of Gastroenterology, 2019, 25 (25): 3123-3135.

[15]Saudek F, Malaise J, Boucek P, et al. Efficacy and safety of tacrolimus compared with cyclosporin microemulsion in primary SPK transplantation: 3-year results of the Euro-SPK 001 trial[J]. Nephrology, Dialysis, Transplantation, 2005, 20 (2): 3-10, 62.

[16]Merion RM, Henry ML, Melzer JS, et al. Randomized, prospective trial of mycophenolate mofetil versus azathioprine for prevention of acute renal allograft rejection after simultaneous kidney-pancreas transplantation[J]. Transplantation, 2000, 70 (1): 105-111.

[17]Berney T, Andres A, Toso C, et al. mTOR Inhibition and clinical transplantation: pancreas and islet[J]. Transplantation, 2018, 102 (2S Suppl 1): S30-S31.

[18]Shapiro R, Jordan ML, Scantlebury VP, et al. Renal allograft rejection with normal renal function in simultaneous kidney/pancreas recipients: does dissynchronous rejection really exist? [J]. Transplantation, 2000, 69 (3): 440-441.

病例25 世界首例脾窝异位辅助性肝移植联合肾移植治疗高致敏尿毒症患者

一、病历摘要

（一）基本信息

患者男性，31岁。

主诉：肾移植术后9年，确诊移植肾失功8年。

现病史：患者于10年前因胸闷、气短就诊于当地医院，查血肌酐1200μmol/L，诊断为"慢性肾功能不全尿毒症期"，给予规律血液透析治疗。9年前行同种异体肾移植术，术后肾功恢复尚可，规律口服免疫抑制剂。8年前因排斥反应移植肾功能衰竭，再次给予规律血液透析治疗。今为进一步诊治来我院，门诊经初步诊查，以"慢性肾功能不全尿毒症期，肾移植术后"收入院。患者自发病以来，精神、饮食尚可，睡眠可，大便正常，无尿，体重无明显变化。

既往史：否认肝炎、结核等传染病病史；否认高血压、糖尿病病史；9年前行同种异体肾移植术，术后给予输血治疗（具体不详）；1年前行移植肾切除术；否认外伤史；否认食物、药物过敏史。

（二）体格检查

体温36.5℃，脉搏75次/分，呼吸18次/分，血压130/80mmHg。发育正常，营养中等，正常面容，表情自如，自主体位，神志清楚，查体合作。全身皮肤、黏膜未见黄染，有瘢痕。全身浅表淋巴结未触及异常肿大。心肺查体无明显异常。腹平坦，未见胃肠形及蠕动波，未见腹壁静脉曲张。全腹无压痛，无反跳痛，无肌紧张，墨菲征（－），全腹未扪及包块，肝脾肋下未及。肝肾区无叩击痛，腹部移动性浊音（－）。听诊肠鸣音正常。脊柱无畸形，四肢活动自如。

（三）专科检查

双侧肋脊角对称，双肾区无压痛、叩击痛，双肾肋下未触及；双侧输尿管点无压痛，双输尿管走向区域未扪及肿块；耻骨上膀胱区无充盈，无压痛。移植肾已切除，移植肾区无肿胀及压痛。阴毛呈男性分布，阴茎成年型，尿道外口无红肿且无分泌物，沿阴茎向尿道外口方向挤压无分泌物溢出。双侧精索无静脉曲张。双侧睾丸未扪及异常。

双侧附睾头部未扪及异常。界限清，双侧输精管光滑。

（四）辅助检查

1. 实验室检查

（1）血液生化，①肾功能：尿素氮（BUN）22.1mmol/L，肌酐（Scr）976μmol/L，胱抑素C 9.98mg/L，尿酸（UA）199μmol/L。②离子：钾6.2mmol/L；余正常。③血糖、血脂、心肌酶谱正常。④肝功未见明显异常。

（2）血常规：白细胞（WBC）4.5×10^9/L，红细胞（RBC）4.43×10^{12}/L，血红蛋白（Hb）129g/L，血小板（PLT）141×10^9/L。

（3）血凝未见明显异常。

（4）PRA阳性：Ⅰ类31%，Ⅱ类63%。

（5）其他，术前感染系列：全阴；抗结核抗体：阴性；病毒系列：巨细胞病毒抗体IgM阴性、巨细胞病毒抗体IgG阳性。

2. 影像学检查

（1）腹部B超：双肾偏小，实质弥漫性病变；双肾多发囊肿；双肾多发结晶。双侧输尿管未见扩张。脾略大，回声未见异常。左侧肾动脉内径正常，主干血流速度偏低，阻力指数正常。左肾静脉及脾静脉二维及彩色血流未见异常。

（2）胸腹部CT：双侧多囊肾并萎缩，双侧肾动脉纤细，左侧肾动脉起始处狭窄；两肺间质增生，右肺上叶胸膜下钙化灶，左下腹壁术后改变；肝胆胰脾未见异常。腹腔及腹膜后未见肿大淋巴结，未见有腹水征。

（3）心脏彩超、双下肢动静脉血管彩超未见明显异常。

（五）初步诊断

1. 慢性肾功能不全尿毒症期。

2. 肾移植术后。

（六）治疗经过

1. 手术过程　患者既往接受肾移植手术，但因其体内群体反应性抗体（PRA）过高，导致移植肾失功并最终切除，继续依靠长期透析生存。考虑患者体内PRA过高，故利用移植肝脏可以吸附抗体、切除脾脏能进一步降低排斥发生理论，给予"脾窝异位辅助性肝移植联合肾移植术"。

患者取仰卧位，全麻插管成功后，常规消毒、铺巾，经左上腹部肋缘下切口分层入腹，长约30cm。游离脾脏周围，依次断开脾结肠韧带、脾肾韧带、脾胃韧带和脾膈韧带，而后将脾脏游离出腹腔，靠近脾脏打开后腹膜，仔细分离胰尾，游离脾动静脉，尽量保留血管，贴近脾脏结扎并切断脾门各血管，切除脾脏。用3-0 prolene缝线将脾窝后腹膜创面进行缝扎，修整脾动脉，并用肝素水冲洗。沿下腔静脉游离左肾静脉及分支至足够长度。

供肝流入及流出道准备：游离胰腺下缘及十二指肠下段，完整显露左肾静脉、下腔静脉及两静脉汇入处，然后距屈氏韧带以下约20cm切断空肠，缝合封闭空肠远端为盲端，距胆肠吻合口约60cm处行肠肠端侧吻合，关闭系膜孔。

供肝植入：将左外叶供肝放置于脾窝，切断左肾静脉修整，用4-0 prolene线将供肝左肝静脉与受体左肾静脉近端行端端吻合。5%白蛋白液400ml经门静脉灌洗肝脏，用5-0 prolene线端端吻合供肝门静脉左支及受体左肾静脉远端。甲泼尼龙350mg静脉注射后，开放肝脏血循环，温盐水冲洗肝脏促其快速复温。见肝脏血供色泽正常，观察胆管有胆汁流出，行左肝动脉与脾动脉端端吻合，显微镜下脾动脉分支与门静脉分支吻合。用左肝管与空肠行结肠前端端侧吻合。

术中B超显示肝动脉、门静脉和肝静脉血流均正常。冲洗腹腔，查无出血、胆漏、胰漏及肠襻扭曲，腹腔放置一根血浆管，戳创引出固定。逐层缝合。

肾脏移植：患者取仰卧位，再次常规消毒术野，铺巾，采用右下腹弧形切口，游离显露髂内外动脉。选用髂外动脉吻合，游离髂外动脉至足够长度。向下游离髂外静脉，近端至髂内、外静脉分叉处。以6-0 prolene线将供肾静脉与髂外静脉行端侧吻合，供肾动脉与髂外动脉端侧吻合。血流开放1分钟后见尿液流出，移植肾灌注良好。行抗反流输尿管-膀胱吻合术，输尿管腔内置入双"J"管。观察2小时，未发生超急性排斥反应，留置引流后缝合切口（病例25图1）。

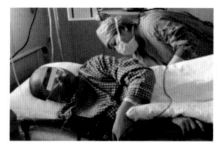
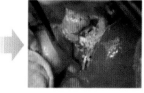
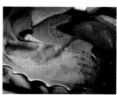

| 基本情况 | ▷血清PRA含量：94% | ▷肾移植失败 | ▷血液透析8年 |

供肝植入　　　　供肾植入

| 手术过程 | 同泌尿外科合作，先行脾窝辅助性肝移植，再行肾移植 |

病例25图1　手术过程

手术顺利，历时505分钟。术中出血700ml，输注血浆1940ml，自体血250ml，输血过程顺利，无输血反应发生，麻醉满意后安全返回病房。

病理示慢性纤维淤血性脾大。

2. 术后治疗　患者术后未发生超急性排斥反应。术后密切监测血肌酐、PRA、尿量、移植肾超声等，在术后1周时，考虑发生了急性排斥反应，予单剂利妥昔单抗375mg/m²静脉滴注人免疫球蛋白（IVIG）10g/d，共5天；兔抗人胸腺细胞免疫球蛋白（ATG）静脉滴注，50mg/d，共5天；血浆置换6次。治疗后患者病情稳定恢复，按医嘱行抗排斥等治疗，定期复查。

二、病例分析

本例患者男性，31岁，2004年诊断为慢性肾功能不全尿毒症期，2005年在外院行首次肾移植手术，术后1年移植肾功能丧失，开始规律血液透析，受者PRA阳性。2013年1月为降低PRA水平行原移植肾切除术，1年后复查PRA仍为阳性。术前肾功能检查：尿素氮（BUN）22.1mmol/L，肌酐（Scr）976μmol/L；抗结核抗体阴性，血红蛋白（Hb）129g/L，病毒系列检查：CMV IgG抗体阳性；B超提示：双肾小，实质弥漫性病变，左肾静脉及脾静脉正常，左肾动脉内径正常，主干血流速度偏低，阻力指数正常。心脏、双侧髂外动静脉彩色超声提示正常，心电图正常。胸腹部CT提示未见明显异常。PRA阳性：Ⅰ类31%，Ⅱ类63%。诊断为高致敏尿毒症。

为解决尿毒症患者在高致敏状态下难以进行肾移植的难题，我院不断地进行探索和尝试。理论上，来源于同一供者的肝肾联合移植可因移植肝吸附大量供者特异性抗体（DSA）而保护移植肾，从而避免或显著减轻移植肾急性抗体介导的排斥反应。基于该理论，我院对本例高致敏尿毒症受者实施了肾移植联合脾窝异位辅助性肝移植术（病例25图2）。

本例患者术前存在多重抗HLA抗体，在未做任何术前降低抗体预处理的情况下，先行植入部分肝脏，移植肝脏恢复血流灌注后3小时受者体内预存抗体的变化显示了移植肝对预存抗体的强大吸附能力，同时为同一供者的肾脏创造了一个无抗体或者少量抗体的环境，保证了移植肾免于超急性排斥反应的发生（病例25图3）。术后抗体水平回升、肌酐及尿量的波动等表明存在急性排斥反应风险，但是通过临床干预得以缓解，移植肾功能维持正常。这是由于移植肝的独特解剖结构和生理功能具有自发免疫耐受现象。因此通过血浆置换、免疫抑制剂等治疗后抗体下降，随访期间未反弹。

为了避免不必要的创伤，未做移植物活检，但通过对患者身体基本状况、肝肾功能、移植肝肾B超等密切监测，来综合评估移植肾的功能。至今已长期随访9年余，患者肝肾功能、血压、影像学检查均良好，未发生排斥反应及其他不良情况。

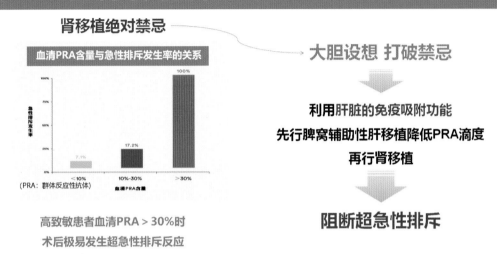

病例25图2　国内首例高致敏肝肾联合移植

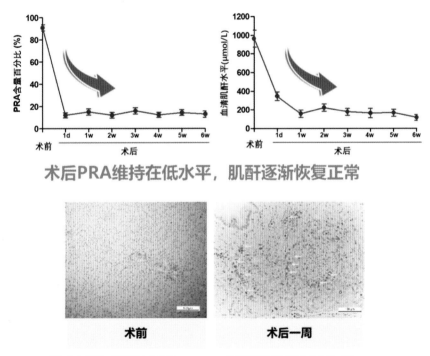

病例25图3　移植肝预存抗体吸附清除PRA可有效阻断超急性排斥反应的发生

三、疾病介绍

群体反应性抗体（panel reactive antibodies，PRA）是指群体反应性抗HLA-IgG抗体，在多次输血、生育史、再次移植的受者受到同种人类白细胞抗原HLA免疫致敏可产生，是各种组织器官移植术前筛选致敏受者的重要指标，与移植排斥反应和存活率密切相关。如果患者在曾经输血或器官移植中接触过他人HLA，则会产生较强的抗性，不利于器官移植配型。

PRA大于30%可定义为高致敏状态，在此状态下进行肾移植有可能发生不可逆转的超急性排斥反应，因此，高致敏状态通常被视为肾移植的禁忌。即使在淋巴毒交叉配型试验阴性的情况下，高致敏的尿毒症患者肾移植术后发生体液性排斥反应的风险仍然很高。极其有限的肾源大多移植给了PRA阴性受者。而PRA阳性即高致敏受者往往不能得到及时的肾移植治疗，导致他们在移植名单上长时间等待。对于高致敏的患者，应寻找HLA配型相近者，以避免移植后的排斥是既往的治疗思路，但往往等待时间很长。本例受体即是经历9年前一次肾移植失败后，由于PRA阳性等待8年仍未获得合适肾源的患者[1]。

国内外采取多种方法，均未完全解决术后超急性排斥反应的发生。目前虽可采用术前血浆置换、免疫球蛋白、补体抑制剂及利妥昔单抗等方法暂时降低PRA水平，然而国内以尸体供肾居多，有计划的术前诱导在不确定具体手术时间时难以实施且不易重复。也有学者行肾移植联合原位部分肝移植术，术后效果较好，但术中要切除患者部分肝脏，手术风险极大，出血多，一旦手术失败，患者将失去部分肝脏。

直到现在，如何为高致敏尿毒症受者安全实施肾移植仍然是一个世界性的难题。

四、病例点评

抗体介导的免疫排斥反应是决定肾移植能否成功的关键因素。高致敏性尿毒症患者体内预存高浓度PRA（＞30%），肾移植术后极易发生超急性排斥反应导致移植失败，是肾移植的绝对禁忌证。肝脏是免疫特惠器官，与其他器官联合移植时可发挥免疫吸附作用，有效降低患者体内PRA含量，诱导免疫耐受。因此，我院设计并实施国际首例脾窝异位辅助性肝移植联合肾移植术，即将供者部分肝脏植入患者脾窝，待移植肝血流开放、充分发挥免疫吸附功能后再行肾移植手术。术后患者PRA水平从94%迅速下降至10%，尿量、肌酐和尿素氮也迅速恢复正常，移植肝、肾功能良好，未出现超急性或急性免疫排斥反应[2, 3]。该患者至今已健康存活9年。

总结我们的经验：利用肾移植联合辅助性肝移植方案可以让缺乏术前预处理的高致

敏受者成功移植并能避免超急性排斥反应的发生；虽然在术后短期内存在发生急性排斥反应的风险，但可以通过临床干预进行逆转；术后移植肝的血液灌注及正常功能维持对长期存活至关重要。

　　我们采用肾移植联合脾窝异位辅助性肝移植方案治疗高致敏受者的首次尝试，突破了高致敏性尿毒症患者肾移植绝对禁忌，实现免疫功能辅助，为其他高致敏性受者接受移植治疗提供了新思路，并扩大了脾窝异位辅助性肝移植术的适应证。国际移植协会创始人Cooper评述说该创新术式设计巧妙，符合临床医学逻辑和要求。

（病例提供者：陶开山　杨诏旭　张洪涛　空军军医大学第一附属医院）

（点评专家：窦科峰　空军军医大学第一附属医院）

参考文献

[1]马帅军，张更，朱元宏，等. 一例高致敏尿毒症受者行肾移植联合脾窝异位辅助性肝移植的预后观察[J]. 中华器官移植杂志，2017，38（1）：30-33.

[2]袁建林，张更，窦科峰，等. 肾移植联合脾窝异位辅助性肝移植治疗高致敏尿毒症受者的初步体会[J]. 中华泌尿外科杂志，2015（4）：261-264.

[3]朱元宏，袁建林，张更. 肾移植联合辅助性肝移植治疗高致敏受者的研究进展[J]. 中华器官移植杂志，2015，36（1）：59-61.

病例26　肝胰腺联合移植治疗胰腺神经内分泌肿瘤肝转移术

一、病历摘要

（一）基本信息

患者男性，25岁。

主诉：间断腹痛3年余，皮肤、巩膜黄染1年余入院。

现病史：患者于3年前无明显诱因出现中上腹腹痛，伴恶心呕吐，于外院就诊，完善相关检查后诊断为"急性胰腺炎"，予以放置胰管塑料支架，后患者因症状反复，多次行ERCP更换支架。2年前复查时发现肝内多发占位，进一步检查发现胰头肿瘤，诊断为"胰腺肿瘤伴肝转移可能"，未予以特殊治疗。1年前开始出现皮肤、巩膜黄染，并逐渐加重，时有发热，无意识障碍，于外院行肝转移瘤穿刺活检提示"转移性神经内分泌肿瘤，G2，结合临床及免疫组化考虑胰腺来源"；免疫组化：PD-L1（-），PAX-8（+），PR（散在+），ATRX（+），SSTR2（+），CgA（+）、Syn（+）、Ki-67（15%）。^{68}Ga PET-CT检查提示"胰腺头部生长抑素受体轻度高表达，考虑为神经内分泌肿瘤；胰腺尾部萎缩，胰管扩张；胰头周围、肝门区及腹膜后淋巴结转移，伴生长抑素受体轻中度高表达；多发性肝转移，多数病灶伴生长抑素受体轻中度高表达"。行PTCD＋ERBD减轻梗阻性黄疸治疗，并开始接受长效生长抑素治疗。6个月前黄疸加重，行胰头活检提示神经内分泌肿瘤，免疫组化：CK（-）、PR（+）、VTM（-）、Ki-67（15%）、GD56（+）。开始口服仑伐替尼抗肿瘤治疗。同时放置鼻胆管引流。后患者为求进一步治疗入我院。

（二）体格检查

体温36.7℃，脉搏80次/分，呼吸20次/分，血压110/70mmHg。营养差，皮肤、巩膜重度黄染。腹膨隆，肝脏于剑突下2cm触及，移动性浊音阳性。

（三）辅助检查

实验室检查，①肝功能：总胆红素（TBIL）342μmol/L，直接胆红素（DBIL）279μmol/L，丙氨酸氨基转移酶（ALT）72.6U/L，天冬氨酸氨基转移酶（AST）88U/L，白蛋白（ALB）32.5g/L。②凝血功能正常。③输血全项均为阴性。

腹部超声：肝内多发实性占位，胰腺体尾部囊性结构。

腹部增强CT：胰头肿物，考虑恶性，累及邻近门静脉主干，伴肝内胆管扩张；肝内多发结节，肝门区、腹膜后多发增大淋巴结节，转移不除外。

FDG-PET：胰头部不规则软组织密度结节，代谢异常增高（SUVmax7.58），伴远端胰管及肝内外胆管扩张；肝脏多发低密度灶，部分代谢增高（SUVmax5.71）；心膈角区、腹主动脉旁淋巴结，代谢轻度增高（SUVmax2.48），转移不除外；右侧髂骨局部类圆形骨质密度增高灶，代谢异常增高（SUVmax4.94），建议随诊。

（三）诊断

结合患者上述病史、体征、影像及实验室检查，临床诊断为胰腺神经内分泌肿瘤及肝转移。

（四）诊疗经过

为了达到肿瘤R0切除和手术安全性，反复研究后决定行肝胰腺联合移植。

1. 供体获取　供体采用腹部多器官联合切取；供器官修整时将腹腔干和肠系膜上动脉开口分别与供者髂外、髂内动脉吻合重建动脉；于胰腺下缘游离肠系膜上静脉备用，结扎其他血管，修整胰腺周围脂肪组织，切除脾脏。

2. 受体病器官切除　病器官切除范围包括全部肝脏、胆囊、胆总管、胰腺、十二指肠、脾脏、远端胃、近端空肠，并相应清扫肝总动脉旁、脾动脉旁、胰头后、腔静脉旁、结肠中动脉旁、腹主动脉旁等各组淋巴结。

3. 肝胰腺联合移植　流出道重建：经典非转流；门脉系统重建：供体肠系膜上静脉与受者肠系膜上静脉端端吻合；动脉重建：利用供体重建动脉与受者肝固有动脉-胃十二指肠动脉袢吻合；肠道重建：封闭包埋供体十二指肠球部及升部残端，受者胃与上提的空肠行端侧吻合，受者空肠与供者十二指肠降部侧侧吻合（Roux-en-Y吻合）。经受者空肠置入蕈状引流管至供体十二指肠减压。

4. 术后监测与随访　术后早期监测腹腔引流液淀粉酶预防胰漏，禁食、减压预防肠漏，低分子肝素预防胰腺血栓形成，抗菌药物预防感染。监测肝功能和血糖、C肽水平评价移植肝及胰腺功能。术后远期监测血清嗜铬细胞A及影像学检查（G68PET-CT、MRI或CT），应用生长抑素制剂、转换为以依维莫司为主的免疫抑制方案预防肿瘤复发。

5. 诊疗过程中，主要与下列疾病相鉴别

（1）肝细胞癌（hepatocellular carcinoma，HCC）：HCC患者多有慢性病毒性肝炎和（或）肝硬化病史，大多数甲胎蛋白增高。HCC的影像学增强扫描具有特征性的"快进快出"强化。本例患者无慢性病毒性肝炎及肝硬化病史，血清甲胎蛋白水平正常，该患者既往病理明确诊断为胰腺神经内分泌肿瘤，其最常发生的是肝转移，且已行肝穿刺活检明确来源于胰腺，可排除HCC诊断。

（2）肝囊肿：是常见的肝脏良性疾病，体积较小时，多无临床表现，当囊肿过大时，可出现消化不良、恶心、呕吐和右上腹不适或疼痛等症状，影像学表现为类圆形低密度，可多发，增强CT无强化，肝功能多正常。结合患者影像资料，胰腺原发肿瘤病史及肝穿刺结果可排除肝囊肿诊断。

二、病例分析

本例患者既往无慢性病毒性肝炎病史，既往行^{68}Ga PET-CT检查明确胰腺神经内分泌肿瘤及肝内多发转移，胰腺周围、肝门区及腹膜后多发淋巴结肿大。肝转移瘤穿刺活检提示转移性神经内分泌肿瘤，G2，结合临床及免疫组化考虑胰腺来源；免疫组化：PD-L1（-），PAX-8（+），PR（散在+），ATRX（+），SSTR2（+），CgA（+）、Syn（+）、Ki-67（15%）。胰头活检病理免疫组化提示：CK（-）、PR（+）、VTM（-）、Ki-67（15%）、GD56（+）。术后胰腺原发病灶及肝脏转移病灶病理诊断胰腺神经内分泌肿瘤及肝内多发转移。

三、疾病介绍

1. 神经内分泌肿瘤的概述及病理分型　神经内分泌肿瘤是起源于神经内分泌细胞的一种罕见肿瘤，可发生在体内的任何部位，其中以胃肠胰神经内分泌肿瘤（gastroenteropancreatic neuroendocrine neoplasm，GEP-NEN）常见，尤其以胰腺最为常见[1-2]。GEP-NEN分为无功能性和有功能性肿瘤，大多数GEP-NEN为无功能性肿瘤，患者可多年甚至终身无症状。40%~95%的患者在首次确诊为GEP-NEN时就已发现远处转移，其中肝脏是最常见的转移部位，并且肝脏转移病灶通常呈弥漫型，造成肝脏广泛受累[3-4]。手术切除胰腺原发肿瘤和肝转移灶被普遍认为是胰腺伴肝转移的首选治疗方法[5]。但由于大部分患者的肝转移灶呈弥漫型表现，根治性手术肝切除仅在少数病例中可行[6]。由于该肿瘤侵袭性较低、生长缓慢，且肝脏往往是其常见的远处转移部位，不可切除的胃肠胰神经内分泌肿瘤肝转移被认为是肝移植的适应证[7]。

世界卫生组织（WHO）2019年消化系统NET分级标准采用核分裂象计数和（或）Ki-67指数将胃肠胰神经内分泌肿瘤分为分化良好的NET、低分化的神经内分泌癌及混合性神经内分泌-非神经内分泌肿瘤[8]。其中分化良好的NET分为3类：低级别NET-G_1级（核分裂象<2个/2mm^{2}或Ki-67指数<3%）、中级别NET-G_2级（核分裂象<2~20个/2mm^{2}或Ki-67指数3%~20%）和高级别NET-G_3级（核分裂象>20个/2mm^{2}或Ki-67指数>20%）。

2. 神经内分泌肿瘤的特征性影像学检查　^{18}F-氟代脱氧葡萄糖（^{18}F-FDG）正电子发

射计算机体层显像（PET/CT）和生长抑素受体显像（somatostatin receptor imaging，SRI）是核医学在NEN分子诊断方面的两种常用方法。SRI是NEN的特异显像方法，病灶浓聚显像药物程度与NEN细胞表面生长抑素受体（somatostatin receptor，SSTR）数量有关。

3. 神经内分泌肿瘤的临床治疗

（1）内科治疗：目的是缓解功能性GEP-NEN激素分泌相关的临床症状或综合征，以及控制肿瘤生长，包括生长抑素类似物（somatostatin analogue，SSA）、哺乳动物雷帕霉素靶蛋白抑制剂依维莫司、抗血管生成的多靶点酪氨酸激酶抑制剂（tyrosine kinase inhibitor，TKI）如舒尼替尼和索凡替尼及细胞毒化疗药物等。

（2）外科治疗：对于无远处转移的GEP-NEN的治疗，应首选根治性切除手术，包括原发灶的完整切除。对于分化良好、仅伴肝内转移、疾病长期控制良好的高选择性患者，肝移植亦可作为选择之一。

（3）核素治疗：与SRI同时发展的还有核医学受体靶向治疗，如多肽受体和类似物介导的放射性核素治疗（peptide receptor，radionuclide therapy，PRRT）。

四、病例点评

神经内分泌肿瘤是一种低度恶性肿瘤，组织学低等级（G1 ~ G2）病例可以考虑肝移植手术[7]。该病例肿瘤侵犯全胰、肝脏及胰周肝门淋巴结，考虑手术根治性和安全性，成功实施肝胰腺联合移植手术，实现肿瘤的根治性切除。患者术后7个月，发现髂骨及腰椎成骨性转移，转换依维莫斯为主的免疫抑制方案。目前随访3年，肿瘤进展缓慢，患者恢复正常生活。经科技查新，该病例为我国第一例肝胰腺联合移植治疗胰腺神经内分泌肿瘤肝转移病例。

（病例提供者：陈池义　天津市第一中心医院）

（点评专家：张　骊　天津市第一中心医院）

参考文献

[1]Shan MH，Goldner WS，Benson AB，et al. Neuroendocrine and adrenal tumors，version 2. 2021，NCCN clinical practice guidelines in oncology[J]. J Natl Compr Canc Netw，2021，19（7）：839-868.

[2]中华医学会消化病学分会胃肠激素与神经内分泌肿瘤学组. 胃肠胰神经内分泌肿瘤诊治专家共识（2020·广州）[J]. 中华消化杂志，2021，41（02）：76-87.

[3]Frilling AP，Modlin IMP，Kidd MP，et al. Recommendations for management of patients with neuroendocrine liver metastases[J]. The lancet oncology，2014，15（1）：8–21.

[4]Carmona–Bayonas A，Jimenez–Fonseca P，Lamarca A，et al. Prediction of progression–free survival in patients with advanced，well–differentiated，neuroendocrine tumors being treated with a somatostatin analog：the GETNE–TRASGU study[J]. J Clin Oncol，2019，37（28）：2571–2580.

[5]Cives M，Strosberg JR. Gastroenteropancreatic neuroendocrine tumors[J]. CA Cancer J Clin，2018，68（6）：471–487.

[6]Sposito C，Droz Dit Busset M，Citterio D，et al. The place of liver transplantation in the treatment of hepatic metastases from neuroendocrine tumors：pros and cons[J]. Reviews in Endocrine and Metabolic Disorders，2017，18（4）：473–483.

[7]Pavel M，Baudin E，Couvelard A，et al. ENETS consensus guidelines for the management of patients with liver and other distant metastases from neuroendocrine neoplasms of foregut，midgut，hindgut，and unknown primary[J]. Neuroendocrinology，2012，95（2）：157–176.

[8]Nagtegaal ID，Odze RD，Klimstra D，et al. The 2019 WHO classification of tumours of the digestive system[J]. Histopathology，2020，76（2）：182–188.

病例27　肝肾联合移植治疗原发性高草酸尿症

一、病历摘要

（一）基本信息

患者女性，32岁。

主诉：肌酐升高并血液透析3年余。

现病史：患者于3年前孕8个月时检查发现肌酐轻度升高，110+μmol/L，尿蛋白（2+），潜血不详，未予治疗。1个月后出现周身乏力、夜尿增多，此后出现尿少，于当地医院检查双肾超声示双肾多发结石、双肾积水；进一步于四川某医院住院治疗，血液生化检查示肌酐1000+μmol/L，血常规提示贫血，具体数值不详，双肾B超示髓质海绵肾？诊断为"慢性肾衰竭-尿毒症期"，全外显子测序示高草酸尿症1型，予以输血、行右颈部插管透析治疗，同时行左上肢动静脉瘘成形术，3个月后改为左上肢动静脉瘘透析治疗（目前每周透析8次），同时给予促红细胞生成素纠正贫血。现患者为行移植术术前评估入我院。患者自发病以来，精神、睡眠可，大便正常，无尿时间2年余，体重无显著变化。

（二）体格检查

体温36.1℃，脉搏71次/分，呼吸19次/分，血压126/82mmHg。神志清楚，慢性病面容，皮肤、巩膜无黄染，全身浅表淋巴结未扪及肿大。双肺呼吸音清，未闻及干湿性啰音。腹部外形正常，全腹软，无压痛及反跳痛，腹部未触及包块，肝脾肋下未触及。移动性浊音（-）。肾脏未触及。双下肢轻度水肿。

（三）辅助检查

实验室检查：血红蛋白（Hb）97g/L（提示贫血），其余项目基本正常；肝功能、凝血功能正常；白蛋白（ALB）26.5g/L↓，血肌酐（Scr）796μmol/L↑，尿素氮（BUN）24.4mmol/L↑；输血全项、电解质、肿瘤标志物、病毒全项、血氨、乳酸、便常规基本正常；血清草酸40μmol/L（轻度升高，每日透析6~8小时）。

影像学检查：腹部超声未见异常；泌尿系超声示双肾区多发弧形强回声（自截肾？）；妇科超声、髂血管超声未见异常；胸部CT示左肺下叶局限性不张；腹部4期增强CT示肝脏未见异常，考虑双肾自截；盆腔CT示双肾实质钙化，（病例27图1）肾自截？

全外显子测序：AGXT基因突变，符合高草酸尿症1型。

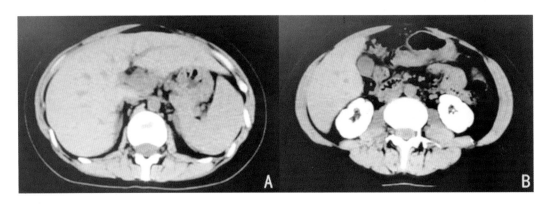

病例27图1　腹部影像学检查（A：肝脏平扫未见异常；B：双肾钙化）

（四）诊断

1. 高草酸盐尿症。

2. 尿毒症。

诊断依据：患者既往孕检时发现无症状性肌酐升高，此后逐渐出现乏力、夜尿增多等症状，并逐步进展至无尿；入院后完善化验检查：①血常规提示贫血、肝功能及凝血功能正常，肾功能提示肌酐、尿素氮明显升高，血清尿酸升高；②腹部影像学检查提示双肾实质钙化，考虑双肾自截，肝脏未见异常；③基因检测提示AGXT基因突变。综合以上，患者高草酸盐尿症、尿毒症诊断明确。

（五）诊疗经过

经实验室、影像学检查及基因检测结果，患者诊断为高草酸尿症、尿毒症，考虑患者具备肝肾联合移植适应证，遂于移植等待期间行强化透析控制血草酸，即每日透析约6～8小时，术前检查提示血草酸控制在40μmol/L左右，考虑患者血草酸水平控制可，且存在合适供体，遂于2022年5月12日行肝肾联合移植术，患者术后肝功能逐步恢复，肾功能提示肌酐水平降至200～300μmol/L并持续至今，移植肝、移植肾血流未见异常。在术后的前2个月内患者无尿，为控制血草酸水平和维持水电解质平衡，规律透析治疗（其中术后早期采取强化透析方案，后根据草酸水平逐渐降低透析频率及时长），术后第一天血草酸为152μmol/L，第四天为150μmol/L，第八天为47μmol/L，此后至术后2个月内血草酸波动于22～114μmol/L；为明确无尿原因，术后1个月余完善移植肾穿刺活检，结果提示局部肾小管坏死，未予特殊处理（病例27图2）。术后2个月时患者尿量开始逐步增加并恢复至正常尿量，术后半年及一年复查血草酸结果正常，肝功能正常，肌酐水平维持在200～300μmol/L，移植肝、移植肾血流正常。

诊疗过程中，该患者主要的鉴别诊断包括：

1. 甲状旁腺功能亢进　是甲状旁腺分泌过多甲状旁腺激素，可导致高钙血症，随着钙盐在肾实质内的不断沉积，使肾功能逐步下降，甚至导致肾衰竭和尿毒症，该例患者外院化验提示甲状旁腺激素正常，故不考虑该诊断。

2. 特发性高钙尿症　是一种病因未完全明了的尿钙增多、并伴有尿路结石而血钙正常的疾病，该例患者基因检测提示符合高草酸尿症，故不考虑该诊断。

3. 肾小管酸中毒　是由于各种病因导致肾脏酸化功能障碍而产生的一种临床综合征，根据病因可分为 I ~ IV 型，结合患者化验检查结果及基因检测结果，目前不考虑该诊断。

4. 髓质海绵肾　为先天性发育异常疾病，肾功能一般无影响。许多患者在40 ~ 50岁时因出现肾结石、尿路感染等获诊，男性多见，一般无家族史，该患者不考虑该诊断。

二、病例分析

该病例为青年女性，符合原发性高草酸尿症发病的高发年龄，其典型的临床表现为泌尿系多发结石和无尿；该患者于孕检期间发现血肌酐升高，此后逐步进展至肾衰竭，经化验检查和基因检测，最终确诊为原发性高草酸尿症1型，考虑具备肝肾联合移植指征。移植前等待期间，予以强化透析控制血草酸及肌酐；在肝肾联合移植术后，仍予以透析控制血草酸水平和维持水电解质平衡，同时予以常规免疫抑制及预防感染等治疗，经上述治疗，患者恢复良好（病例27图3）。

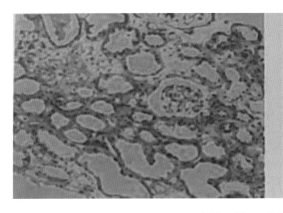

病例27图2　移植肾病理活检

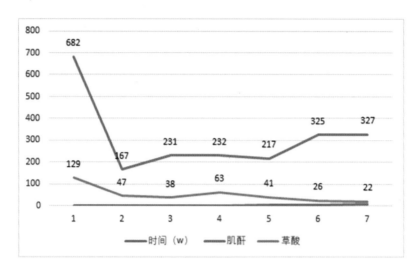

病例27图3　移植术后肾功能、血草酸情况

三、疾病介绍

原发性高草酸尿症是少见的以乙醛酸盐代谢障碍引起的内源性草酸过量为特点的常染色体隐性遗传病，其最重要的临床表现是反复发作的尿路结石、进行性加重的肾钙质沉积症及系统性草酸累积症[1]。根据缺陷酶的种类，该病分3型，其中1型较多见，三种类型的共同特点是产生过量的内源性草酸。1型是由AGXT基因突变引起，突变造成维生素B$_6$依赖的肝脏特异的丙氨酸乙醛酸氨基转移酶缺失或功能异常；2型是由GRHPR基因突变引起，肝脏的乙醛酸/羟基丙酮酸还原酶功能缺陷；3型是HOGA1基因突变引起患者体内线粒体4–羟基–2–酮戊二酸醛缩酶功能异常。各类高草酸尿症均可造成肾脏草酸钙结石病，其中1型最为常见，约占PH的80%[2]。

未经治疗的高草酸尿症表现为肾组织中的草酸钙沉积和肾结石导致并发症，肾功能逐渐下降，50%患者最终发展为终末期肾病[3]。泌尿系统外草酸盐沉积也会出现相应症状，如骨骼方面（骨痛、骨钙化、骨关节畸形、病理性骨折，累及骨髓时导致贫血，促红细胞生成素治疗无效）、心脏方面（心肌病、传导阻滞）、血管方面（弥漫/闭塞性血管病灶、肢体坏疽、内瘘栓塞）、神经系统（周围神经病变、单神经炎、多神经炎）、皮肤（皮肤溃烂、网状青斑及视网膜病变等），还有肝脾增大、睾丸增大和淋巴结增大等。

对于肾结石/肾钙化的儿童、反复出现肾草酸钙结石的成人应考虑该诊断。其辅助检查包括以下几个方面[4]，①尿草酸测定：在疾病早期，患者尿草酸排出增加，但一般无临床症状；典型的原发性高草酸尿症1型患者尿草酸浓度超过1mmol/（1.73m^2·d）［正常＜0.5mmol/（1.73m^2·d）］；②血浆草酸测定：早期肾功能正常时，血浆草酸浓度不升高，当GFR<60ml/（min·1.73m²·d）时，血浆草酸浓度开始升高，GFR<40ml/（min·1.73m²·d）时，血浆草酸浓度可迅速升至>30μmol/L（正常为1~6μmol/L）；③结石成分分析：随着疾病进展，患者将出现尿路结石，其中95%为单水草酸钙；④影像学检查：对于合并肾结石的原发性高草酸尿症（PH）患者，X线和B超均可做出诊断，CT还可诊断肾髓质钙沉着症；⑤AGXT基因分析：基因分析是确诊手段，AGXT基因检测出致病的纯合或杂合突变即可确诊原发性高草酸尿症1型；⑥肝穿活检：可作AGT活性分析，还可检测AGXT基因的mRNA和蛋白表达水平。肝穿刺是有创检查，已逐渐被AGXT基因分析所取代，目前仅用于未发现致病性突变基因的原发性高草酸尿症患者（未分型高草酸尿症）。

对于原发性高草酸尿症早期轻症患者，可采取支持治疗，包括以下几个方面，①大量饮水和适当使用利尿剂：研究表明大量饮水［2~3L/（m²·d）］可稀释草酸钙，避免过饱和，对于预防尿路草酸结石形成有积极的意义；②限制摄入高草酸的食物，如肉类、菠菜、茶和巧克力等；③碱化尿液，如中性正磷酸盐、柠檬酸钾，可增加草酸盐溶解度，抑制结晶成石；④减少草酸生物合成：主要措施是服用大剂量维生素B₆，它是AGT的辅因子，可以减少患者尿中20%~30%的草酸量，推荐起始剂量为5mg/（kg·d），每6周递增5mg/（kg·d），直至20mg/（kg·d）为止。

对于肾功能失代偿的患者，透析可以替代患肾清除由肝脏产生的草酸。常规血液透析和腹膜透析难以充分清除体内草酸，应实施强化透析[5]，即每天应透析6~8小时，血草酸的目标值控制在30~45μmol/L以下，因为低于该目标值，可以降低草酸盐沉积的风险。

欧洲透析与移植登记系统数据表明，原发性高草酸尿症患者接受单纯肾移植3年仅23%的活体移植肾和17%的尸体移植肾仍有功能，26%受者于3年后死亡，移植后5年和10年生存率为10%~50%。移植物丢失的主要原因是由于草酸在移植肾脏沉积，故单纯肾移植方案不作为首选，逐渐被肝肾同期联合移植及肝肾序贯移植所取代[6]；肝肾同期移植患者5年和10存活率可达80%和70%，明显优于单独肾移植。由于器官短缺造成患者很难同时获得合适的肝肾供体，从代谢角度讲，先行肝移植可纠正代谢酶缺陷，术后辅以透析治疗可减少体内草酸蓄积，改善高草酸血症，从而减少循环中的草酸盐在随后移植肾中的沉积。因此，在欧美国家对于原发性高草酸尿症患者常开展序贯性肝肾联合移植[7]。

移植后，因体内贮存的草酸盐大量释放，移植肾会再次受损，因此需采取降低体内草酸负荷措施[6]：①大量饮水和适当使用利尿剂；②限制摄入高草酸的食物；③碱化尿液；④必要时透析［对于器官移植后早期全身受累和（或）尿量不足的患者，指南建议在器官移植期间和术后进行血液透析以清除草酸］。

四、病例点评

本例患者主要治疗难点在于手术方案设计及围术期管理，既往的临床经验表明，单独的肾移植无法治愈该疾病，移植物丢失的主要原因是由于草酸在移植肾脏沉积，故在移植手术前及手术后早期需通过强化透析控制血草酸水平，但由于器官的可获得性未知，同时强化透析对患者的生理耐受性、经济水平也提出了要求，因此需要临床医生综合各方因素，与患者沟通后制订透析方案。本例患者在肝肾联合移植术前术后均采取强化透析控制血草酸水平，待血草酸水平控制满意后采取肝肾同期移植，术中联合病肾切除，经过上述治疗，血草酸水平逐渐下降，肾功能逐步恢复，随访结果良好。

（病例提供者：贺　健　天津市第一中心医院）

（点评专家：张　骊　天津市第一中心医院）

参考文献

[1]Behnam JT，Williams EL，Brink S，et al. Reconstruction of human hepatocyte glyoxylate metabolic pathways in stably transformed Chinesehamster ovary cells[J]. Biochem J，2006，394（Pt 2）：409-416.

[2]Belostotsky R，Seboun E，Idelson GH，et al. Mutations in DHDPSL are responsible for primary hyperoxaluria type Ⅲ[J]. Am J Hum Genet，2010，87（3）：392-399.

[3]Oppici E，Montiolli R，Cellini B. Liver peroxisomal alanine glyoxylate aminotransferase and the effects of mutations associated with primary hyperoxaluria type Ⅰ：an overview[J]. Biochim Biophys Acta，2015，1854（9）：1212-1219.

[4]Ben-Shalom E，Frishberg Y. Primary hyperoxalurias：diagnosis and treatment[J]. Pediatr Nephrol，2015，30（10）：1781-1791.

[5]Bhasin B，Ürekli HM，Atta MG. Primary and secondary hyperoxaluria：understanding the enigma[J]. World J Nephrol，2015，4（2）：235-244.

[6]Cochat P，Hulton SA，Acquaviva C，et al. Primary hyperoxaluria Type Ⅰ：indications for screening and guidance for diagnosis and treatment[J]. Nephrol Dial Transplant，2012，27：1729-1736.

[7]Khorsandi SE，Samyn M，Hassan A，et al. An institutional experience of pre-emptive liver transplantation for pediatric primary hyperoxaluria type 1[J]. Pediatr Transplant，2016，20（4）：523-529.

病例28 胰肾联合移植术后急性移植物抗宿主病

一、病历摘要

（一）基本信息

患者男性，57岁。

现病史：患者于10余年前外院诊断为糖尿病，予以口服降糖药物治疗，后未规律复查，血糖控制不详，3年前体检发现血肌酐升高，肾穿刺活检提示糖尿病肾病，予以降糖、降血压、护肾等治疗，规律复查，血肌酐逐渐升高，2个月前升高至1100μmol/L，行右颈内静脉置管开始规律血液透析治疗，3次/周，透析后患者尿量逐渐减少，现约800ml/d。目前患者无特殊不适症状，为求行同种异体胰肾联合移植术来我院就诊，门诊以"慢性肾衰竭"收入院。患者自发病以来，精神状态可，食欲可，睡眠良好，大便正常，体力情况一般。

既往史：高血压病史10余年，最高达180/100mmHg，目前服用左旋氨氯地平片、比索洛尔，血压控制在140/90mmHg左右；糖尿病病史10余年，目前降糖药物调控血糖，血糖控制一般；否认冠心病等慢性病史。否认肝炎、结核等传染病病史。3年前因糖尿病眼底出血，左眼行手术治疗，具体术式不详；否认外伤史，否认输血史、否认过敏史，预防接种史不详。

个人史：生长于广东省，否认疫水疫区接触史。否认放射性物质、化学毒物接触史。无烟酒嗜好。

家族史：否认家族性肿瘤病史及类似疾病史。

（二）诊疗经过

入院后完善各项手术前检查，未见明确手术禁忌证，于2020年12月20日行同种异体胰肾联合移植术，围术期免疫诱导方案为：兔抗人胸腺细胞免疫球蛋白25mg×8支、注射用巴利昔单抗20mg×2支；免疫抑制治疗方案为：他克莫司＋吗替麦考酚酯＋激素；预防感染方案为：利奈唑胺＋注射用美罗培南＋卡泊芬净，抗生素使用7天后停用，术后移植肾及移植胰腺功能恢复正常。2021年1月8日患者出现不明原因发热，体温38.5℃，无特殊不适症状，肺部CT未见明显炎症渗出，尿常规及大便常规未见异常，根据临床经验考虑感染可能性大，加用哌拉西林舒巴坦钠抗感染治疗，2天后出现四肢酸痛，血尿培养结果为阴性；2021年1月13日出现嗜睡等神志异常，伴有肝功能异常，头颅CT未见异常，体格检查未引出阳性病理征，当日出现血白细胞、血小板下降等骨髓抑制表现；1天后逐渐出现前胸腹部皮疹，并融合成片（病例28图1）；2021年1月18日查房见眼角膜脱落；2021年1月19日开始出现腹泻症状，4~6次/日，量500~1000ml/d，心电监护提示间断有快速型房颤，根据患者症状予以相关对症处理。临床诊断逐渐侧重于急性移植物抗宿主病可能性，并予以完善如下相关检查。

实验室检查，①血常规：白细胞后期波动于（0.1~0.8）×10⁹/L，血红蛋白波动于80~90g/L，血小板后期下降至（20~30）×10⁹/L，间断申请输注血小板（病例28图2至病例28图4）。

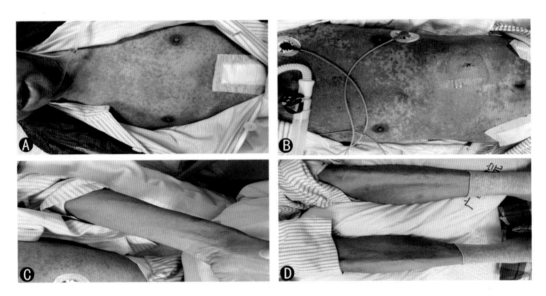

病例28图1　患者体表外观

A. 前胸腹部皮疹；B. 前胸腹部皮疹进展，并融合成片；C ~ D：四肢未见明显皮疹

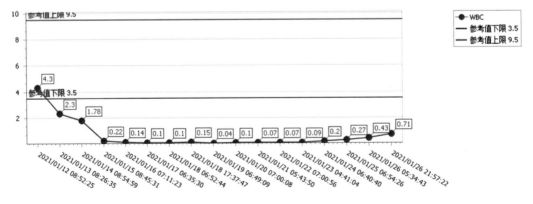

病例28图2　血白细胞变化趋势

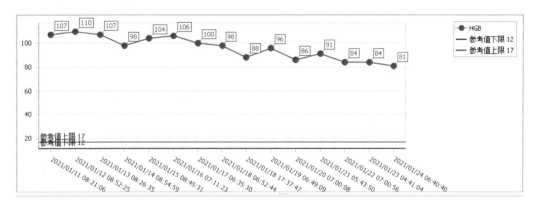

病例28图3　血红蛋白变化趋势

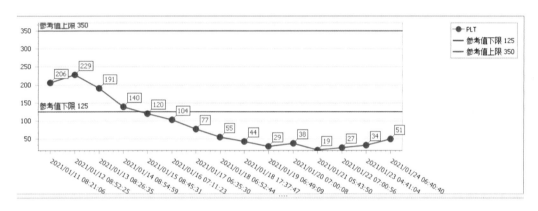

病例28图4　血小板变化趋势

②生化检查：丙氨酸氨基转移酶升高至837U/L，门冬氨酸氨基转移酶升高至520U/L，总胆红素后期升高至106mmol/L；移植肾及移植胰腺功能基本正常：尿量正常，血肌酐波动于80~120μmol/L，空腹血糖4~8mmol/L，监测全天血糖控制可（病例28图5至病例28图8）。

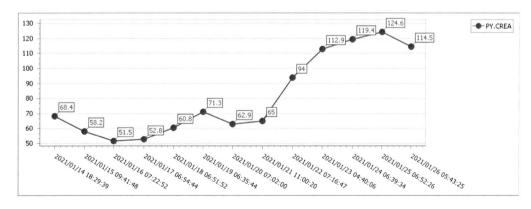

病例28图5　血肌酐变化趋势

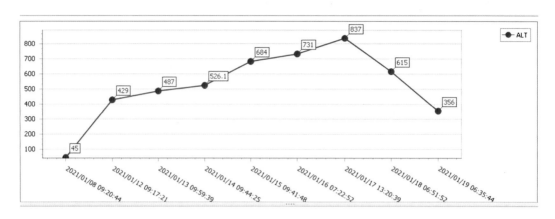

病例28图6　丙氨酸氨基转移酶变化趋势

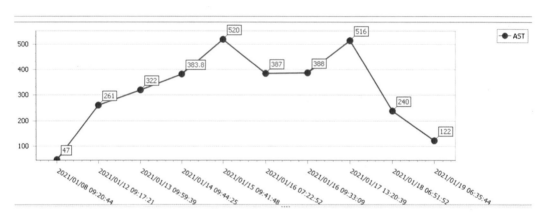

病例28图7　门冬氨酸氨基转移酶变化趋势

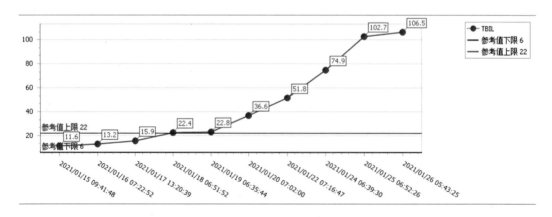

病例28图8　血清总胆红素变化趋势

③GVHD相关蛋白因子定量（ELISA）分析检测报告：IL-6 408pg/ml，IL-8 611 pg/ml，sTNR1 9422.3pg/ml，sST-2 2281pg/ml，Reg3a 433.9pg/ml，Elafin 150pg/ml（病例28表1）。

④两次血液供体来源游离DNA（ddcfDNA）检测：第一次为14.05%，第2次为20.91%，均明显高于参考值（＜1%）（病例28图9）。

病例28表1 GVHD相关蛋白因子定量分析检测报告

蛋白因子	检测结果	单位	aGVHD- 范围	正常人参考范围
IL-6	408.4	pg/ml	4.8（0 ~ 89.3）	＜ 1.8
IL-8	611.0	pg/ml	1.3（0 ~ 263.4）	＜ 57.8
sTNFR1	9422.3	pg/ml	2089.3（91.8 ~ 7326.0）	484.0 ~ 1407.0
sST2	2281.0	pg/ml	36.7（0 ~ 1141.8）	–
Reg3a	433.9	ng/ml	127.6（7.5 ~ 2412.2）	＜ 74.5
Elafin	150.0	ng/ml	8.5（2.7 ~ 39.5）	4.9 ~ 23.8
aGVHD 预测值	1.00			
aGVHD 风险	高			
特别提示			sST2 水平高，提示类固醇治疗效果可能较差；Reg3a 水平高，肠道 GVHD 高风险；Elafin 水平偏高，注意皮肤 GVHD 风险	

结果解释：目前临床数据显示，GVHD 预测值的 cut-off 为 0.38 和 0.54，高于 0.54 为 GVHD 高风险，低于 0.38 为 GVHD 低风险，0.38 ~ 0.54 为 GVHD 中风险。需注意的是，随着样本量的积累和模型的不断优化，GVHD 范围和 cut-off 值可能会改变。

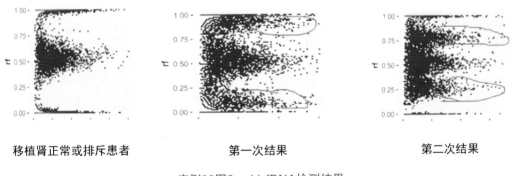

移植肾正常或排斥患者　　　　　　第一次结果　　　　　　第二次结果

病例28图9 ddcfDNA检测结果

⑤皮肤病理组织活检：被覆鳞状上皮细胞未见明显增生，部分表面轻度角化亢进，表皮内色素细胞稍增生，以基底层细胞明显，真皮层纤维组织胶原化明显，真皮浅层少量炎细胞浸润，未见淋巴细胞带状浸润（病例28图10）。

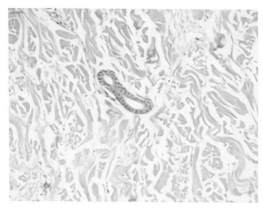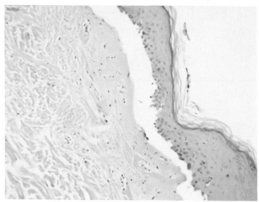

病例28图10　皮疹处皮肤组织病理

⑥骨髓穿刺报告分析（病例28图11）。

骨髓片：

（1）取材、涂片、染色良好。小粒（＋），油滴（＋＋＋）。

（2）骨髓有核细胞增生明显减低，粒：红＝1：1。

（3）粒系细胞占1%，比例偏低。

（4）红系细胞占1%，比例偏低，成熟红细胞轻度大小不等。

（5）淋巴细胞占40%，比例相对增高，形态大致正常。

（6）全片未见巨核细胞，血小板散在少见。

（7）全片示成熟浆细胞明显增多，巨噬细胞增多，偶见吞噬成熟红细胞。

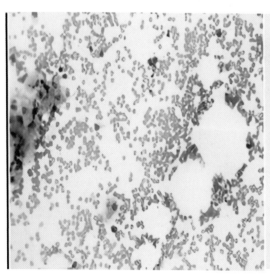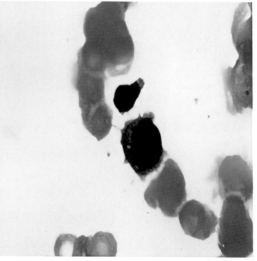

病例28图11　骨髓穿刺涂片

血片：

（1）白细胞显著减少。

（2）中性粒细胞未见。

（3）成熟红细胞轻度大小不等，未见有核红细胞。

（4）淋巴细胞比例相对增高，形态大致正常。

（5）血小板散在少见。

诊断提示：骨髓增生明显减低，分类以淋巴细胞、浆细胞等非造血细胞为主，巨噬细胞增多，偶见噬血细胞。

⑦血液宏基因测序：检出少量巨细胞病毒及人类疱疹病毒6B，巨细胞病毒检出序列数为32，人类疱疹病毒6B检出序列数为18，未检出其他致病菌。

结合患者临床症状、实验室检查及皮肤病理活检综合诊断为aGVHD（2021-01-21），调整治疗方案，①抗感染治疗：骨髓抑制明显，血白细胞低，感染风险高，抗感染治疗方案调整为"替考拉宁＋头孢他啶＋亚胺培南＋卡泊芬净"；②免疫抑制治疗受体免疫抑制过度，供体淋巴细胞活化增生，予减量他克莫司、吗替麦考酚酯用量，加用巴利昔单抗20mg×1支抑制T淋巴细胞增生；③对症支持治疗：芦可替尼可抑制JAK1/2信号转导，减少供者效应T细胞增生、抑制针对同种异型抗原的促炎性细胞因子生成、介导抗原呈递细胞功能损伤[13]，故加用甲强龙、芦可替尼减轻炎症风暴，加用白蛋白、丙种球蛋白等营养支持治疗。2021年1月26日下午突发血氧饱和度下降，气管插管后转重症监护室，当晚出现心率、血压下降，经抢救无效死亡，死亡诊断为多器官功能衰竭。

二、病例分析

本中心既往未出现此类疾病，患者出现症状后在早期主要考虑为感染、过敏及药物性骨髓抑制等情况，从患者出现症状到确诊aGVHD已超过10天，从而造成了治疗延误。通过本例患者多器官受累的临床表现，皮疹处皮肤病理活检提示真皮层纤维组织胶原化明显、真皮浅层有淋巴细胞浸润，ddcfDNA检测提示受体血液中存在大量供体来源的游离DNA，aGVHD相关六蛋白因子检测均明显高于正常值，最终诊断急性移植物抗宿主病，给予更改治疗方案，但治疗效果不佳，患者死亡。

三、疾病介绍

aGVHD是指移植术后，特别是异基因造血干细胞移植（allo-HSCT）后，受者在重建供者免疫的过程中，来源于供者的淋巴细胞攻击受者脏器产生的临床病理综合征，aGVHD的病理生理学分为三个阶段：起始期、T细胞活化期和效应期。①受者的免疫系统受到手术相关的生理应激和移植后免疫抑制治疗的抑制；②供体淋巴细胞活化增生，耗尽受体的免疫系统；③受体组织受到细胞毒性供体T淋巴细胞攻击，导致受体皮肤、骨髓和黏膜上皮等的损伤，GVHD的三个阶段通常是连续性事件，但三个阶段也可同时存在[1]（病例28图12）。

实体器官如肝、胰腺、肺和肾等移植后aGVHD的发生率仅有1%～2%[2]，多发生于移植后3个月内，通常为2～6周，早期症状不典型，多有发热、皮疹、腹泻和全血细胞减少，因其表现与药疹、巨细胞病毒感染等相似，故临床诊断困难[3]。aGVHD患者的皮疹最初出现在胸部，随后蔓延至头部、颈部，少见于四肢，大部分皮疹整合成薄片，是aGVHD比较典型的临床症状；aGVHD主要受累为受体器官，供体来源的淋巴细胞不会攻击移植器官，因此移植器官大多功能正常，在后期因心肺功能受损，可造成一定影响。

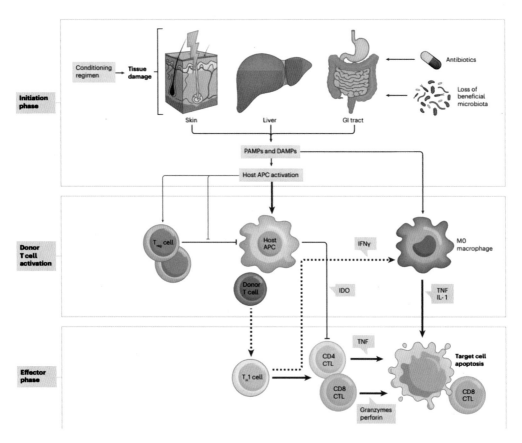

病例28图12　GVHD的三个病理阶段

Ttiulzi等将移植术后GVHD的诊断标准归纳为三项[4]：①靶器官如皮肤、消化道、骨髓等受累引起的症状和体征；②受累靶器官的组织学检查结果；③受累靶器官或外周血中找到供体来源的T淋巴细胞的HLA或者DNA方面证据。

IL-6、肿瘤坏死因子受体（TNFR）1、IL-8、弹力素、可溶性生长刺激表达基因蛋白（sST）-2、再生胰岛衍生蛋白（REG）3a等水平上升，并且均与GVHD的发生密切相关[5]；IL-6是最早报道参与神经免疫应答的细胞因子，能够激活体细胞，诱导中枢神经中糖皮质激素的合成。作为GVHD潜在的生物标志物之一，IL-6在外周血中的水平与GVHD的发生相关，并且能够独立预测与移植相关的死亡发生[6]。IL-8早期也被称为NAP-1，能够激活嗜中性粒细胞，引起细胞脱粒并激活趋化性，由大颗粒淋巴细胞、巨噬细胞及内皮细胞、成纤维细胞及滑膜细胞等多种细胞分泌，参与LPSTNF及IL-1介导的免疫反应。在GVHD发生时中性粒细胞的趋化及噬菌现象被鉴别，IL-8在血液中的水平与GVHD的发生相关性也被报道[7]。早期的研究发现TNF-α及其受体TNFRs可溶的在血液中的表达量与包括急性GVHD在内的移植后并发症的发生相关，后来证明移植前7天患者血液中TNFR1的高表达与移植后急性GVHD及移植相关死亡的发生相关[8]。ST2是IL-33的受体，有两种形式：主要表达在Th2等造血细胞表面的膜蛋白和在免疫刺激后由内皮细胞、上皮细胞及成纤维细胞分泌的可溶蛋白。后者与IL-33结合后能够限制它与参与GVHD病理过程的Th1细胞的反应。据密歇根大学的研究报道，对比GVHD接受糖皮质激素治疗后28天后好转患者与病情恶化患者的血液蛋白标志物，发现ST2的表达水平与疾病的严重程度及移植6个月后的死亡率相关[9]；另外也有研究报道脐带血移植后28天患者血液中ST2高表达与GVHD及移植引起的死亡的发生相关[10]。Reg3α由小肠潘氏细胞分泌，一种假设认为它作为一种抗细菌蛋白，被分泌后能够保护周围的肠道干细胞（ISC）。当胃肠道GVHD发生时，ISC首先受到攻击，而肠道菌类加速疾病的发展与恶化。血浆中的REG3α浓度与炎症性肠病相关，并且能够区分由感染及自身免疫引起的腹泻。GVHD发病时其浓度能够预测治疗之后第四周时的反应以及1年的非复发死亡和存活率。国内研究表明移植后血浆REG3α蛋白水平升高提示胃肠道aGVHD的发生，而且aGVHD患者免疫治疗后血浆REG3α蛋白水平不降低与预后不良相关[11]。Elafin最初在发炎的上皮中发现，被当成弹性蛋白酶抑制剂。人类角化细胞基因表达水平的研究表明它由细胞因子诱导产生，介导GVHD发生。Elafin能够在外周血液中检测到，浓度能够有效区分皮肤GVHD和其他病源引起的皮疹。密歇根大学的报道表明皮肤GVHD患者血浆中的Elafin浓度是其他疾病患者中的2倍，并且与患者皮肤组织切片染色结果一致，Elafin可作为皮肤GVHD的特异性标志物[12]。

四、病例点评

aGVHD在实体器官移植中的发生率仅有1%~2%，但死亡率高，一旦发现，病情进展迅速且凶险，致死率高达90%[2]。目前尚无统一有效的治疗方案，在怀疑aGVHD时需立即开始给予抢先治疗，同时进行确诊试验，不能等最终确诊后才进行相关治疗，以免延误病情。激素和调整免疫抑制剂仍是一线方案，效果不佳时可考虑运用清除淋巴细胞药物。感染的预防和治疗是aGVHD治疗的核心。术前对高危因素的认识、术后早期诊断并强化治疗是改善aGVHD预后的关键。

（病例提供者：尹　威　方佳丽　吴佳林　广州医科大学附属第二医院）

（点评专家：陈　正　广州医科大学附属第二医院）

参考文献

[1]Malard F，Holler E，Sandmaier BM，et al. Acute graft-versus-host disease[J]. Nat Rev Dis Primers，2023，9：27.

[2]Schrager JJ，Vnencak-Jones CL，Graber SE，et al. Use of short tandem repeats for DNA fingerprinting to rapidly diagnose graft-versus-host disease in solid organ transplant patients[J]. Transplantation，2006，81（1）：21-25.

[3]Mays JW，Fassil H，Edwards DA，et al. Oral chronic graft-versus host disease：current pathogenesis，therapy，and research[J]. Oral Dis，2013，19（4）：327-346.

[4]Ttiulzi DJ，Nalesnik MA. Microehimerism，GVHD，and tolerance in solid organ transplantation[J]. Transfusion，2001，41（3）：419-424.

[5]Paczesny T，Jochen S，Metzger J. Clinical proteomics for post-hematopoeitic stem cell transplantation outcomes[J]. Proteomics Clin Appl，2019，13（2）：e1800145.

[6]Kolls JK，Mccray PB，Chan YR. Cytokine-mediated regulation of antimicrobial proteins[J]. Nature Reviews Immunology，2008，8（11）：829-835.

[7]Hoge EA，Brandstetter K，Moshier S，et al. Broad spectrum of cytokine abnormalities in panic disorder and posttraumatic stress disorder[J]. Depression and Anxiety，2009，26（5）：447-455.

[8]Choi SW，Kitko CL，Braun T，et al. Change in plasma tumor necrosis factor receptor 1 levels in the first week after myeloablative allogeneic transplantation correlates with severity and incidence of GVHD and survival[J]. Blood，2008，112（4）：1539-1542.

[9]Schmitz J，Owyang A，Oldham E，et al. IL-33，an interleukin-1-like cytokine that signals via the IL-1 receptor-related protein ST2 and induces T helper type 2-Associated cytokines[J]. Immunity，2005，23（5）：479-490.

[10]Ponce DM，Hilden P，Mumaw C，et al. High day 28 ST2 levels predict for acute graft-versus-host disease and transplant-related mortality after cord blood transplantation[J].

Blood，2015，125（1）：199-205.

[11]Ferrara JL，Harris AC，Greenson JK，et al. Regenerating islet-derived 3-alpha is a biomarker of gastrointestinal graft-versus-host disease[J]. Blood，2011，118：6702-6708.

[12]Paczesny S，Braum TM，Levine JE，et al. Elafin is a biomarker of graft-versus-host disease of the skin[J]. Science Translational Medicine，2010，2（13）：13.

[13]Hechinger AK，Smith BA，Flynn R，et al. Therapeutic activity of multiple common gamma-chain cytokine inhibition in acute and chronic GVHD[J]. Blood，2015，125（3）：570-580.

病例29　急性排斥反应导致的胰肾联合移植术后迟发性肠漏

一、病历摘要

（一）基本信息

患者男性，35岁。

主诉：胰肾联合移植术后14个月，腹胀腹痛1天。

现病史：患者于14个月前因尿毒症合并糖尿病在我院行同种异体胰肾联合移植术，围术期免疫诱导方案为兔抗人胸腺细胞免疫球蛋白（rATG）＋巴利昔单抗＋甲强龙，术后免疫抑制方案为他克莫司＋吗替麦考酚酯＋甲泼尼龙。患者术后恢复良好，如期出院，规律门诊复查移植物功能良好。1天前晚饭后患者出现腹胀、腹痛伴呕吐隔夜宿食，至当地医院就诊，查腹部CT提示肠梗阻，予以禁食、灌肠等对症治疗，效果不佳。为进一步诊治，故于我科就诊。

既往史：高血压、糖尿病病史，我院行同种异体胰肾联合移植术后，血糖、血压正常。同种异体胰肾联合移植术后3个月首次出现肠梗阻，予禁食、通便等对症治疗2周后出院。余无特殊。

（二）体格检查

体温36.5℃，心率96次/分，呼吸18次/分，血压118/75mmHg。皮肤、巩膜无黄染，全身体表淋巴结未触及肿大。腹部膨隆，腹式呼吸存在，腹壁静脉无曲张，无胃形、肠形及蠕动波。腹部质韧，全腹有轻压痛，无反跳痛，未触及腹部包块，肝脾肋下未触及，墨菲征阴性，肠鸣音消失。移植胰、移植肾区张力佳，无压痛、反跳痛。

（三）辅助检查

1. 肝功能正常。

2. 血常规　白细胞10.98×10^9/L，分叶细胞比例86.90%，淋巴细胞绝对值0.54×10^9/L。

3. 生化检查　葡萄糖6.94mmol/L，淀粉酶95U/L，脂肪酶61U/L，肌酐122μmol/L，尿淀粉酶1234U/L。

4. 超声检查　移植胰大小及血流未见明显异常（病例29图1）；移植肾大小及血流未见明显异常（病例29图2）。

5．CT检查 腹部CT扫描（2020-07-24，病例29图3）提示：①小肠扩张积液积气，考虑低位肠梗阻。②"同种异体胰腺联合移植术"后改变。立位腹平片（2020-08-05，病例29图4）提示：①两膈下游离气体；②腹部液平较前好转。

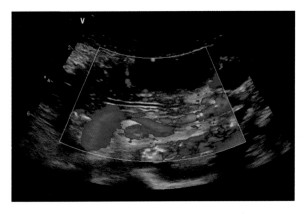

病例29图1 移植胰腺彩超

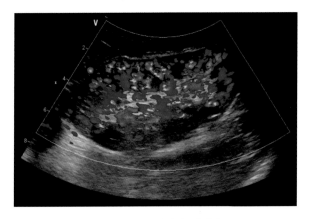

病例29图2 移植肾脏彩超

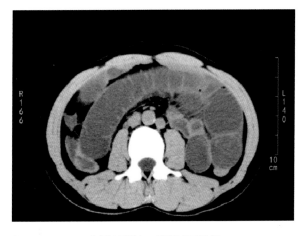

病例29图3 腹部CT平扫

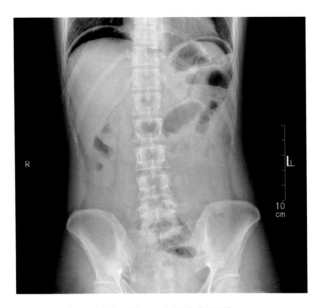

病例29图4　立位腹部平片

（四）诊断

移植十二指肠急性体液性排斥反应致肠漏。

（五）治疗经过

患者入院后给予禁食、胃肠减压、抑酸、抑酶、预防感染、营养补液等治疗，维持原有基础免疫抑制方案。经治疗后腹痛好转，肠鸣音未恢复，排便1次。入院后第2天尿量明显减少，血肌酐升高至219μmol/L，查他克莫司血药浓度为13ng/ml，查降钙素原大于50ng/ml。遂更改抗感染方案为美罗培南、替加环素，减量使用钙调磷酸酶抑制剂（CNI）。予上述治疗后患者腹痛、腹胀症状好转，每日正常排便，肠鸣音正常。但在全肠外营养状态反复出现低血糖，肠外营养液中无胰岛素，予对症治疗。第6天复查降钙素原下降至1ng/ml，血肌酐228μmol/L下降至103μmol/L，第8天复查腹部平片提示肠梗阻好转，肠内积液、积气减少。第12天停用替加环素。当天夜间突发腹痛，程度重，以左侧腹直肌位置为主，腹部平片提示肠梗阻好转。急查血尿淀粉酶、脂肪酶较前升高，考虑急性排斥反应可能性大，给予甲强龙冲击治疗（250mg，250mg，120mg），患者症状好转。第14天再次出现左侧腹部剧烈疼痛，腹肌紧张，左侧腹部压痛明显，伴有反跳痛，拒按，肠鸣音减弱。腹部平片、腹部CT提示为气腹。考虑消化道穿孔，遂急诊行腹腔探查术，术中见移植胰腺血供良好，移植十二指肠与受体回肠吻合口处见一大小约1cm漏口（病例29图5），可见肠液漏出，漏口周围血供较差，切除移植胰十二指肠。术后病理（病例29图6）示（十二指肠）黏膜慢性炎症，黏膜固有层多量淋巴细胞浸润及灶性出血；黏膜下层灶性淋巴组织增生，血管扩张及出血；肌层散在炎细胞浸润；浆膜层及肠系膜灶性坏死及出血，伴炎细胞浸润，可见个别小血管壁坏死，嗜酸性粒细胞浸润。考虑抗体介导的排斥反应。

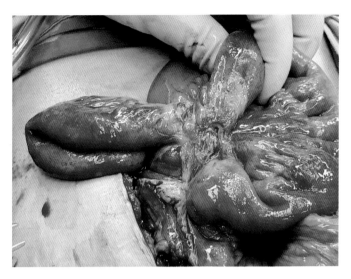

病例29图5　腹腔探查术中见移植肠道出现漏口

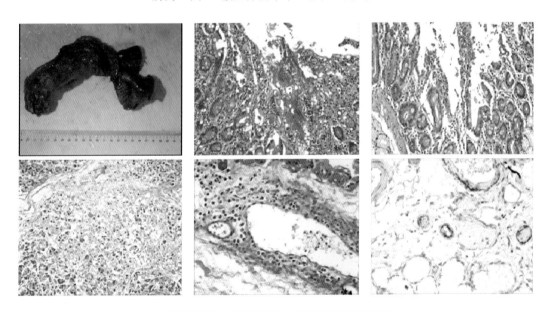

病例29图6　移植胰腺、移植肠道术后病理

诊疗过程中主要与以下疾病相鉴别。

1. 粘连性小肠梗阻（ASBO）　ASBO是一种常见的外科急症，发病率高，甚至有一定的死亡率。肠梗阻的粘连通常由既往的腹部手术引起。小肠梗阻的特征性临床表现是腹痛、呕吐、腹胀和便秘。在立位腹平片的特征性表现为有多个气-液平面、小肠襻段扩张和结肠内气体缺乏。本例患者既往有腹部手术病史，采取保守治疗后效果不佳，

血尿淀粉酶、血脂肪酶均有显著升高，结合腹腔探查术中所见及术后病理表现，可排除粘连性小肠梗阻。

2. 动力性肠梗阻　属于非机械性肠梗阻的一种，多由胃肠道蠕动减弱所致，常见病因包括脓毒症、药物（如麻醉药物、阿片类药物、精神药物、抗胆碱药物等）、内分泌紊乱（如糖尿病、肾上腺功能不全、甲状腺功能减退等）、代谢紊乱（低钾、低镁、低钠等）、心肺功能衰竭、外伤（如肋骨骨折、脊柱骨折）、腹腔感染和腹膜炎。本例患者术后病理见肠系膜灶性坏死及出血，伴炎性细胞浸润，并可见部分小血管壁坏死，伴嗜酸性粒细胞浸润。综上所述可排除动力性肠梗阻。

二、病例分析

本例患者为同种异体胰肾联合移植术后3个月出现肠梗阻，予对症治疗治愈后出院。术后14个月再次出现肠梗阻入院，辅助检查提示尿淀粉酶升高、移植肾功能正常。给予保守治疗后患者症状较前改善，但入院第13天出现腹痛，查立位腹平片见膈下游离气体，急诊行腹腔探查术。术中见移植胰腺血供良好，移植十二指肠于回肠吻合口有一个直径约1cm的漏口，漏口处肠道血供差，切除移植胰腺及十二指肠。术后病理示（十二指肠）黏膜慢性炎症，黏膜固有层多量淋巴细胞浸润及灶性出血；黏膜下层灶性淋巴组织增生，血管扩张及出血；肌层散在炎细胞浸润；浆膜层及肠系膜灶性坏死及出血，伴炎细胞浸润，可见个别小血管壁坏死，嗜酸性粒细胞浸润。考虑抗体介导的排斥反应。综上所述，该患者因急性抗体介导的排斥反应导致的肠壁缺血性坏死。

三、疾病介绍

1. 同种异体胰肾联合术后肠道排斥反应的概述及临床表现　治疗移植肠道的体液性排斥反应进展迅速，后果严重[1]，因此需要临床医师能早期准确判断，并给予相应治疗。相关文献指出[2]：大部分肠道移植术后的患者均会或轻或重地出现急性排斥反应，一般发生在移植术后的5～60天，后期急性排斥反应并不多见。肠道急性排斥反应的临床症状有发热、恶心、呕吐、腹泻、腹痛等，移植肠的排出物增加，部分严重患者肠黏膜完整性破坏，从而继发细菌性腹腔感染，并进一步发展为感染性休克、低血压和成人呼吸窘迫综合征等。多普勒超声、纤维肠镜、CT血管成像技术、血管造影等均可作为移植肠道排斥反应的辅助诊断手段[3]。移植肠道急性排斥反应内镜检查表现为黏膜水肿、充血、失去黏膜血管结构、肠蠕动减少，严重者有黏膜溃疡形成。值得注意的是移植肠道黏膜活检才是诊断排斥的金标准。有报道指出[4]：大剂量的激素冲击和OKT3治疗通常能逆转移植肠道的体液性排斥反应，避免移植物丢失。国外有文献指出在术中发生超急性排斥反应时[3]，通过后续给予CD52单抗、CD20单抗，增加他克莫司剂量及血浆置换后成功避免移植物丢失。值得注意的是，对于移植肠道体液排斥反应较重的患者其肠道切除率及死亡率均较高[5, 6]。一旦移植肠道失去功能，应尽快切除移植肠道[7]。

2. 同种异体胰肾联合移植术后肠道排斥反应的病理诊断标准[2]　2003年，第八届国际小肠会议提出了小肠急性排斥反应病理诊断工作方案，其分级标准包括：①无急性排斥反应依据；②可疑急性排斥反应；③轻度急性排斥反应；④中度急性排斥反应；⑤重度急性排斥反应。无急性排斥反应依据活检标本中无隐窝上皮细胞损伤，也无明显炎症反应，与正常黏膜结构一致。可疑急性排斥反应（IND）的患者黏膜上皮完整，炎症反应一般比较轻微，而且局限，也无非特异性肠炎的证据，可以出现隐窝上皮细胞的损伤，但程度轻，隐窝上皮细胞凋亡数目增加，但一般不超过6个/10个隐窝。轻度急性排斥反应主要表现为固有层内有轻度和局灶性的炎性细胞浸润，以淋巴、单核细胞为主，并相对集中在固有腺体和固有层小静脉周围，黏膜上皮完整，但黏膜隐窝上皮出现损伤的表现，包括黏液分泌衰竭、上皮细胞高度变矮、细胞质嗜酸性变、细胞核增大深染、上皮内炎性细胞浸润、隐窝上皮细胞凋亡数目增加，可以超过6个/10个隐窝。在中度急性排斥反应中，存在隐窝损伤和破坏，与轻度排斥相比，其程度更重、范围更广，绒毛变形更加明显，隐窝损伤和隐窝炎分布也更加广泛，隐窝上皮细胞凋亡的数目明显增多，常常有局灶性的凋亡细胞聚集现象"confluent apoptosis"，这种聚集现象是指在同一个隐窝内可以看到≥2个凋亡细胞存在。重度急性排斥反应的组织学特征是广泛、严重的隐窝损伤和黏膜出现溃疡。根据排斥反应时间的长短，隐窝减少到基本消失，残留隐窝上皮的细胞凋亡数目不一致。间质中有大量的淋巴细胞和中性粒细胞浸润，还有其他各种炎性细胞，浸润细胞累及黏膜全层，并浸润神经纤维和肌间神经节细胞。

四、病例点评

胰肾联合移植是治疗糖尿病合并尿毒症的有效手段，可保证持久的胰岛素非依赖性，防止糖尿病并发症的恶化[8-10]。UNOS数据显示约4.5%的移植胰腺功能丧失归结于急性排斥反应。胰腺移植术后易发生排斥反应，术后一年发生率高达15%～21%，5年发生率为27%～30%[11]。然而早期的肠道排斥反应由于其临床症状大多无特殊性，通常较难明确诊断。因此一旦出现相关症状，考虑移植物急性排斥反应时，因尽早采用多普勒超声、纤维肠镜、CT血管成像技术、血管造影等辅助诊断手段，明确是否出现移植肠道排斥反应。值得注意的是移植肠道黏膜活检才是诊断肠道排斥的反应金标准。

本案例的重点难点在于移植肠道急性排斥反应的诊断及鉴别诊断。患者术后两次出现肠梗阻，其病因存在明显的差异。因此对于胰肾联合移植术后的患者出现肠梗阻的临床表现且予保守治疗效果不佳时，需要密切监测患者的胰腺及肾脏功能，尽早明确是否存在移植物急性排斥反应并且给予相应的处理。移植胰腺或者肠道活检目前并不普及，大多数以临床诊断为主，本例患者在发病过程中，出现顽固性低血糖，考虑为排斥反应的表现之一，但因无其他典型症状，在临床中诊断确具一定难度。本病例也使用了激素进行抗排斥治疗，但是依然出现肠道排斥反应，血管内微血栓形成，这成为此例患者不可避免的结局。因此，在排斥反应出现后，应更加仔细观察患者肠道、胰腺情况，一旦出现移植胰腺、肠道血供问题时，应尽早外科干预。

（病例提供者：吴佳林　尹　威　陈荣鑫　广州医科大学附属第二医院）

（点评专家：陈　正　方佳丽　广州医科大学附属第二医院）

参考文献

[1]李元新，等. 1例小肠移植术后抗体介导的血管性排斥反应诊断与治疗[J]. 军医进修学院学报，2012，33（01）：12-15.

[2]吴波，周晓军. 小肠移植后急性排斥反应的病理诊断标准[J]. 肠外与肠内营养，2005，12（06）：378-381.

[3]Ruiz P，et al. Immediate antibody-mediated（hyperacute）rejection in small-bowel transplantation and relationship to cross-match status and donor-specific C4d-binding antibodies：case report[J]. Transplant Proc，2010，42（1）：95-99.

[4]Wu T，et al. A clinicopathologic study of isolated intestinal allografts with preformed IgG lymphocytotoxic antibodies[J]. Hum Pathol，2004，35（11）：1332-1339.

[5]Ruiz P，et al. Sclerosing mesenteritis in small bowel transplantation：possible manifestation of acute vascular rejection[J]. Transplant Proc，2003，35（8）：3057-3060.

[6]Ruiz P，et al. Mucosal vascular alterations in isolated small-bowel allografts：relationship to humoral sensitization[J]. Am J Transplant，2003，3（1）：43-49.

[7]Ruiz P，et al. Sclerosing mesenteritis in small bowel transplantation：possible manifestation of acute vascular rejection[J]. Transplant Proc，2003，35（8）：3057-3060.

[8]Dean PG，et al. Pancreas transplantation[J]. BMJ，2017，357：1321.

[9]Samoylova ML，Borle D，Ravindra KV. Pancreas transplantation：indications，techniques，and outcomes[J]. Surg Clin North Am，2019，99（1）：87-101.

[10]Dholakia S，et al. Advances in pancreas transplantation[J]. J R Soc Med，2016，109（4）：141-146.

[11]Heilman RL，Mazur MJ，Reddy KS. Immunosuppression in simultaneous pancreas-kidney transplantation：progress to date[J]. Drugs，2010，70（7）：793-804.